儿科疾病诊治理论与治疗方案

主编　张桂花　林鸿旺　李　敏　王明东　施良孙　周　洁

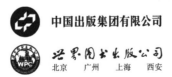

中国出版集团有限公司

世界图书出版公司

北京　广州　上海　西安

图书在版编目（CIP）数据

儿科疾病诊治理论与治疗方案 / 张桂花等主编.
北京 ：世界图书出版有限公司北京分公司，2024. 12.
ISBN 978-7-5232-2044-3

Ⅰ．R72

中国国家版本馆CIP数据核字第2025N0G278号

书　　名	儿科疾病诊治理论与治疗方案	
	ERKE JIBING ZHENZHI LILUN YU ZHILIAO FANG'AN	
主　　编	张桂花　林鸿旺　李　敏　王明东　施良孙　周　洁	
责任编辑	刘梦娜	
特约编辑	李辉芳　郑家麟	
封面设计	石家庄健康之路文化传播有限公司	
出版发行	世界图书出版有限公司北京分公司	
地　　址	北京市东城区朝内大街 137 号	
邮　　编	100010	
电　　话	010-64038355（发行）　64033507（总编室）	
网　　址	http://www.wpcbj.com.cn	
邮　　箱	wpcbjst@vip.163.com	
印　　刷	中煤（北京）印务有限公司	
开　　本	787 mm × 1092 mm　1/16	
印　　张	19	
字　　数	428 千字	
版　　次	2024 年 12 月第 1 版	
印　　次	2024 年 12 月第 1 次印刷	
书　　号	ISBN 978-7-5232-2044-3	
定　　价	95.00 元	

编 委 会

主　编：张桂花　海口市妇幼保健院

　　　　林鸿旺　海口市妇幼保健院

　　　　李　敏　琼海市人民医院

　　　　王明东　海南现代妇女儿童医院

　　　　施良孙　海口市妇幼保健院

　　　　周　洁　海口市妇幼保健院

副主编：郑义雪　三亚市中医院

　　　　符传斌　海南省万宁市人民医院

主编简介

张桂花，女，副主任医师，儿内科专业，毕业于海南医学院（现海南医科大学），本科学历，学士学位，现就职于海口市妇幼保健院。为海南省高层次人员，担任海南省变态反应学会儿童哮喘学组组员。曾于上海复旦附属儿科医院进修新生儿科半年，于北京儿童医院进修重症医学科半年。擅长小儿内科、新生儿科常见病、多发病的诊治及各种危重症的抢救。曾于省外医学核心期刊、科技期刊等发表论文。

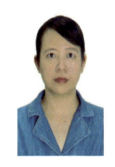

林鸿旺，男，副主任医师，小儿外科专业，毕业于海南医学院（现海南医科大学），现就职于海口市妇幼保健院。担任海南省小儿外科协会副主任委员、中国医师协会小儿外科分会委员、中国妇幼保健协会全生命周期健康管理专业委员会委员。擅长小儿普外疾病、新生儿消化道畸形的诊治，以及儿童腹股沟斜疝、鞘膜积液、隐睾、急性肠套叠、阑尾炎、先天性巨结肠、先天性胆道闭锁、膈疝、新生儿坏死性小肠结肠炎的诊治等。

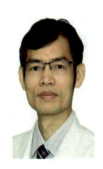

李敏，女，副主任医师，毕业于海南医学院临床医学专业，现就职于琼海市人民医院。为海南省E类高层次人才，现任海南省医学会儿科分会委员、海南省医学会变态反应学专业委员会第四届委员会委员。曾于海南医学院第一附属医院、海南医学院第二附属医院进修学习。从事儿科工作16年，具有丰富的临床诊治经验。擅长儿科常见疾病的诊断与治疗，特别是儿科呼吸道疾病、消化系统疾病及过敏性疾病等。

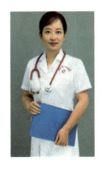

主编简介

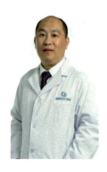

　　王明东，男，主治医师，毕业于海南医学院临床医学系，现就职于海南现代妇女儿童医院新生儿科。从事医学工作21年，一直坚守在儿科临床一线，擅长早产儿、新生儿黄疸、新生儿休克、新生儿窒息、新生儿重症监护和抢救等常见病、多发病的诊断及治疗。熟练掌握儿科呼吸系统疾病、消化系统疾病、泌尿系统疾病等的诊治。担任海南省医学会新生儿复苏组组员。参与海南地区正常足月新生儿及完全早产儿脐血血常规相关数值分析省级课题1项。

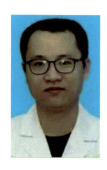

　　施良孙，男，儿科主治医师，毕业于海南医学院临床医学系，现就职于海口市妇幼保健院儿童保健科，担任海口市人民医院住院医师规范化培训导师。曾于武汉同济医院儿科遗传代谢内分泌专科进修学习儿童生长发育专业，接受过全国身高与骨龄评定的系统培训，从事儿童保健专业临床工作10余年，有丰富的临床一线工作经验，且有系统的临床理论基础。熟练掌握儿童保健科儿童生长发育监测、高危儿管理、常见病、多发病的规范诊疗。主要擅长儿童生长发育监测，儿童营养与喂养干预，儿童身高管理、矮身材诊疗、性早熟诊疗等。曾多次获评院级"优秀医师""先进个人"等荣誉称号。

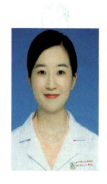

　　周洁，女，儿保科主治医师，中级心理治疗师，毕业于遵义医学院临床医学专业，现就职于海口市妇幼保健院儿童保健科。担任海南省儿童康复委员会委员、海南省医学会行为医学分会委员。获得孤独症建设师资培训证书、国际人际心理治疗IPT培训证书。曾于南京脑科医院儿童心理卫生研究中心进修。主要掌握各类儿童心理行为障碍的评估及诊疗，包括注意力缺陷多动障碍、孤独症谱系障碍、抽动障碍、学习困难、语言发育迟缓、智力障碍、儿童行为问题、情绪问题等。

前　　言

儿科学的范围广泛，既有医疗，又有预防，并涉及医学教育和科学研究。目前的任务是防治结合，只治不防则治不胜治，只防不治则不能降低病死率，只有治疗和预防结合起来，才能有效地推广儿童保健工作。长远的任务必须以"健康的儿童，人类的未来"为出发点，为改善下一代的体质而倾注全力。

本书涉及儿科临床中各种常见病、多发病，对多种疾病的诊疗过程都进行了清晰的阐述，贴近临床，本书不仅对常见疾病病因、病理生理等基础性内容进行描述，还对临床表现、辅助检查、诊断、治疗方案和临床经验等与临床工作直接相关的实际内容进行详细阐述。本书由一线医务人员编写，其在结合自身临床经验的同时，又突出临床操作的保护性，即对医师与医疗行为的保护。全书内容丰富，实用新颖，具有科学性、先进性、准确性、实用性和可读性等特点。

本书中，海口市妇幼保健院张桂花编写7.3万字（第一章）；海口市妇幼保健院林鸿旺编写7万字（第二章）；琼海市人民医院李敏编写7万字（第三章）；海南现代妇女儿童医院王明东编写5万字（第六章）；海口市妇幼保健院施良孙编写5万字（第八章第一节至第五节）；海口市妇幼保健院周洁编写5万字（第八章第六节至第十二节）；三亚市中医院郑义雪编写3.5万字（第七章）；海南省万宁市人民医院符传斌编写3万字（第四章、第五章）。

在编写过程中，参编人员精心规划，认真编写，投入了大量的时间和精力，力求内容科学准确。由于时间仓促，加之水平所限，书中难免有不足之处，敬请广大读者在使用过程中提出宝贵意见。

编者

目　　录

第一章　小儿急危重症

第一节　心搏呼吸骤停与心肺复苏

在小儿急危重症中，心搏呼吸骤停是指儿童因各种急性病理因素导致心脏和呼吸功能的突然停止，进而引起全身血液循环中断和严重缺氧，尤其对儿童的大脑和心肌组织带来急剧损伤。小儿心搏呼吸骤停常见原因包括呼吸窘迫、呼吸道梗阻、重度感染、溺水、创伤、电击等。若不及时处理，极易在短时间内导致不可逆的器官损害或死亡。

小儿心肺复苏是针对发生心搏呼吸骤停的儿童进行的抢救措施，旨在通过胸外按压、开放气道和人工呼吸等步骤，帮助恢复血液循环和呼吸功能，为重要器官组织提供必要的氧输送（DO_2）。小儿心肺复苏与成人心肺复苏（CPR）有所不同，更强调气道管理和高质量的按压，根据儿童的体重和年龄进行操作调整。小儿心肺复苏的目标是为患儿争取时间，直至专业抢救设备和医疗团队接手或恢复自主循环。

一、解剖学特点

（一）呼吸系统特点

1. 气道相对狭窄

儿童的气道管径相对较小，且软组织较多，容易因炎症、水肿、异物而阻塞。因此，小儿心搏呼吸骤停通常由呼吸原因引起，气道管理是复苏过程的关键。

2. 舌体比例较大

小儿舌体相对较大且位置靠前，容易导致气道堵塞。开放气道时需更加小心，以避免舌体阻塞气道。

3. 气道形态和位置的差异

小儿气道相对短而弯曲，声门位置较高，倾向于 C4 ～ C5，气管插管技术操作难度增加，需特别注意选择合适的插管大小和位置。

（二）心脏与循环系统特点

1. 心脏容量较小

小儿心脏体积小、储备容量有限，心输出量对心率的依赖性高。心率下降时，心输出量迅速降低，易发生心搏骤停。

2. 外周血管阻力不稳定

儿童外周血管的血管张力调节不稳定，受缺氧或低血容量状态的影响更为明显，易导致血压下降和心搏骤停。

3. 心脏位置相对靠前

小儿的心脏位置靠近胸骨前缘，胸壁薄、柔软，心肺复苏时应避免过大压力导致心脏挫伤。

（三）神经系统特点

1. 脑需氧量高

小儿大脑对氧的需求量较高，且脑部储氧能力有限，在缺氧状态下极易发生不可逆的脑损伤。因此，心搏呼吸骤停发生后应迅速开始心肺复苏，尽量减少缺氧时间。

2. 自律神经系统未发育完全

小儿的交感神经发育不完善，血压调节机制不成熟，因此在缺氧和休克状态下易出现低血压而非反射性心率加快。

二、基础生命支持

（一）C——Circulation（循环）

对婴儿进行脉搏检查时，一般触诊肱动脉，位置在上臂内侧，位于肘部与肩部中点之间。婴儿胸外按压的位置在胸骨中部，两乳头连线的中点。对于儿童，按压部位相对于婴儿略低，成人的按压部位则更靠近胸骨下方。在进行婴儿按压时，使用中指和示指按压；对儿童则用一只手掌根进行按压。按压深度为胸部前后径的 1/3，婴儿约为 4cm，儿童约为 5cm，按压频率为每分钟 100～120 次。2015 年心肺复苏指南指出，对于所有年龄段的患者（新生儿除外，特别是出生日第一小时未离开医院的新生儿），胸外按压与人工呼吸的比例为 30∶2。

（二）A——Airway（气道）

在进行小儿心肺复苏时，首先判断意识状态，确认是否意识丧失。随后判断呼吸情况，确认呼吸是否停止。如果未观察到正常的呼吸，施救者应立即进行呼吸急救。

（三）B——Breathing（呼吸）

进行人工呼吸时，对于婴儿，施救者的口需完全覆盖其口鼻区域；对于儿童，类似成人方式，捏住儿童的鼻子并覆盖口部进行人工呼吸。首次进行人工呼吸时，应快速连续吹两口气，以便打开阻塞的气道并扩张小的肺泡，防止肺泡萎陷。吹气时的力量应以胸廓上升为准。人工呼吸的频率为单人施救者 30∶2，若有两名施救者，则为 15∶2。

三、高级生命支持

（一）气道

儿童的上呼吸道解剖结构与成人有所不同，表现为头部较大、面部较小，下颌骨、鼻部及颈部相对短小，舌体相对于口腔较大，咽喉部位置较高且前倾，且会厌较长，气道最狭窄处在环状软骨下方的声带处。因此，在儿童中使用无套管的气管内插管有利于减少对气道敏感黏膜的损伤。进行气管插管和面罩选择时，须根据儿童年龄选择适宜的尺寸。

(二)建立血管通路

医师需掌握在不同部位建立血管通路的技术,因为在某些特殊情况下(如烧伤或严重创伤后),部分较少使用的部位可能成为重要的选择。虽然理论上中心静脉插管是所有年龄段的首选方法,但对于新手操作成功率较低。因此,建议准备两根大口径插管备用,可选择经股静脉、颈静脉、锁骨下静脉穿刺或隐静脉切开。对于 6 岁以下的儿童,胫骨骨髓腔留针是一种安全且有效的方式,可用于输注血液、胶体液、晶体液、所有心肺复苏(CPR)药物及持续性药物输液。对于新生儿,在紧急情况下,可通过脐静脉套管插入,操作相对简单。

(三)心脏除颤和心律转复

由于儿童的心室颤动发生率较低,故除颤的使用较为少见,且应在除颤前优先进行抗休克处理。除颤时需选择合适的电极尺寸,新生儿和婴儿(0~12 个月)应使用儿科电极板,而学龄前儿童、学龄儿童及青少年应使用成人电极板,电量需选择适宜的除颤"剂量"。然而,许多用于儿科 CPR 的除颤器的能量设置为标准增值,在实际操作中无法根据儿童体重精确调节,因此应仔细评估除颤能量设置的数值和范围,以尽量设置适当的能量增值。

四、儿童心肺复苏与心血管急救指南要点

美国心脏协会(AHA)分别于 2010 年和 2015 年发布了心肺复苏指南,并在 2018 年更新了成人高级生命支持(ACLS)和儿童高级生命支持(PALS),2019 年对救护体系、ACLS、儿童基本生命支持(PBLS)、PALS 和新生儿复苏指南进行了进一步更新。在 2020 年,AHA 发布了新版心肺复苏及心血管急救指南(以下简称 2020 版指南),对成人、儿童、新生儿的复苏过程、复苏教育科学及救治系统等主题进行了全面修订。

2020 版指南提出了 491 条建议,采用 AHA 最新的推荐级别(COR)和证据水平(LOE)进行定义。COR 分为 1 级、2a 级、2b 级、3 级:无益、3 级:有害(见表 1-1),LOE 分为 A 级、B-R 级、B-NR 级、C-LD 级和 C-EO 级,其中 R 表示随机研究,NR 表示非随机研究,LD 表示有限数据,EO 表示专家意见。根据指南数据,建议中 51% 来源于有限数据,17% 来自专家意见,仅 1.2% 基于 A 类高质量证据,显示出复苏研究的高质量证据仍然存在巨大发展空间和挑战。

以下将针对 2020 版指南中有关儿童及新生儿基础和高级生命支持的更新内容进行汇总和解读,包括儿童生存链(见图 1-1)、儿童通气频率、插管技术、心肺复苏期间的给药和复苏质量评估(见表 1-2),以及儿童急救相关疾病(见表 1-3)、新生儿基础和高级生命支持内容(见表 1-4)及其流程图。

表 1-1 救治过程中使用的推荐级别

指标	1 级	2a 级	2b 级	3 级:无益	3 级:有害
强度	强	中	弱	中	强
益处风险关系	益处＞＞＞风险	益处＞＞＞风险	益处≥风险	益处＝风险	益处＜风险

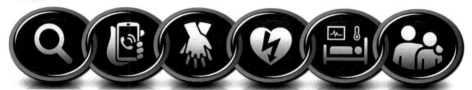

及早识别与预防　启动应急反应系统　　高质量CPR　　　高级心肺复苏　　心脏骤停恢复自主　　　康复
　　　　　　　　　　　　　　　　　　　　　　　　　　　　　　　　　循环后治疗

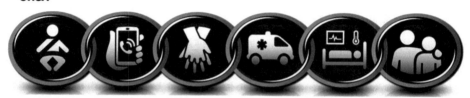

　预防　　　启动应急反应系统　　高质量CPR　　　高级心肺复苏　　心脏骤停恢复自主　　　康复
　　　　　　　　　　　　　　　　　　　　　　　　　　　　　　循环后治疗

图 1-1　儿童 IHCA 和 OHCA 生存链

IHCA：院内心搏骤停；OHCA：院外心搏骤停

表1-2 儿童通气频率、气管插管、给药和CPR质量评估的建议

建议	2020版	旧版	理由	推荐级别	证据水平
辅助通气频率 更改：急救呼吸	PBLS：对于有脉搏但呼吸动力缺乏或不足的婴儿和儿童，每2～3秒通气1次（20～30次/分）是合理的做法	PBLS：如果有60次/分或更高的可扪及脉搏，但呼吸不足，以12～20次/分（每3～5秒通气1次）的频率给予人工呼吸，直至自主呼吸恢复（2010）		2a级	C-EO
辅助通气频率 更改：CPR中使用高级气道时的通气频率	PALS：考虑年龄和临床状况，对置入高级气道的婴儿和儿童进行CPR时，将呼吸频率范围目标定在每2～3秒通气1次（20～30次/分）可能是合理的做法。频率超出建议范围可能会造成血流动力学损害	如果婴儿或儿童已插管，应每6秒通气1次（10次/分）的呼吸频率通气，同时不中断胸外按压（2010）	新数据表明，较高通气频率（1岁以下婴儿至少30次/分，儿童至少25次/分）与儿童IHCA的ROSC和生存率提高相关。在未置入高级气道的情况下执行CPR期间，或者对于置入高级气道人群来说，气道的呼吸骤停相关数据，尽管并无理想通气频率的相关数据，但为了简化培训，针对这两种情况对呼吸骤停建议进行了标准化	2b级	C-LD
有套囊ETT	在对婴儿和儿童进行插管时，选择有套囊ETT而非无套囊ETT是合理的做法。使用有套囊ETT时，应注意ETT的尺寸、位置和套囊充气压力（通常<25cmH2O）	有套囊和无套囊ETT均可用于婴儿和儿童插管。在某些情况下（如肺顺应性不良、气道阻力较高或声门漏气较严重），有套囊ETT可能优于无套囊导管，前提是注意选择适当的ETT尺寸、位置和套囊充气压力（2010）	多项研究和系统综述支持有套囊ETT的安全性，并证明可减少换管和重新插管的需要。有套囊导管可能降低误吸风险。对儿童使用有套囊ETT且罕见声门下狭窄情况	2a级	C-LD
插管期间的环状软骨加压	对患儿进行气管插管期间不建议常规使用环状软骨加压	无充分证据建议常规应用环状软骨加压以预防儿童气管插管期间的误吸（2010）	新研究已表明，常规使用环状软骨加压会降低首次插管成功率，且不会降低反流率。编写小组再次确认了之前的建议，即如果使用了环状软骨加压，其干扰通气、妨碍插管速度或增加插管难度时，应中止使用	3级：无益	C-LD

建议	2020 版	旧版	理由	推荐级别	证据水平
注重早期肾上腺素给药	任何情况下对于儿科患者，在开始胸外按压后 5 分钟内给予初始剂量的肾上腺素是合理的	在儿童心搏骤停中给予肾上腺素是合理的做法（2015）	一项针对接受初始不可电击心律肾上腺素治疗的 IHCA 儿童进行的研究表明，肾上腺素给药每延迟 1 分钟，ROSC、2/1 小时生存率、出院生存率及神经系统预后良好生存率均显著降低；与 CPR 启动后 5 分钟接受肾上腺素的患者相比，CPR 启动后 5 分钟即接受肾上腺素的患者出院生存率更高。儿科 OHCA 研究表明，早期肾上腺素可提高 ROSC 率、重症监护病房入院生存率、出院生存率及 30 天生存率；在 2018 年版儿科 CPR 流程图中，不可电击心律患者每 3～5 分钟接受 1 次肾上腺素，但不强调尽早予肾上腺素。复苏顺序并无变化，但更新了流程图和建议用语，强调尽早予肾上腺素的重要性，特别是对于不可电击心律的情形	2a 级	C-LD
进行有创血压监测以评估 CPR 质量	对于在心搏骤停时进行连续有创动脉血压监测的患者，实施人员使用舒张压评估 CPR 质量是合理的做法	对于在心搏骤停时进行有创血流动力学监测的患者，施救者使用血压指导 CPR 质量可能是合理的做法（2015）	提供高质量胸外按压对于成功复苏亦至关重要。一项新研究表明，置入动脉导管的儿科患者在接受 CPR 时，如果婴儿的舒张压不小于 25mmHg，儿童的舒张压不小于 30mmHg，会提升神经系统预后良好的生存率	2a 级	C-LD
对心搏骤停存活者的评估和支持	建议对儿科心搏骤停存活者进行康复服务评估；至少在心搏骤停后第 1 年对儿科心搏骤停存活者进行持续神经系统评估是合理的做法		越来越多的人认为，心搏骤停患者在初次住院后需经过较长康复期。存活者在数月至数年内可能需要持续的综合医疗、康复、护理人员和社区支持。美国心脏协会最近的一项科学声明强调了在此期间支持患者及其家属以实现最佳长期预后的重要性	1 级 2a 级	C-LD

建议	2020 版	旧版	理由	推荐级别	证据水平
ROSC 后癫痫发作的检测与治疗	如有可用资源，建议持续进行脑电图监测，以检测持续性脑病患者心搏骤停后的癫痫发作	应立即执行脑电图检查以诊断癫痫发作并尽快给出状态出解读，随后在昏迷患者在 ROSC 后频繁或持续进行脑电图监测（2015）	指南首次为控制心搏骤停后的癫痫发作提供儿科特定建议。非惊厥性癫痫持续状态）较为常见，而若不借助脑电图检查则无法检测。尽管缺少小儿搏骤停自主循环恢复后人群	1 级	C-LD
	建议对心搏骤停后由其他病因引起的临床癫痫发作进行治疗	可考虑在心搏骤停后对由其他病因引起的癫痫持续状态采用相同的抗惊厥治疗方案（2015）	的预后数据，但惊厥性和非惊厥性癫痫持续状态对的预后相关，而一般治疗癫痫持续状态对儿科患者有益	1 级	C-LD
	经征询专家意见，对心搏骤停后的非惊厥性癫痫持续状态进行治疗是合理的做法			2a	C-EO
阿片类药物过量	对于呼吸骤停的患者，应维持人工呼吸或球囊面罩通气，直到自主呼吸恢复；如果未恢复自主呼吸，应继续执行标准 PBLS 或 PALS 措施	对于所有发生阿片类药物相关的无反应或涉及生命紧急情况的无反应患者，在标准急救和基本生命支持规程的基础上辅以纳洛酮肌内注射或鼻内给药可能是合理的做法（2015）	阿片类药物泛滥，儿童也未能幸免。在美国，2018 年阿片类药物过量导致 15 岁以下儿童死亡 65 例，15～24 岁人口死亡 3618 例，还有更多儿童需要复苏。2020 年指南包含新建议，用于治疗因阿片类药物过量引起呼吸骤停或心搏骤停的儿童。这些建议将对成人和儿童并无差别，不过建议将按	1 级	C-LD
	对于疑似心呼吸骤停的患者，如果有明显脉搏但无正常呼吸（即呼吸骤停），或叹息样呼吸，除了提供标准 PBLS 或 PALS 之外，施救者应通过肌内注射或鼻内给予纳洛酮是合理的做法	ACLS 实施人员应辅助通气，并向有灌注心律和阿片类药物相关呼吸骤停或严重呼吸抑制的患者施用纳洛酮。应维持人工呼吸或球囊面罩通气，直到发生自主呼吸恢复；如果未发生自主呼吸恢复，应继续执行标准 ACLS 措施（2015）	压加通气的 CPR 用于所有疑似心搏骤停的儿科患者。纳洛酮可由经过培训的实施人员、受过专门培训的相关非专业人员和未经培训的非专业人员施用。对于管理阿片类药物相关急救情况的复苏，分别提供了不同的治疗流程。适用于无法可靠检查脉搏的非专业人员。阿片类药物相关 OHCA 是 2020 年美国心脏协会科学声明	2a 级	B-NR
	对于已知或疑似处于心搏骤停状态的患者，在无证据表明纳洛酮具有益处的情况下，标准复苏措施应优先于纳洛酮给药，重点在于高质量 CPR（按压加通气）	对于确诊的阿片类药物相关心搏骤停，无法建议施用纳洛酮（2015）	的主题	1 级	C-EO

表 1-3　儿童急救相关疾病的建议

相关疾病	2020版	旧版	理由	推荐级别	证据水平
感染性休克：液体推注	对于感染性休克患者，给予10mL/kg或等分量液体药剂并经常重新评估是合理的做法	向休克婴儿和儿童（包括患有严重脓毒症、严重疟疾和登革热等症状的婴儿和儿童）给予20mL/kg初始液体推注给药是合理的做法（2015）		2a级	C-LD
感染性休克：血管加压药物选择	对于液体抵抗性感染性休克的婴儿和儿童，使用肾上腺素或去甲肾上腺素作为初始血管活性注射药物是合理的做法			2a级	C-LD
	对于液体抵抗性感染性休克的婴儿和儿童，如果无法使用肾上腺素或去甲肾上腺素，可以考虑使用多巴胺			2b级	C-LD
感染性休克：皮质类固醇给药	对于发生感染性休克且液体复苏无效并需要血管活性药物支持的婴儿和儿童，考虑施用应激剂量的皮质类固醇可能是合理的做法		尽管对于休克的婴儿和儿童（尤其是低血容量性和感染性休克）的液体和儿童，液体给药仍然是初始治疗的主要手段，但液体过负荷可能导致并发症增加。在最近的感染性休克复苏试验中，接受液体输注量更高或液体复苏更快的患者更有可能出现液体过负荷，并需要机械通气。进行对先前建议的再次确认，即在每次液体推注后应重新评估患者，并使用晶体液或胶体液进行感染性休克复苏。先前版本指南未就感染性休克提供选择血管加压药物或使用皮质类固醇的建议。2项RCT表明，作为儿科感染性休克的初始血管加压药物，肾上腺素优于多巴胺，去甲肾上腺素同样是适用的药物。最近的临床试验表明，给予皮质类固醇对部分难治性感染性休克儿科患者有益	2b级	B-NR

相关疾病	2020版	旧版	理由	推荐级别	证据水平
失血性休克	对于创伤后低血压失血性休克的婴儿和儿童，使用血液制品代替晶体液进行持续液体复苏是合理的做法		先前版本指南未将失血性休克区别于其他原因的低血容量性休克的治疗与治疗开来。越来越多的证据（主要来自成人，但有部分儿科数据）表明，使用浓缩红细胞、新鲜冷冻血浆和血小板对早期平衡复苏有益。多个美国和国际创伤学会的建议支持平衡复苏	2a级	C-EO
心肌炎	鉴于伴有心律失常、心脏传导阻滞、ST段变化和（或）低心输出量的急性心肌炎患儿发生心搏骤停的风险较高，建议尽早考虑转入重症监护室监测和治疗		尽管心肌炎约占婴儿心血管疾病猝死的2%、儿童心血管疾病猝死的5%及成人心血管疾病猝死的20%，但先前PALS指南并未包含具体管理建议。这些建议与2018年AHA关于患心脏病婴儿和儿童的CPR科学声明一致	1级	C-LD
	对于心肌炎或顽固性低心排出量患儿、骤停前使用ESCL或机械循环支持可能有益于提供终末器官支持以预防心搏骤停			2a级	B-NR
肺动脉高压	吸入性一氧化氮或前列环素应作为初始治疗法，用于治疗继发于肺血管阻力增加的肺动脉高压危象或急性右心衰竭	考虑给予吸入性一氧化氮或前列环素或类似药物以减少肺血管阻力（2010）	肺动脉高压是一种婴儿和儿童罕见病，与高发病率和高病死率相关，需要专门管理。先前的PALS指南未提供管理婴儿和儿童肺动脉高压的建议。	1级	B-R
	在肺动脉高压患儿术后护理中进行细致的呼吸管理和监测，以避免缺氧和酸中毒		这些建议与AHA和美国胸科学会于2015年发布的儿科肺动脉高压指南一致，也与2020年	1级	B-NR
	对于肺动脉高压危象的高风险患儿应提供充分的镇痛剂、镇静剂和神经肌肉阻滞剂		AHA关于患心脏病婴儿和儿童的CPR科学声明所载建议一致	1级	C-EO
	对于肺动脉高压危象的初始治疗，在给予特异性肺血管扩张剂的同时，通过过度通气或施用碱性药物进行给氧及诱发碱中毒可能有用			2a级	C-LD
	对于发生顽固性肺动脉高压治疗后仍出现低心输出症状的患儿，包括采取最佳药物治疗后仍出现严重呼吸衰竭症状的儿童，可考虑使用ECLS			2b级	C-LD

相关疾病	2020版	旧版	理由	推荐级别	证据水平
单心室：Ⅰ期（Norwood/Blalock-Taussig）姑息分流术	直接（上腔静脉导管）和（或）间接（近红外光谱）血氧饱和度监测对Ⅰ期姑息手术后分流放置后的危重新生儿的病情发展趋势和直接管理可能有益	对于Ⅰ期修复前因肺循环量与体循环量比升高而处于骤停前状态的新生儿，$50\sim60mmHg$ 的 $PaCO_2$		2a级	B-NR
	对于术后患者术前和术后治疗建议 对手术患者分流性分流患者，控制肺血管阻力可能作用不大，而使用全身性血管扩张药物[α 肾上腺素能拮抗剂和（或）Ⅲ型磷酸二酯酶抑制剂]降低体循环血管阻力（无论是否用氧）则可能有助于提高全身性 DO_2	可能有益，该目标可在机械通气期间通过减少每分通气量、增加吸入二氧化碳比例或在有（无）化学性麻痹的情况下施用阿片类药物都能使 $PaCO_2$ 到达 $50\sim60mmHg$（2010）		2a级	C-LD
	Ⅰ期姑息手术后的ECLS可能有助于治疗全身低 DO_2			2a级	C-LD
	在已知或疑似分流梗阻的情况下，使用氧气、血管活性药物以增加分流灌注压力以及在准备个人或外科手术干预时使用肝素（$50\sim100U/kg$ 推注）是合理的做法			2a级	C-EO
	对于Ⅱ期修复前循环受损以及有症状的全身低心输出量和低 DO_2 的新生儿，将 $PaCO_2$ 目标设为 $50\sim60mmHg$ 是合理的做法。可在机械通气期间采取这种做法，方式为减少每分通气量，或在有（无）神经肌肉阻滞的情况下施用镇痛/镇静药物			2a级	C-LD

相关疾病	2020 版	旧版	理由	推荐级别	证据水平
单心室：Ⅱ期（双向 Glenn/半 Fontan）和Ⅲ期（Fontan）姑息手术患者术后治疗建议	对于具有上腔静脉肺动脉吻合生理结构并因肺部血流量不足而存在严重低氧血症的处于呼吸停前状态的患者，以轻度呼吸性酸中毒和最低平均气道压力且无肺不张为目标的通气策略可能有助于增加大脑和全身动脉氧合		每 600 名婴儿和儿童中就有 1 名出生时患有严重的先天性心脏病。对于出生时具有单心室生理结构（如单心发育不良综合征）的儿童可在生前几年内进行分期手术。这类患儿的复苏较为复杂，且在多个重要方面需要不同于标准 PALS 的护理。先前的 PALS 指南未包含针对该类特殊患者人群的建议。这些建议与 2018 年 AHA 关于患心脏病的婴儿和儿童的 CPR 科学声明一致	2a 级	B-NR
	对于接受上腔静脉肺动脉吻合术或建立 Fontan 循环的患者，可考虑将 ECLS 用于治疗可逆病因引起的低 DO_2 或定作为心室辅助装置或外科修复术的过渡			2b 级	B-NR

表 1-4 新生儿基础和高级生命支持建议

建议	2020 版	旧版	理由	推荐级别	证据水平
复苏需求预测	每次分娩应至少有 1 名可进行新生儿复苏初始步骤并有 PPV 的人员在场，且其唯一职责为照料新生儿		为支持新生儿平稳安全地从子宫内过渡到可呼吸空气，每次分娩应至少有 1 名在场人员主要负责照料新生儿，该人员接受过培训并且有能力从毫不耽搁地开始 PPV。观察和质量改进研究表明，这种方法能够识别有风险的新生儿，有助于利用核查用核查表来进行设备准备，并有利于团队分析总结。一项针对资源有限环境下新生儿复苏培训的系统综述表明，死产率和 7 天病死率均有下降	1 级	B-NR
新生儿体温管理	对于出生后无须进行复苏的健康新生儿，安排母婴皮肤接触可有效改善母乳喂养、体温控制和血糖稳定性		Cochrane 系统综述的证据表明，早期皮肤接触有助于健康新生儿维持正常体温。此外，在关于初步复苏和（或）稳定后延长皮肤接触时间的 2 项随机对照试验、荟萃分析及观察性研究中，可以看到病死率下降，母乳喂养改善，住院时间缩短以及早产儿和低出生体质量增加	2a 级	B-R

建议	2020 版	旧版	理由	推荐级别	证据水平
存在胎粪时清理气道	对于 MSAF 情况下娩出的无活力新生儿（伴有呼吸暂停或低效性呼吸），不建议进行带或不带气管吸引的常规喉镜检查	存在胎粪类时，这种情况下不再建议常规插管来进行气管吸引，因为没有充分证据支持继续建议采取这种做法（2015）	对于 MSAF 情况下娩出的无活力新生儿，可执行初始步骤和 PPV。仅在提供 PPV 后疑似气道梗阻时，才适用气管内吸引。来自随机对照试验的证据表明，对于 MSAF 情况下娩出的无活力新生儿，在 PPV 启动前或启动后进行吸引是获得的预后（存活率、呼吸支持需求）相同	3: 无益	C-LD
	对于 MSAF 情况下娩出的无活力新生儿，如有证据表明其存在 PPV 期间发生气道梗阻，插管和气管内吸引可能是有益的做法		MSAF 情况下娩出的新生儿通常不需要直接进行喉镜检查和气管内吸引，但对于有证据表明在接受 PPV 时发生气道梗阻的新生儿，这种做法可能有益	2a 级	C-EO
血管通路	对于分娩时需要血管通路的婴儿，建议使用脐静脉通路路径		对 PPV 和胸外按压无反应的新生儿需要建立血管通路来输注肾上腺素和（或）容量扩充药物。	1 级	C-EO
	如果静脉通路不可行，可以用骨内路径		脐静脉导管置入是产房中的首选技术。如果脐静脉通路替代不可行或者治疗是在产房外进行，可使用骨内路径替代。部分病例报告描述了骨内穿刺相关的局部并发症	2b 级	C-EO
复苏终止	对于接受复苏的新生儿，如果仍无心率且已执行所有复苏步骤及患儿家属讨论是否停止复苏。变更治疗目标的合理时间范围为出生后约 20 分钟	对于无法检测到心率的新生儿，如果 10 分钟内仍未检测到心率，则可考虑停止复苏（2010）	出生约 20 分钟后如对复苏操作仍无反应的新生儿活概率很低。因此，就中止复苏决定给出了建议时限，并强调调整救治方向之前应与新生儿父母和复苏团队充分沟通	1 级	C-LD

建议	2020版	旧版	理由	推荐级别	证据水平
人员与系统表现	接受过新生儿复苏培训的参与者参加个人或团队强化培训的频率应高于每2年1次，以帮助维持知识、技能和操作	探索医务人员或医疗保健培训项目学员应当接受的培训频次的研究显示，虽然患者预后并无差异，但如果每6个月进行1次（或以更高频率进行）集中培训，医务人员或医疗保健培训项目学员在心理运动表现、知识和信心方面会显示出某些优势。因此建议认为，新生儿复苏任务的培训，应比目前的2年1次更频繁（2015）	教育研究表明，心肺复苏知识和技能在培训后3~12个月会逐渐退化。短期频繁强化培训可在模拟研究中改善实施人员表现，并降低低资源有限环境下的新生儿病死率。为有效进行预测和准备，实施人员和团队可通过反复练习来提升表现	1级	C-LD

第二节　急性呼吸窘迫综合征

急性呼吸窘迫综合征（ARDS）是由多种病因引起的急性肺部炎症性疾病，其病理特点包括肺部炎性细胞浸润、肺泡上皮细胞和肺泡毛细血管内皮细胞损伤、肺泡上皮屏障破坏及肺泡血管内皮渗透性增加，临床表现为严重低氧血症、呼吸窘迫和肺顺应性下降。ARDS 的概念最早由阿斯巴赫（Aschbaugh）等人于 1967 年提出，但在随后的数十年中，对儿童尤其是新生儿 ARDS 的认识较为有限。直至 2015 年儿童急性肺损伤共识会议（PALICC）才明确了小儿急性呼吸窘迫综合征（PARDS）的定义和分类。该共识指出：PARDS 适用于新生儿至青春期所有年龄段的儿童。与成人 ARDS 相比，PARDS 在高危因素、病因及病理生理方面具有独特性。研究表明，将 PALICC 标准应用于儿童 ARDS 后，其总体病死率有所下降。

2017 年，国际多中心多学科协作组首次制定了新生儿 ARDS 的诊断标准（蒙特勒标准），该标准在以下方面进行了重点规范：适用年龄、诊断所需条件（涵盖不同形式的呼吸支持模式）、排除标准、影像学表现、氧合障碍的标准及评估、并发症等。这一标准是全球首个新生儿 ARDS 的诊断标准，是对 PALICC 标准的进一步拓展，对危重新生儿的诊断、治疗和科研协作具有积极意义。

新生儿 ARDS 的生物学和临床研究证据表明，围生期严重肺损伤与 ARDS 具有相似性，但新生儿在肺部发育、免疫功能等方面的独特性使其在病因、临床表现、治疗及预后上与儿童和成人 ARDS 不同。新生儿 ARDS 的特点在于常伴有围生期相关疾病，病情更为严重，病程更长，且病死率较高，通常需要更多的肺表面活性物质、更高级的呼吸支持和多器官综合支持。由于新生儿 ARDS 患者常见围生期特有病因，如胎粪吸入综合征、新生儿窒息、坏死性小肠结肠炎等，不宜使用呼吸无效腔、静态肺顺应性测定、血氧饱和度、氧合比值和肺分流指数等适用于其他年龄段 ARDS 的常用诊断监测指标。在治疗上，新生儿 ARDS 较少应用双水平正压通气，普遍采用高频振荡通气。这些特点突显了深入研究新生儿 ARDS 的必要性和紧迫性。

一、PS 成分与功能

肺表面活性物质（PS）是由 II 型肺泡上皮细胞合成和分泌的一种磷脂蛋白复合物，其中磷脂约占 80%，蛋白质约占 13%，并含有少量中性脂类和糖类成分。PS 中的磷脂成分中，磷脂酰胆碱（即卵磷脂）为主要的表面活性成分，其产生始于妊娠 18 ～ 20 周，随后缓慢增加，至妊娠 35 ～ 36 周迅速上升至肺成熟水平。另一重要磷脂成分为磷脂酰甘油，其在妊娠 26 ～ 30 周前浓度较低，之后与磷脂酰胆碱（PC）浓度呈同步上升趋势，并在妊娠 36 周达高峰，至足月时降至约为高峰值的 1/2。除卵磷脂和磷脂酰甘油外，PS 还含有其他磷脂，其中鞘磷脂含量较为恒定，仅在妊娠 28 ～ 30 周时出现小幅升高。因此，羊水或气管吸引物中卵磷脂 / 鞘磷脂（L/S）比值常作为评价胎儿或新生儿肺成熟度的重要指标。

PS 还含有表面活性物质蛋白（SP），包括 SP-A、SP-B、SP-C 和 SP-D 等，能够与磷脂结合并增强其表面活性作用。中性脂类主要包括胆固醇、三酰甘油和自由脂肪酸，其具体功能尚未明确。糖类则主要包括甘露糖和海藻糖，可与 PS 蛋白质结合。

PS 的功能主要是覆盖在肺泡表面，显著降低表面张力，防止呼气末肺泡萎陷，维持功能残气量（FRC）和肺顺应性，稳定肺泡内压，并减少毛细血管液体向肺泡的渗出。此外，PS 中的 SP-A 和 SP-D 可能在呼吸道的免疫调节中发挥作用。

二、临床表现

（一）症状体征

新生儿呼吸窘迫综合征（RDS）通常在出生后 6 小时内出现，主要表现为呼吸急促（大于 60 次 / 分），这是机体通过增加肺泡通气量来代偿潮气量减少。鼻翼扇动是为增大气道横截面积，减少气流阻力。吸气性三凹征和呼气呻吟明显，是由于呼气时声门不完全开放，使肺内气体滞留并形成正压，防止肺泡萎陷。吸气性三凹征还表明辅助呼吸肌的参与，可以满足增加的肺扩张压需求。发绀的出现提示氧合不足，通常表示动脉血中的还原血红蛋白超过 50g/L。RDS 的特点是呼吸窘迫逐渐加重，严重时可见呼吸浅表、呼吸节律不整、呼吸暂停及四肢松弛。由于呼气时肺泡萎陷，体格检查可见胸廓扁平。潮气量减少导致听诊时呼吸音减弱，若肺泡有渗出物，可闻及细湿啰音。

随着病情好转，肺顺应性改善、肺动脉压力下降，约 30% 的患儿在恢复期会出现动脉导管重新开放。因此，在 RDS 恢复期，若患儿原发病明显好转后突然出现氧需求量增加、代谢性酸中毒难以矫正、喂养困难、呼吸暂停、周身发冷、皮肤发绀及肝短时间进行性增大等表现，需警惕。此外，若同时出现脉压增大、水冲脉、心率加快或减慢、心前区搏动增强、胸骨左缘第 2 肋间听到收缩期或连续性杂音，则可确诊。

RDS 通常在出生后第 2～3 天病情加重，72 小时后逐渐好转。然而，新生儿的出生体重、肺损伤的严重程度、表面活性物质的治疗情况、是否存在感染及动脉导管开放等因素均可能对病程产生不同影响。若出生 12 小时后才出现呼吸窘迫，一般不考虑 RDS。

（二）并发症

1. 气胸和纵隔气肿

在急性呼吸窘迫综合征（ARDS）的治疗中，机械通气是重要的支持手段。然而，当机械通气压力过高时，可能会带来严重的不良后果。过高的压力可能造成肺泡破裂，气体由此进入胸腔，进而形成气胸。气胸会使肺组织受压，进一步加重呼吸困难，增加了呼吸支持的难度。同时，气体还有可能进入纵隔，引起纵隔气肿。纵隔气肿不仅会影响心肺功能，还可能压迫周围的重要器官和血管，给患者带来更大的生命威胁。

2. 肺纤维化

长期的机械通气及炎症反应可能导致肺纤维化的发生。肺纤维化会使肺顺应性下降，即肺组织的弹性降低，难以随着呼吸运动进行正常的扩张和收缩。这将严重影响呼吸功能，导致氧气交换受阻。肺纤维化使病程延长，患者的恢复难度显著增加。而且，一旦发生肺纤维化，往往难以逆转，对患者的长期生活质量也会产生重大影响。

3. 多器官功能衰竭（MOF）

ARDS 时，由于长期的低氧血症和炎症反应，全身多器官容易受到损害。其中，肾脏、肝脏和心脏尤为脆弱。在严重情况下，可出现肾衰竭，表现为尿量减少、代谢废物在体内蓄积等；肝功能不全可能导致黄疸、凝血功能障碍等；心力衰竭会使心脏泵血功能下降，引起循环障碍。多器官功能衰竭进一步加重了病情，使患者的预后更加不良。

4. 感染

机械通气和侵入性操作在一定程度上增加了肺部感染的风险。常见的并发感染包括呼吸机相关性肺炎（VAP）和败血症。感染会加重 ARDS 的病程，使炎症反应更加剧烈，进一步损害肺组织和其他器官。同时，感染还会提高病死率，给治疗带来极大的挑战。因此，在机械通气过程中，必须严格执行无菌操作，加强感染的预防和控制。

三、辅助检查

（一）羊水检查

出生前可经羊膜穿刺获取羊水，出生时也可留取破膜后的羊水进行相关检查。泡沫试验及卵磷脂和鞘磷脂比值检查是重要的评估手段。

1. 羊水泡沫试验

将等量羊水置于多个小试管中，加入不同量的纯乙醇后用力振荡，静置一段时间后观察泡沫形成情况。若为新生儿呼吸窘迫综合征，仅需很少量乙醇即可阻止羊水泡沫形成，呈阴性结果。这一试验基于羊水成分的特性，通过乙醇对羊水泡沫的影响来判断疾病情况。

2. 羊水卵磷脂和鞘磷脂比值（L/S）

在肺发育成熟的情况下，羊水中的卵磷脂含量达特定水平，且与鞘磷脂的比值应在一定范围。若 L/S＜2∶1，则提示肺发育不良，可能存在新生儿呼吸窘迫综合征的风险。该检查有助于评估胎儿肺部的成熟度。

（二）胃液振荡试验

取胃液 1mL 加 95% 乙醇 1mL，振荡并静置后观察结果。如果沿管壁仍有一圈泡沫则为阳性，可初步排除新生儿呼吸窘迫综合征；阴性结果则提示有新生儿呼吸窘迫综合征风险。此试验虽假阳性率仅为 1%，但假阴性率可达 10%，且抽胃液时间越晚，假阴性越多，因为随着时间推移羊水可能已进入肠道，影响试验结果的准确性。

（三）羊水磷脂酰甘油（PG）测定

出生后对咽部或气管吸出物进行 PG 测定，能够早期提示发病风险。这一检查方法可为疾病的早期诊断提供重要线索，有助于及时采取干预措施。

（四）血液检查

患有新生儿呼吸窘迫综合征时，血液检查结果显示血 pH、PaO_2、HCO_3^- 降低，而

PCO_2、BE增高，呈现代谢性酸中毒状态。此外，血钾在早期常增高，恢复期利尿后可降低。血液检查可反映机体的酸碱平衡和电解质情况，为疾病的诊断和病情评估提供依据。

四、治疗

RDS管理的目的是提供保证最多数量存活，同时不良反应最少的干预。在过去的40年间，已有很多预防及治疗RDS的策略及治疗，并经临床验证（表1-5），现已对多数进行了系统回顾。

表1-5　RDS防治建议的等级和证据的水平

建议等级	证据水平
A	至少有1项以随机试验（RCT）为基础的高质量的Meta分析，或有足够力度的直接针对目标人群的高质量的RCT
B	其他对RCT的Meta分析，或以病例对照研究为基础的系统综述，或低级别但很有可能是因果关系的RCT试验
C	很好设计并实施的病例对照研究或偏差较小的队列研究
D	病例报告、专家建议

（一）早产的产前处理

1. 早产的预防

早产与社会剥夺密切相关，社会公共资源及财富分布不均是其重要影响因素。研究表明，早产的发生率可通过控制孕妇年龄、妊娠期血压及经济状况等因素得到一定程度的降低。当前，预防早产的主要措施仍为左侧卧位。常用的产科预防早产药物包括沙丁胺醇2.4～4.8mg口服，每8小时1次；硫酸镁5～6g加入5%葡萄糖100mL，静脉滴注30～60分钟，以及硝苯地平10mg舌下含服。然而，研究结果显示，这些药物的效果并不理想，一般仅能延缓妊娠不超过48小时。

2. 产前类固醇的应用

针对早产孕妇行产前激素（ACS）治疗以促进胎肺成熟已成为国际共识。目前，国内常用药物为地塞米松，国外多见倍他米松，两者为同分异构体，均可透过胎盘屏障达到胎儿脐血有效浓度。研究显示，这两种药物的疗效存在性别差异，倍他米松对男婴更为适用，而地塞米松更适合女婴。此外，有研究指出，单胎与多胎妊娠、肥胖孕妇与非肥胖孕妇在接受产前激素治疗后，血浆中激素浓度无显著差异，显示ACS在各类早产风险中均具普遍有效性。实验还表明，ACS治疗的早产儿支气管肺泡灌洗液在体外能够促进肺泡上皮细胞的修复，提示ACS在改善早产儿预后、预防慢性肺损伤方面具有重要意义。

在ACS使用的时机和剂量方面，临床意见尚未完全统一。针对胎龄34至36周孕妇的对照研究显示，ACS组与安慰剂组新生儿的呼吸机使用率均为20%左右，住院时间（5.2天与5.22天）差异无统计学意义，提示此阶段胎儿肺发育的特异性，ACS更适用于胎龄34周前的孕妇。对于胎龄小于26周的早产儿，ACS的疗效尚不明确。

近年来，ACS对新生儿潜在的不良影响引起广泛关注，尤其是对神经系统的影响。

研究发现，以多次使用 ACS 的新生儿为对象，2 岁以内 ACS 组与安慰剂组在神经系统发育上的差异无统计学意义，数次与单次使用也无明显差异。然而，ACS 组中患儿头围偏小现象较为常见，使学界对激素使用的安全性更为谨慎。因此，有学者提出了产前小剂量激素的概念，并有临床研究（70 例新生儿对照）证实，小剂量激素既能有效促进胎肺成熟，又能不影响患儿大脑发育。这提示在肯定激素作用的同时，需进一步关注其使用时机与剂量。

（二）产房复苏

尽管 RDS 新生儿努力自主呼吸，但仍难以维持肺泡扩张，因此产房过渡期的主要目标是"稳定"而非"复苏"。2015 年欧洲新生儿复苏指南强调，新生儿生后即刻的评估和支持应采用循证方法，尤其关注继发于缺氧的呼吸暂停，通过胸廓起伏确认肺膨胀，肤色红润则表明新生儿情况良好。对于 RDS 早产儿，更适合缓慢过渡，尽量减少损伤性干预。

脐带结扎的时机十分关键。动物实验表明，肺泡扩张前钳夹脐带可导致急性左心室输出量的短暂下降。延迟钳夹脐带至肺泡扩张及左心房血流建立后，有助于平稳过渡，无明显血压波动。随机对照研究显示，促进胎盘 - 胎儿输血有助于提升新生儿血细胞比容和血压，减少血管活性药物使用及脑室内出血发生率。对于早产儿，尤其在紧急情况下，挤压脐带血可作为替代方法，尽管安全性尚需进一步验证。

延迟脐带结扎在超早产儿中的远期效益仍在研究中，但已有研究表明，胎龄 < 32 周的早产儿行延迟钳夹可能改善 18 个月神经发育预后。维持体温对早产儿至关重要，出生后应将其包裹在干净塑料膜中或置于远红外保暖台中以防失温。呼吸支持方面，适当的吸入氧浓度（FiO_2）需通过空气 - 氧气混合器进行调控。

空气复苏被证实优于氧气复苏，100% 纯氧对早产儿有害，易增加氧化应激。监测显示，超低出生体重儿生后 10 分钟通常需要 0.30 ～ 0.40 的氧浓度以维持正常的血氧饱和度（SaO_2）。采用低初始 FiO_2 并逐步提高优于高初始 FiO_2 后逐步降低，绝大多数早产儿需要约 0.30 的氧浓度以避免氧化应激。为提供有效、可监测的连续气道正压通气（CPAP），T 型复苏器较自充气气囊更适用。CPAP 应用前无须常规清理气道，早产儿如具备自主呼吸，建议采用面罩或鼻塞 CPAP，而非常规正压通气以避免肺损伤。对呼吸暂停或心动过缓患儿可温和应用正压通气，持续肺膨胀的效果并未显著优于间歇正压通气。仅少数患儿需气管插管复苏，必要时可使用 PS。

1. 脐带结扎延迟

在早产儿分娩时，将脐带结扎时间从原来的 30 ～ 45 秒延长至至少 60 秒。研究表明，胎儿约有 50% 血量储存在胎盘中，延迟结扎 30 ～ 60 秒可提高新生儿血细胞比容，减少后期输血需求，降低坏死性小肠结肠炎（NEC）和脑室内出血（IVH）的发生率，尤其适用于经阴道分娩的早产儿。

2. 体温保持

低体温对 28 周以下早产儿影响显著，出生后应将其用塑料袋或薄膜包裹并置于辐射台中进行保暖。辐射台中的患儿应在 10 分钟内接受伺服式体温监测，以防过热。因加温垫易引发过热和烫伤，不推荐使用。此外，产房和手术室环境温度及复苏用气体的加温湿化也至关重要。

3. 复苏用氧浓度

新指南指出，与足月儿一样，纯氧复苏对早产儿危害较大。对大多数胎龄不足 32 周的早产儿，复苏用氧应从 210 ～ 300mL/L 开始，若持续心动过缓或发绀，再考虑增加氧浓度。早产儿生后右腕氧饱和度在 5 分钟内从 60% 逐渐升至 80%，10 分钟内达到 85% 或 85% 以上，复苏用氧应依此目标调整，勿急于增加。对自主呼吸良好且使用 CPAP 的早产儿，许多可在无须额外氧气的情况下完成此过程。推荐使用空气 - 氧气混合器控制复苏氧浓度，初始氧体积分数为 210 ～ 300mL/L，后根据右腕脉氧仪测得的心率和血氧饱和度调整给氧浓度。

（三）表面活性物质治疗

表面活性物质的应用是新生儿呼吸治疗的重大进展，多中心随机对照研究和荟萃分析证实，无论用于已发生或可能发生 RDS 的婴儿，预防性或治疗性使用均可降低气胸及新生儿死亡风险。研究主要集中在最优剂量、最佳给药时间和方法，以及最有效的制剂类型。

1. 表面活性物质剂量和重复用药剂量

表面活性物质的使用应由经验丰富的复苏团队执行，推荐剂量至少为 100mg/kg 磷脂，有证据支持 200mg/kg 的剂量更有效。多数实验采用快速"弹丸式"注入以优化药物在肺内的分布，通过双腔气管导管不脱离呼吸机给药，可有效减少低氧血症和心动过缓等短期不良反应。表面活性物质越早使用效果越佳，预防性使用在胎龄小于 31 周的早产儿中降低了病死率和气漏发生率，但可能导致部分不必要的气管插管和治疗。当前推荐的常规预防给药胎龄为小于 27 周。尽早为高 RDS 风险患儿在产房内预防性给予表面活性物质，通过 INSURE 技术（插管 - 给药 - 拔管转 CPAP）可减少机械通气的需求。

2. 表面活性物质制剂

现有的表面活性物质包括合成制剂（不含蛋白质）和天然制剂（源自动物肺）。荟萃分析表明天然制剂优于合成制剂，显著降低了肺气漏和病死率，推荐优先选择天然制剂。对于天然制剂，Calfactant 和 Beractant 在预防性和治疗性应用中的效果相近；而 Poractant alfa 相比 Beractant 可更快改善氧合，且在降低病死率上具有优势。剂量方面，200mg/kg Poractant alfa 在提升 RDS 患儿存活率方面优于 100mg/kg Beractant。新型合成制剂（如 Lucinactant）的研究正在进行，但尚未获批用于新生儿 RDS 治疗。

（四）病情稳定后的氧疗

目前，尚无确切证据可明确 RDS 急性期的最佳氧饱和度目标。研究表明，对于较成熟的新生儿，使用空气进行复苏比 100% 氧气复苏恢复更快，且氧化应激的风险更低，远期预后无显著差异。新生儿期后，氧疗目标应控制在血氧饱和度低于 93%，避免超过 95%，以降低早产儿视网膜病（ROP）和支气管肺发育不良（BPD）的风险。已有研究表明，在试图通过维持较高血氧饱和度以减缓 ROP 的进展并未改善眼科预后，反而导致呼吸症状加重，慢性氧依赖率上升。新生儿数天内并无更好的耐受高浓度氧气的能力，因此任何时期避免过度氧暴露尤为重要。证据显示，氧饱和度波动与 ROP 风险增加相关，尤其在使用天然表面活性物质后出现的高氧血症高峰可能增加 I 度、II 度脑室内出血的发生率。为减少氧自由基引起的肺部炎症反应，维生素 A、维生素 E 及超氧化物歧化酶已用于 BPD 高风险人群。

（五）无创呼吸支持

无创呼吸支持包括无须气管插管的各种呼吸支持方式，如 CPAP、经鼻导管或鼻面罩的非侵入性正压通气（NIPPV）及湿化高流量鼻导管吸氧。这些通气模式对肺损伤相对较小，病情允许时可替代机械通气进行 RDS 治疗。CPAP 越早开始越有助于避免机械通气，出生后即刻开始 CPAP 可减少肺表面活性物质和机械通气的需求。机械通气拔管后接 CPAP，并将压力设置在 $5cmH_2O$ 以上，有助于避免再插管。目前，无证据显示不同 CPAP 设备对远期预后有显著影响，但导管类型对效果有影响，短双鼻导管优于长单鼻导管。

高流量鼻导管吸氧在部分中心作为替代 CPAP 的选择，尤其用于早产儿。对于体重小于 1kg 的新生儿，通常将湿化混合空气流量设定为 $2 \sim 4L/min$，体重大于 1kg 的患儿则设定为 $4 \sim 6L/min$。然而，高流量超过 2L/min 时，呼气末正压难以稳定控制。因此，该方法在推广前仍需与 CPAP 进行进一步的比较评估。

（六）机械通气策略

机械通气（MV）的目标是在保持可接受血气水平的同时，尽量减少肺损伤和血流动力学不稳定及与低碳酸血症相关的并发症（如脑室旁白质软化 PVL）。在无表面活性物质治疗的时期，MV 显著降低了 RDS 相关死亡率。常用的 MV 模式包括间歇正压通气（IPPV）和高频振荡通气（HFOV），在肺复张后通过适当的呼气末正压（PEEP）或 HFOV 的持续扩张压（CDP），维持肺在呼吸周期内稳定于最优肺容量。

MV 治疗 RDS 通常分为四个阶段：肺复张、稳定、恢复及撤机，肺复张阶段的关键参数是 PEEP 和 PIP 或 HFOV 中的 CDP。RDS 患儿病情稳定后应尽早撤机，避免低碳酸血症以降低 BPD 和 PVL 风险。在常规气道压为 $6 \sim 7cmH_2O$ 或 HFOV 中 CDP 为 $8 \sim 9cmH_2O$ 的状态下，绝大多数患儿可顺利拔除气管插管，拔管后继续经鼻 CPAP 可降低再插管风险。

所有 MV 方式均有导致肺损伤的可能，优化的肺容量管理可避免潮气量过大和肺不张。以往 HFOV 在降低 BPD 发生率上有优势，但随着低潮气量通气策略的发展，这一优势减弱。适当通气策略与设备选择更为关键，IPPV 治疗无效时 HFOV 可作为补救措施，尽管其可能增加脑室内出血风险。表面活性物质的使用有助于改善肺顺应性，若使用表面活性物质后病情恶化，应考虑肺过度膨胀。气漏和 BPD 是短期和长期肺损伤的常见表现。新型 MV 设备及流量传感器可精准监测呼吸，目标潮气量通气可能有助于避免肺过度膨胀，但长期随访数据尚不足以支持常规应用。

（七）咖啡因治疗

RDS 指南已将咖啡因治疗列为新生儿呼吸管理的重要组成部分。研究表明，咖啡因有助于早期拔管并显著降低 BPD 发生率，并在随访至 18 个月龄时显示神经系统损伤风险降低。强烈建议在撤机时使用咖啡因，并在无创通气下使用以降低呼吸暂停风险。早期应用咖啡因在改善 BPD 预后方面优于晚期使用，虽然缺乏大规模随机对照试验（RCT），但基于其良好的安全性，推荐咖啡因作为常规治疗以减少机械通气需求。枸橼酸咖啡因的常规剂量为负荷量 20mg/kg，维持量 5 ~ 10mg/kg。增加剂量可能进一步降低拔管失败率，但需警惕心动过速的风险。

（八）可允许性高碳酸血症

2013 年版 RDS 指南指出，在撤机过程中可接受 pH > 7.22 的中等程度高碳酸血症，以缩短机械通气时间。研究表明，高 $PaCO_2$ 水平与死亡、脑室内出血、BPD 和神经发育不良相关，进一步强调确定最佳 $PaCO_2$ 水平的必要性。PHELBI 研究对胎龄 < 29 周、出生体重 < 1000g 的早产儿设定两种 $PaCO_2$ 目标（高水平 10kPa，低水平 8kPa），虽然因中途终止仅分析了 359 例，但结果显示两组在病死率或 BPD 发生率上无显著差异，高 $PaCO_2$ 组预后不佳，伴有 NEC 发生率及病死率或 BPD 风险增加。研究表明，较低 $PaCO_2$ 水平的中等高碳酸血症更为合理。

（九）出生后激素治疗

出生后使用地塞米松可降低 BPD 发生率，但增加脑瘫风险，因而应用显著减少。BPD 本身与神经系统不良预后相关，风险越高，激素治疗的利大于弊的可能性越高。对于出生后 1 ~ 2 周仍依赖呼吸机的患儿，可考虑低剂量地塞米松 [< 0.2mg/（kg·d）]，而更低剂量地塞米松的有效性研究仍在进行中。低剂量氢化可的松在降低 BPD 发生率方面也有潜在作用，但由于缺乏长期随访数据，尚不推荐常规使用。

吸入布地奈德是一种较为合理的替代方案，近期大型 RCT 研究显示，预防性吸入布地奈德可以减少 PDA 和 BPD 发生率，但有增加病死率的趋势，且缺少长期发育数据。布地奈德与天然表面活性物质联合使用可能降低早产儿肺部炎症和 BPD 风险，但需要进一步的多中心 RCT 验证疗效。

（十）败血症的预防性治疗

先天性肺炎的表现与 RDS 相似，B 族链球菌是常见病原体。通常对所有 RDS 患儿进行血培养筛查并寻找败血症证据（如中性粒细胞减少、C 反应蛋白升高），在血培养结果未出前即开始抗生素治疗。然而，这种常规抗生素治疗方法缺乏确切证据支持，并且经验性长时间抗生素治疗可能增加 NEC 等不良反应。对 B 族链球菌定植的产妇在分娩时给予抗生素可防止早发型新生儿败血症的发生，但未显示病死率改善。

对于低风险病例（如择期剖宫产），无须常规抗生素。对开始抗生素治疗的患儿，应尽早明确是否存在败血症。此外，对于出生体重 < 1000g 的新生儿，氟康唑或制霉菌素作为预防性抗真菌药物可降低侵袭性真菌感染发生率，但此并发症在大多数中心较

少见。

(十一) 支持治疗

1. 体温、液体及营养管理

当前推荐包括：①维持体温在 36.5～37.5℃。②早产儿放置于可调湿度保温箱中，出生后静脉输液量从 70～80mL/（kg·d）开始，对于成熟度较低者液体需求可能更高。③根据血钠水平和体重下降情况个体化调整液体量。④生后数天限制钠补充，待尿量增加后逐步补钠，并监测液体和电解质平衡。⑤出生后即开始肠外营养，以防止生长受限，迅速增加氨基酸至 3.5g/（kg·d）、脂肪乳至 3.0g/（kg·d）。⑥生后第 1 天即开始微量肠内喂养。

2. 血压、组织灌注的维持及动脉导管开放的治疗

低循环血量和低血压对预后有重要影响，早产儿血压与循环血量不完全相关，尤其生后前 3 天处于循环过渡期。一般认为，应将平均动脉压维持在胎龄相应水平以上。结合临床检查与超声心动图可更准确评估循环状态，帮助判断低血压是否影响组织灌注，并决定是否需要干预。RDS 患儿的低血压可能与血容量不足、导管分流或心功能不全有关，延迟脐带结扎可减少早期低血容量发生。快速静脉扩容生理盐水的效果有限，若证实血容量不足，可考虑 10～20mL/kg 生理盐水扩容而非胶体。多巴胺对低血压的改善优于多巴酚丁胺，但在心功能不全伴低血流时推荐多巴酚丁胺。

常规治疗无效时可使用氢化可的松。保持适当血红蛋白水平同样重要，延迟脐带结扎有助于早期血红细胞比容提高，但不需要维持血红蛋白（Hb）在绝对正常范围。心电图运动试验（PINT 试验）显示超低体重儿血红蛋白阈值降低 10～20g/L 可减少输血需求，不影响短期预后，但可能影响远期认知发育，还需进一步研究。目前推荐接受呼吸支持的患儿血红蛋白阈值：生后第 1 周为 120g/L，第 2 周为 110g/L，往后为 90g/L。

极早早产儿 RDS 常伴有动脉导管未闭（PDA），最佳治疗时机尚无充分证据，但若患儿有组织灌注不良、严重左向右分流或脱机困难时，可使用环氧合酶抑制剂。预防性吲哚美辛可减少 PDA 和脑室内出血发生，但无远期预后改善。吲哚美辛和布洛芬效果相似，布洛芬不良反应较少，口服布洛芬对 PDA 的关闭也有效。结扎术可能与远期不良预后相关，需进一步研究以明确其原因。

3. 支持护理

优质的支持护理是确保新生儿呼吸窘迫综合征（RDS）患儿最佳预后的关键所在。在体温维持方面，由于 RDS 患儿体温调节能力差，需要将患儿置于适宜的环境温度中，如暖箱，精准地调节温度和湿度，避免低体温或体温过高对患儿造成的不良影响。合理的液体管理也至关重要。要根据患儿的体重、尿量、电解质平衡等情况，精准计算液体入量，防止液体过多引发肺水肿，加重呼吸窘迫，同时避免液体不足导致脱水等情况。

营养支持是促进患儿生长发育和康复的基础。RDS 患儿常因呼吸做功增加而消耗更多能量，应通过肠道内或肠道外营养方式为患儿提供足够的热量、蛋白质、脂肪、维生素和矿物质，满足其生长发育需求。动脉导管处理同样不可忽视。对于存在动脉导管未闭的患儿，医护人员需要密切观察其对呼吸和循环的影响，必要时采取药物或手术方式处理。循环支持和血压管理方面，要通过监测心率、血压等指标，及时发现并纠正可能出现的循环障碍，确保患儿的循环系统稳定，为整体的康复创造良好条件。

五、选择性剖宫产新生儿呼吸窘迫综合征的防治

随着剖宫产技术的不断进步，全球剖宫产率呈显著上升趋势，选择性剖宫产（ECS）率也随之增加。剖宫产率上升原因多种多样，其中选择性剖宫产是普遍的一个因素。选择性剖宫产是指在第一产程活跃期（规律宫缩、宫口开大至 3cm）之前，无明确医学指征且排除紧急剖宫产情况下进行的经宫颈下段剖宫术。

国外研究表明，剖宫产对新生儿健康有多方面的影响，尤以呼吸系统问题为显著特点。与自然分娩相比，剖宫产新生儿更容易发生湿肺（即新生儿一过性呼吸增快，TTN）、呼吸窘迫综合征（RDS）及持续性肺动脉高压（PPHN）。一旦发生 RDS，剖宫产新生儿更可能需要机械通气支持及氧疗。然而，ECS 对足月新生儿呼吸窘迫综合征的具体影响尚不完全明确。

（一）足月儿 RDS 的诊断标准及分类

足月新生儿的呼吸窘迫综合征（RDS）不同于早产儿 RDS，目前尚无统一的诊断标准。早在 1980 年代，法伊克斯等学者基于成人 RDS 定义提出了足月新生儿 RDS 的诊断标准。①符合产科和新生儿科关于足月的定义。②急性发病期内，胸部 X 线显示双肺透亮度降低。③存在急性围生期损伤因素。④连续气道正压通气时间 ≥ 48 小时，$FiO_2 > 0.5$ 的时间不少于 12 小时。⑤ $PEEP > 6cmH_2O$ 持续 3 天。⑥排除引起上述表现的其他疾病。布兹里等提出的诊断标准包括：①胎龄 ≥ 35 周。②急性、严重的呼吸困难，需至少 6 小时机械通气（$PEEP ≥ 4cmH_2O$、$FiO_2 ≥ 0.5$）。③氧疗时间 ≥ 48 小时。④胸部 X 线显示弥散性肺损伤。⑤ $FiO_2 > 0.5$ 时，$PaO_2 ≥ 60mmHg$。

国内学者刘敬等提出了足月新生儿 RDS 的诊断标准，①胎龄 ≥ 37 周，急性起病。②存在明确的围生期触发因素，如严重感染、出生窒息、羊水胎粪污染等。③典型临床表现包括出生后迅速出现进行性呼吸困难、急促呼吸、呼气呻吟、鼻翼扇动、胸壁凹陷、肤色苍白、呼吸音降低或消失。④严重呼吸困难需连续气道正压通气至少 72 小时。⑤胸部 X 线典型表现为双肺透亮度降低、细小颗粒影、支气管充气征、毛玻璃样改变、心缘模糊或白肺。⑥动脉血气分析示低氧血症、高碳酸血症，$PaO_2/FiO_2 ≤ 200mmHg$。

刘敬等将足月新生儿 RDS 分为以下三类，①急性呼吸窘迫综合征（ARDS），继发于窒息、羊水胎粪污染、休克、脓毒血症及弥散性血管内凝血（DIC）。②特发性呼吸窘迫综合征（IRDS），主要见于选择性剖宫产出生的新生儿。③遗传性肺泡表面活性物质缺陷。

（二）选择性剖宫产新生儿 RDS 的发生率

新生儿呼吸窘迫综合征（RDS）主要由于肺表面活性物质（PS）合成和分泌不足所致，表现为进行性呼吸困难，是早产儿（尤其胎龄小于 34 周的早期早产儿）中最常见

的呼吸系统疾病之一。近年来，随着剖宫产率的上升，尤其是选择性剖宫产的增加，足月新生儿 RDS 的发病率也随之上升，这一趋势已引起妇产科和新生儿科医师的广泛关注。黄国盛等研究表明，自然分娩组与选择性剖宫产组的 RDS 发生率分别为 0.43% 和 4.07%，差异具有统计学意义（$P < 0.05$），且选择性剖宫产组 RDS 的发病率与胎龄密切相关。

里斯顿（Liston）等学者通过对 27263 名剖宫产儿进行长达 15 年的队列研究，比较自然分娩和不同情况下的剖宫产足月儿预后，发现剖宫产显著增加足月儿 RDS 的发生风险，RDS 的相对风险值高达 2.3。扎纳尔多（Zanardo）等学者的研究显示，与自然分娩相比，选择性剖宫产的足月儿 RDS 风险显著增加，风险比为 5.85。2009 年，德鲁卡（DeLuca）等学者研究进一步发现，与阴道分娩相比，无论是急诊剖宫产还是选择性剖宫产，均显著增加新生儿 RDS 的发生率和病死率。因此，建议在胎儿足月之前避免进行选择性剖宫产。阿比纳姆（Abenhaim）等学者在 2011 年得出相同结论，指出剖宫产显著增加新生儿 RDS 的发生率和入住 NICU 的比例。

（三）选择性剖宫产新生儿 RDS 的临床特点

患有呼吸窘迫综合征（RDS）的足月新生儿会表现出与早产儿 RDS 相似的临床症状，包括呼吸急促、呼吸暂停或减缓、口吐泡沫、面色青紫等呼吸窘迫体征，通常需要连续气道正压通气（CPAP）或机械通气支持。胸部 X 线片通常显示典型的 RDS 表现，如"毛玻璃影""支气管充气征"或"白肺"影像。然而，足月新生儿 RDS 在临床表现上也存在某些不同于早产儿的特征。

1. 发病时间

早产儿 RDS 通常在出生后 12 小时内发病，而足月新生儿的发病时间不定，可能出现较早或较晚的发病，这为临床诊断和治疗增加了挑战。研究显示，出生 12 小时内发病的患儿通常能较早得到诊断和干预，治疗效果较好；而出生 12 小时后才出现症状、上机时间晚于 12 小时的足月新生儿 RDS，易因延迟诊治导致并发症发生，研究表明其比值比（OR）高达 12.667，成为足月新生儿 RDS 并发症的主要危险因素。

2. 并发症

早产儿 RDS 常并发颅内出血和动脉导管未闭，可能与早产儿特殊的生理解剖结构有关。而足月新生儿 RDS 的临床进展较快，病情严重，易并发持续肺动脉高压（PPHN）、多器官功能障碍综合征（MOSF）、低血压和肺气漏等。国内外的研究指出，足月儿 RDS 进展迅速，病情较早产儿更为复杂和危重，需在临床管理中加强监测和积极干预，以防病情恶化。

（四）选择性剖宫产新生儿 RDS 的治疗

1. 机械通气

机械通气作为确保新生儿呼吸窘迫综合征（RDS）救治成功的关键手段之一，在患儿被诊断为 RDS 后应立即考虑采用以进行辅助治疗。相关研究表明，开始上机时间超过 12 小时会成为足月儿 RDS 发生并发症的一个危险因素。这就意味着，对于足月剖宫产儿，需要对其呼吸状况进行密切的观察。一旦发现呼吸困难的症状加重，必须及时启用呼吸机进行干预。

在实际的临床操作中，机械通气的时机选择至关重要。过早使用可能会带来不必要的创伤和并发症，而过晚使用则可能错失最佳的治疗时机，导致病情恶化。医护人员需要凭借丰富的经验和专业的知识，通过对患儿呼吸频率、呼吸深度、血氧饱和度等指标的综合评估，来准确判断是否需要进行机械通气。

此外，机械通气的参数设置也需要根据患儿的具体情况进行个体化的调整。例如，对于体重较轻、肺部发育不成熟的患儿，可能需要选择较低的通气压力和潮气量，以避免过度通气对肺部造成损伤，而对于病情较为严重、呼吸衰竭明显的患儿，则可能需要较高的通气支持来维持生命体征的稳定。

2. PS 应用

外源性肺表面活性物质（PS）不仅对于早产儿 RDS 是一种有效且安全的治疗药物，在足月儿 RDS 的治疗中同样适用。然而，足月儿 RDS 应用 PS 的治疗效果不如早产儿 RDS 那么显著。常规剂量的 PS（100mg/kg）对于足月儿 RDS 的治疗效果可能不够理想，因此推荐使用更大的剂量或者多次应用。

有研究显示，进口的固尔苏和国产的珂立苏在治疗足月儿 RDS 时，在改善通气和氧合情况方面具有相似的作用。它们都能够减少肺抵抗，增加肺顺应性，进而缩短机械通气的时间和住院时间。并且，这两种药物在使用过程中没有传播感染和引发过敏的风险，具有较好的安全性。

在应用 PS 时，给药的方式和时机也非常重要。通常可以通过气管插管将 PS 注入患儿的肺部，以确保药物能够均匀地分布在肺泡表面，发挥最佳的作用。同时，需要在合适的时间进行给药，一般来说，越早使用 PS，治疗效果可能越好。

3. 抗生素

对于选择性剖宫产儿 RDS 患者，如果同时合并感染，病情将会进一步加重，并且容易并发持续性肺动脉高压（PPHN）、肺气漏等严重并发症。对于存在胎膜早破、绒毛膜羊膜炎、羊水胎粪污染等情况的选择性剖宫产 RDS 患儿，需要常规进行血液监测，包括血常规、C 反应蛋白、降钙素原、血培养等项目。并且，应当尽早使用广谱抗生素进行抗感染治疗。

通过这些血液监测指标，可以及时发现感染的迹象，如白细胞计数升高、C 反应蛋白和降钙素原水平升高等。早期使用广谱抗生素能够覆盖可能的病原体，有效地控制感染，减轻炎症反应，从而防止病情的进一步恶化。同时，在使用抗生素的过程中，需要密切观察患儿的临床症状和药物不良反应，根据治疗效果和药敏试验结果及时调整用药方案。

4. NO 吸入

严重的 RDS 患儿常常会先发展为 PPHN，随着病情的进展可能会发展为多器官功能衰竭（MOSF），最终导致死亡。有研究指出，足月 RDS 患儿应常规进行心脏超声检查。这一方面可以排除先天性心脏病的可能，另一方面能够明确是否存在 PPHN。一且 PPHN 发生，应及时给予一氧化氮（NO）治疗以降低肺动脉压力。

NO 吸入治疗具有诸多优势，它能够降低新生儿发生支气管肺发育不良、严重颅内出血或脑室周围白质软化等并发症的风险。最近的研究还发现，NO 吸入治疗可以减少新生儿听脑干反应损伤及神经发育异常的风险。然而，在使用 NO 吸入治疗时，也需要严格控制吸入的浓度和时间，以避免可能出现的不良反应，如高铁血红蛋白血症等。同时，要密切监测患儿的生命体征和血氧饱和度等指标，评估治疗效果，及时调整治疗方案。

（五）选择性剖宫产新生儿 RDS 的预防

1. 最好的预防措施是避免在胎龄 39 周前行选择性剖宫产

众多的临床研究结果均清晰地表明，在胎龄 39 周前进行选择性剖宫产的新生儿，其 RDS 的发生率明显高于在 39 ～ 40 周进行剖宫产的新生儿。鉴于此，对于那些并非处于高危妊娠状态的孕妇，应尽可能避免在胎儿达到 39 周之前进行选择性剖宫产。这是因为，胎儿在母体内的发育是一个逐步完善的过程，提前娩出可能导致其肺部等器官的发育尚未完全成熟，从而增加了 RDS 发生的风险。医护人员在为孕妇提供分娩建议时，应充分考虑这一因素，以保障新生儿的健康。

2. 产前激素的使用

如果确实因为某些特殊情况需要在胎龄 35 ～ 38 周进行选择性剖宫产，则有相关研究提出建议，在产前给孕妇使用 1 个疗程的糖皮质激素，或许能够降低新生儿 RDS 的发生率。然而，这一建议目前尚缺乏大规模的多中心临床研究来进一步证实其有效性和安全性。因此，在实际应用中，医生需要谨慎权衡利弊，综合考虑孕妇和胎儿的具体情况，做出最为合适的决策。

（六）选择性剖宫产新生儿 RDS 的预后

国外研究表明，剖宫产新生儿的病死率与胎龄密切相关。卢卡（Luca）等学者对晚期早产儿和足月儿的数据进行分析后发现，选择性剖宫产相较于自然分娩显著增加新生儿死亡风险（校正 RR 为 2.1）。国内一项对 1732 例足月选择性剖宫产的临床分析显示，选择性剖宫产组的新生儿 RDS 发生率高于对照组，且病情更重，呼吸支持和机械通气的需求比例更高。

陈安等的研究指出，胎龄大于 35 周的晚期早产儿或足月儿 RDS 多见于选择性剖宫产，其呼吸机辅助呼吸的开始时间偏晚，氧合状况差，PS 治疗效果不理想，易出现气胸、PPHN 等并发症。因此，针对选择性剖宫产新生儿 RDS 的干预时间，特别是上呼吸机的时机至关重要。一旦确诊，应根据病情尽早给予适当的呼吸支持，以减少并发症风险。

随着围产医学和麻醉技术的发展，剖宫产率普遍上升，剖宫产对新生儿的影响受到越来越多的关注。研究显示，足月新生儿 RDS 的发生与宫缩未发动情况下的选择性剖宫产密切相关，随着胎龄的增加，RDS 的发病例数逐渐降低，至 40 周后降至最低。因此，慎重选择剖宫产十分重要，若条件允许，建议推迟至 39 周后进行。与早产儿 RDS 不同，足月儿 RDS 易并发 PPHN、气漏和 MOFS 等。开始上机时间超过 12 小时是足月儿 RDS 发生并发症的高危因素，早期诊断与及时干预可有效降低并发症风险。应密切观察选择性剖宫产新生儿的呼吸情况，出现呼吸窘迫症状时应及时提供适当的呼吸支持，若缺乏条件则应尽早转院，以降低并发症的发生率。

第三节　严重心律失常

严重心律失常是儿科常见的急症之一，如诊断和处理不当，可造成严重后果。近年来有关心律失常的发生机制和治疗已有许多新的内容和观点

一、室上性心动过速

室上性心动过速（SVT）为小儿最常见的快速性心律失常之一，多见于 1 岁以内婴儿，可伴或不伴器质性心脏病，而以后者多见。临床上有突发突止的特点。发作时心率加快，婴儿＞ 250 ～ 300 次 / 分，儿童＞ 180 次 / 分。一次发作可持续数分钟至数天，一般多持续数小时。虽然很多婴儿可耐受 SVT 24 小时，但在 48 小时内 50% 的患儿将发生心力衰竭（心衰）并迅速恶化。

SVT 在心电图（ECG）上表现为快速而规则的心律，R-R 间隔绝对匀齐，P、T 可融合以致不易辨别 p 波。QRS 波及 T 波一般与窦性相同，但也可出现宽 QRS 波。SVT 主要有三种类型，最常见的是房室折返性心动过速，由房室连接区的附加旁路所致。其次为房室交界区折返性心动过速，由房室（AV）结双径路形成的折返环所致。最后为异位性房性心动过速，很少见，主要由心房异位灶自律性增高所致。现仅述及前两种。

（一）房室折返性心动过速

房室折返性心动过速（AVRT）是预激综合征（WPW）最常见的心律失常。心房、心室、旁路和 AV 结共同组成折返环，形成快速地心律。主要表现有以下三种。

1. 顺向型 AVRT（O-AVRT）

其折返途径为前向传导经 AV 结 - 希氏浦肯野系统下传至心室，再由心室、房室旁路逆传到心房，若反复折返则形成心动过速。O-AVRT 的 ECG 特点为窄的 QRS 波后逆行 p′ 室性心动过速。逆行 p′ 波位于 QRS 波之后，RP′ ＜ P′R；窦性心律时可呈典型 WPW（P-R 间期缩短，预激波或 δ 波、QRS 波增宽）。

2. 逆向型 AVRT（A-AVRT）

它的折返途径与 OAVRT 不同。前向传导经房室旁路下传至心室，先激动心室，然后再由心室经 AV 结 - 希氏浦肯野系统逆传到心房。其 ECG 特点为典型预激性 QRS 波后逆行 p′ 性心动过速，其基本形态与窦性心律（典型 WPW）时相似。

3. 隐匿型 AVRT（C-AVRT）

房室旁路仅有单向室房逆传功能，心房激动不能经此旁路下传。ECG 于窦性心律时正常，而发作时 ECG 图形与房室交界区折返性心动过速极相似，但仔细分析发作时逆行 p′ 波与 QRS 波的关系有助诊断，C-AVRT 当发作时逆行 p′ 波位于 T 波升支或接近 T 波。

（二）房室交界区折返性心动过速（AVJRT）

AVJRT 在小儿的发病率仅次于 AVRT，占小儿 SVT 的 16% ～ 20%。新生儿和小婴儿极为少见，其发生心动过速的高峰时段为 10 ～ 20 岁。AV 结内存在纵行分离的 α 径路和 β 径路。α（慢）径路传导慢，不应期短；β（快）径路传导快，不应期长。由于双径路之间传导性和不应期的不同，可形成折返性心动过速。

常见的为慢 – 快型折返，由慢径路前传和快径路逆传而形成；少见的 AVJRT 可呈快 – 慢型和慢 – 慢型。当心动过速 ECG 呈窄 QRS 波，p′ 波与 QRS 波重叠或紧随其后呈假性 r′ 波（V1 导联），或假性 s′ 波（Ⅱ、Ⅲ、aVF 导联）；p′ 波出现早呈假性 q′ 波（Ⅱ、Ⅲ、aVF 导联）时，首先考虑 AVJRT 的诊断。若心动过速是在房性期前收缩之后出现，则更支持本症的诊断。

（三）SVT 发作时的药物治疗

1. 腺苷或三磷酸腺苷

腺苷作用于心肌细胞的腺苷受体，通过抑制窦房结自律性和房室传导而终止心动过速。三磷酸腺苷（ATP）进入体内后迅速分解成腺苷。因腺苷的半衰期极短（< 30 秒）故应采取快速"弹丸式"推注（不稀释或加 5mL 生理盐水），剂量为 50 ～ 250μg/kg。ATP 剂量为 0.2 ～ 0.4mg/kg。有效的反应是 ECG 呈现短期的静止，然后转复为正常窦性心律。腺苷既可作治疗也可作诊断用，即心动过速时有时难以确定 P 波与 QRS 波的关系，静脉注射腺苷后因其抑制 AV 的传导，从而可显示出 P 波。

如 AV 传导阻滞而未阻断快速的心房率，则提示多为房性心动过速；如注射腺苷后心动过速被阻断，则说明 AV 结是折返环中所需的一支，提示 A/V 比率为 1。腺苷对非反复性房性心动过速、心房扑动（房扑）、心房颤动（房颤）或室速无效。禁忌证包括Ⅱ度或Ⅲ度房室传导阻滞、心脏移植者的室上性心动过速（SVT）。此外，该药可使哮喘患儿的支气管痉挛加重，加重心脏阻滞或诱发心律失常（多见于使用卡马西平、维拉帕米或地高辛者）。

2. 普罗帕酮

普罗帕酮属Ⅰc 类药物，为较强的钠通道阻滞剂，明显减慢旁路传导速度，使房室前向传导或房室逆向传导阻滞，可用于终止 AVRT 和 AVJRT，剂量为 1 ～ 1.5mg/kg，以等倍葡萄糖液稀释缓慢静脉推注，如无效 10 ～ 20 分钟后可重复用药，总量< 5mg/kg。对部分用药后心动过速仍反复发作者，可静脉滴注维持，剂量为 4 ～ 7μg/（kg·min）。由于普罗帕酮及其代谢产物 5- 羟普罗帕酮在大剂量时抑制左心室功能，尤其是射血分数（EF）< 40% 者负性肌力作用更明显，因此不能用于心力衰竭或左心室收缩功能障碍者。

3. 维拉帕米

维拉帕米为钙通道阻滞剂，静脉注射作用迅速，用量为 0.1 ～ 0.2mg/kg，单次剂量不超过 5mg。先用生理盐水稀释，在 ECG 监测下以每分钟 1mL 的速度推注，一般在 1 ～ 2 分钟内转为窦性心律。由于该药可致急性血管扩张和心肌收缩力减弱，在新生儿和婴儿使用易致血压下降、休克和心搏骤停，故禁用于 1 岁以内婴儿。

4. 胺碘酮

胺碘酮作为Ⅲ类抗心律失常药，目前认为该药的作用具多样性，基本作用机制为非选择性阻滞钾通道，以阻滞延迟整流钾电流（Ik，包括 Ikr、Iks 和 Ikur）为主，也阻滞其他钾通道亚型（Ik、Ito、Ik·ATP、Ik·Na）。其主要生理作用是延长所有心肌组织的不应期，从而可明显抑制房室结和房室旁路的双向传导，尚具有阻滞 INa、ICa-L 及 β 受体的作用。

胺碘酮不同给药方法其药效及对心脏的生理作用也有所不同。静脉滴注时（急性作用）主要抑制 Na^+、Ca^{2+} 和 K^+ 通道（尤其是 Ikr、Ik·Ach、Ikur），而口服用药（慢性作用）主要抑制 K^+ 通道（尤其是 Iks 和 Ito），同时减少交感神经受体（α、β）的密度和具有轻度抑制 Na^+-K^+-ATP 酶的作用。

治疗 SVT 时可作为前几种药物的替代药。静脉滴注负荷量为 5mg/kg（> 30 分钟），最大单次剂量 150mg，每天最大量 15mg/kg，维持量 7 ～ 15mg/（kg·d）。胺碘酮不可用于 1 个月以内的新生儿，因其中所含的防腐剂苯甲乙醇可导致喘息综合征，表现为代谢性酸中毒、喘息性呼吸，低血压，心动过缓和心血管性虚脱。口服负荷量为 10 ～ 15mg/（kg·d），每天 3 次，共 5 ～ 7 天，继之 6 ～ 10mg/（kg·d），共 5 ～ 7 天，以后维持量 2 ～ 5mg/（kg·d），每天 1 次。

5. 地高辛

地高辛用于治疗所有 SVT，尤其是并发心衰的婴幼儿。剂量及用法与治疗心衰时相同。由于地高辛终止心动过速所需的时间较长（药物作用高峰时间在给药后 2 小时，持续时间 3 小时），目前已较少作为首选药物，除非伴有明显心功能不全。另外，由于地高辛有缩短旁路不应期的电生理作用，故在 WPW 并发房扑、房颤或逆向型 AVRT 时禁用。

二、室性心动过速

虽然小儿很少有室性心动过速（VT），但对其识别并迅速治疗很重要。儿科心搏骤停中，当排除婴儿猝死综合征时，高达 19% 的患儿 VT 时心脏可能有收缩且可能触及脉搏，但这种收缩在血流动力学上是无效的，即所谓无灌注性心律失常，如不及时治疗，最终可导致室颤、晕厥和死亡。VT 的原因包括电解质紊乱（高钾血症、低钾血症、低钙血症），代谢异常（酸中毒），先天性心脏病、心肌炎或药物中毒。其他原因包括心肌病、心脏肿瘤，后天性心脏病，长 QT 间期综合征等。此外，部分 VT 为特发性，这种 VT 不伴器质性心脏病，故称为特发性 VT，一般属良性 VT。

（一）临床表现及 ECG 特征

VT 的发生机制不外是折返、自律性异常和触发激动，而以折返最常见。VT 呈阵发性，突然起病，有心悸、胸闷、头晕、乏力等症状，严重者可有晕厥、抽搐、心源性休克和心衰，以致猝死。心率常 150 ～ 300 次 / 分，稍有不齐，第一心音强弱不等。

主要 ECG 特征为连续 3 个或 3 个以上的室性期前收缩，QRS 波畸形、增宽（60 ~ 140ms），p 波与 QRS 波各自独立呈分离现象，常出现心室夺获及室性融合波。值得注意的是正常的 QRS 时间随年龄而增长，新生儿约 70 ~ 85ms，青少年 90 ~ 110ms。婴幼儿 VT 时如以成人标准来衡量 QRS 时间易误认为 QRS 并不增宽，这点应引起足够的重视。此外，起源于靠近室间隔时，则 QRS 较窄，易误认为 SVT。

（二）诊断及鉴别诊断

通常通过对体表 ECG 的分析，根据以上 ECG 的特征即可做出 VT 的诊断。关键是 VT 出现 QRS 波增宽时并非都是 VT，SVT 在下列情况下也可出现 QRS 波增宽。

1. SVT 伴束支传导阻滞

先前存在的束支传导阻滞，尤其是左束支阻滞（LBBB），VT 时可出现 QRS 波增宽，若呈 LBBB 形而电轴右偏（ > +90°）提示 VT。如心动过速时的 QRS 波与窦性心律时相同，则可确诊为 SVT。

2. SVT 伴差异性传导

不论 SVT 机制如何，只要心动周期短于束支的不应期即可发生这种情况。差异性传导表现为左束支或右束支阻滞的图形，且以后者多见。

3. WPW 中的 A-AVRT

其 QRS 波宽大畸形，且有 δ 波。如窦性心律时有显性预激的图形，且与心动过速时相应导联的 QRS 波图形相似，有助于诊断。

4. WPW 合并房颤

极少见于儿童。QRS 节律不整，但心电轴固定（与多形性 VT 不同），窦性心律时表现为显性 WPW。必须牢记，VT 要比 QRS 增宽性 SVT 常见得多，决不可因为宽 QRS 心动过速时血流动力学上患儿尚能耐受而错误地排除 VT 的诊断。在确诊困难的情况下可按 VT 处理，采用电击复律效果最好，不可使用维拉帕米或腺苷，应替用普鲁卡因胺。

（三）VT 的药物治疗

VT 可使心输出量急剧下降，并随时有发展为室颤的危险，必须立即纠正，迅速终止发作。

（1）对无脉搏的 VT，应采用电除颤和（或）肾上腺素（0.01mg/kg，稀释成 1 ∶ 10000 溶液静脉注射）。

（2）对有脉搏而血流动力学不稳定的 VT，应立即同步心脏复律，剂量为 0.5 ~ 1.0J/kg。

静脉注射药物包括：胺碘酮 5mg/kg，经 20 ~ 60 分钟静脉注射，一次最大剂量 150mg，每天最大量 15mg/kg。普鲁卡因胺 15mg/kg，经 30 ~ 60 分钟静脉注射，一旦心律失常消失，如 QRS 宽度≥基础值的 50% 或出现低血压时，则停止注射。利多卡因 1mg/kg 静脉注射，可每 5 ~ 10 分钟重复，总量最大为 3mg/kg。

利多卡因的应用现在受到质疑，在成人急性心肌梗死（AMI）治疗指南中，血流动力学稳定的 VT，推荐应用胺碘酮。临床研究表明，胺碘酮比利多卡因有效。利多卡因使用剂量不当可诱发持续性 VT。因此，利多卡因在治疗 AMI 和心力衰竭的室速首选地位已让位于胺碘酮。若胺碘酮使用 3～4 剂仍未能中止者，可加用或换用利多卡因。普罗帕酮对部分 VT 有效，剂量及用法同治疗 SVT 时。

心脏复律后，返回到正常窦性心律通常是暂时性的，必须继续静脉滴注维持，如利多卡因 20～50μg/（kg·min）；胺碘酮 7～15mg/（kg·d）或普鲁卡因胺 20～80μg/（kg·min）（最大量 2g/24 小时）。

三、长 QT 间期综合征

长 QT 间期综合征（LQTS）是一种心室复极过程异常的疾病，现已作为心脏离子通道病的范例。由于心率增快时伴 QT 生理性缩短，故采用 Bazett 公式 $QTc = QT/\sqrt{R\,R}$ 计算 QT 间期。目前在儿科中将 QTc ≥ 460ms 定为 QT 延长，QTc 在 420～460ms 属临界范围。

（一）分类

LQTS 可分为继发性和先天性两种类型。继发性 LQTS 多由药物诱发，如抗心律失常药物（Ⅰ类和Ⅲ类），止吐药（氟哌利多），抗真菌药（酮康唑等），抗组胺类（息斯敏等），抗生素（红霉素等），抗精神病药（氟哌啶醇等），有机磷杀虫剂及促胃蠕动剂（西沙比利）等。电解质紊乱（如低钾血症、低镁血症、低钙血症）也可引起 QT 间期延长。先天性 LQTS 可分家族性和散发性，都与遗传因素有关。

根据相关基因及其所在染色体上位置的不同又分为两种不同的亚型：Romano-Ward（R-W）综合征，为常染色体显性遗传，至今已发现的 8 种相关基因将 LQTS 分别命名为 LQT1～LQT8，各有不同的离子流缺陷。Jervel-lLange-Nielsen（JLN）综合征，为常染色体隐性遗传，可伴感觉性耳聋，又可分为 JLN1（基因为 KCNQ1）和 JLN2（基因为 KCNZ1）两种亚型。

（二）临床表现和 ECG 特征

LQTS 伴有反复的晕厥、抽搐发作，甚至猝死。发作时表现为 VT（通常为尖端扭转型）、室颤或心室停搏，也是晕厥和猝死的原因。晕厥、抽搐的发作易误诊为癫痫或其他疾病以致未能及时诊治。LQT1 的晕厥发作常为肾上腺素能刺激所致，多数在情绪激动或运动应激时发生（游泳是一项易激发 LQT1 患儿发生心脏猝死的运动），ECG 上 T 波早期出现，T 波宽大，时限延长伴基底部增宽。

LQT3 则在静息或睡眠时易发作，ECG 上 ST 段平直延长，T 波延迟出现（T 波时限及振幅正常，或 T 波狭窄高耸）。LQT2 在静息和运动时均可发作，除潜水和游泳外，声音刺激（如闹钟或电话铃响）也可诱发。ECG 上 T 波振幅低，伴或不伴双峰。LQT8 有 QT 间期重度延长伴并指（趾）、出生时可有秃头、100% 的患儿牙齿小、较少外显的心脏结构畸形、孤独症、智力落后，以及面部畸形等特点。

（三）尖端扭转型室速

尖端扭转型室速（TdP）多见于 QT 间期延长者，是一种特殊类型的 VT。极短暂的发作一般不致引起明显症状，或仅有心悸、头晕。但多数患儿发作时均有晕厥和（或）抽搐。典型的 ECG 表现为发作时呈短阵的一系列快速且宽大畸形的 QRS 波，每阵持续数秒至十数秒，频率为 $160 \sim 280$ 次／分（平均 200 次／分）。QRS 振幅不断改变，且每隔 $3 \sim 10$ 个心动周期逐渐或突然地发生轴向扭转，即围绕基线扭转其波峰的方向，其中有一个正常的或接近正常的 QRS 波夹杂其中。

发作间期可为正常的窦性心律或缓慢性心律失常，但均有 QT 或 QTu 间期显著延长，T 波宽大畸形，可平坦、高大或深倒置，有时 U 波明显与 T 波融合。当病情好转后以上特征可随之消失。此外，可出现频发室性期收缩及二联律，多呈 RonT 现象。

（四）LQTS 的药物治疗

目前，LQTS 的首选药物仍为 β 受体阻滞剂，对 LQT1 和 LQT2 患儿有效，但对 LQT3 患儿无效，后者可选用美西律（口服每次 $2.5 \sim 5mg/kg$，每天 $3 \sim 4$ 次）。非选择性 β 受体阻滞剂多为首选，如普萘洛尔 $2 \sim 4mg/(kg \cdot d)$，最大量为 60mg/d 和纳多洛尔 $0.5 \sim 1mg/(kg \cdot d)$，最大量 $2.5mg/(kg \cdot d)$。

有严重哮喘者禁用 β 受体阻滞剂，可行起搏治疗。LQTS 并发 TdP 时首选硫酸镁，剂量为 $25 \sim 50mg/kg$，5 分钟缓慢滴注，最大量 2g。无效时可试用利多卡因、美西律或苯妥英钠静脉注射。禁用 Ⅰa、Ⅰc 及Ⅲ类抗心律失常药物。心动过缓所致的 TdP 可试用异丙肾上腺素 $0.05 \sim 0.5\mu g/(kg \cdot min)$ 静脉滴注，使心室率维持在 $90 \sim 120$ 次／分之间。由低钾血症引起的 TdP 要及时补钾；药物诱发者应停药。

第四节　脑水肿与颅内高压综合征

颅腔内容物对颅腔壁产生的压力称为颅内压（ICP），它是由脑、脑膜、颅内血管和血容量（约占 7%）、脑脊液（约占 10%）以及病损物（如血肿、肿瘤）等共同产生。任何导致颅腔内容物增加或颅腔容积变小的病因均可致颅内压增高，一般认为颅压在 $150 \sim 270mmH_2O$ 为轻度增高；$270 \sim 540mmH_2O$ 为中度增高；$> 540mmH_2O$ 为重度增高。

颅内高压综合征临床表现与颅内高压的病因、发展速度及有无占位性病变、病变所在部位有关。颅内压增高导致脑缺血缺氧，严重时颅腔内容物因受压变形，部分脑组织移位，造成脑血流中断、脑疝等严重后果。颅内高压综合征是重症监护室（ICU）最常见危急重症之一。

一、病史要点

（1）是否有头痛、喷射性呕吐、意识障碍、惊厥、前囟膨隆紧张等临床表现及其发生的时间、持续时间、表现形式等。

（2）是否伴有发热、咳嗽、腹泻、皮肤瘀点和瘀斑、少尿、黄疸、淋巴结肿大等伴随症状。

（3）详细询问有无中毒、外伤及窒息等意外伤害史。

（4）详细询问有无颅内及颅外其他器官系统（包括心、肺、肝、肾、血液、内分泌、结缔组织等）慢性基础疾病病史及发展经过、治疗情况等。

（5）了解生活环境、生活习惯、卫生习惯、家族史，有无中毒，有无寄生虫、结核、真菌、乙型脑炎病毒等感染的条件。

二、体检要点

（1）意识障碍的程度、瞳孔改变、呼吸状态、心率快慢，婴儿注意有无前囟膨隆紧张。

（2）肌力、肌张力情况，深浅反射情况，有无脑膜刺激征、病理征，有条件者行眼底检查。

（3）有无黄疸、发绀、瘀斑、瘀点、水肿、肝脾肿大、淋巴结肿大等伴随体征。

（4）血压高低、肢端循环灌注。

（5）体格发育、营养状态。

三、辅助检查

（1）颅内压力测定是确诊颅内高压综合征的重要手段。包括腰椎穿刺测压、侧脑室穿刺测压、前囟测压、直接颅压检测法等方法，其中侧脑室穿刺测压最准确又较安全，在颅压监测下，还可以进行控制性脑脊液引流，达到减压治疗目的。

（2）电子计算机 X 线断层扫描（CT）和磁共振（MRI）。

（3）经颅多普勒脑血流（TCD）。

（4）颅骨拍片、超声检查、脑电图等。

（5）血常规、血生化等其他检查，用于病因诊断。

四、诊断要点

（1）存在导致颅压增高的原因或原发疾病。

（2）具有颅内高压的症状体征：小儿常缺乏主诉，且颅压增高时，可通过前囟膨隆、骨缝裂开代偿，临床症状常不典型。虞佩兰提出小儿急性脑水肿临床诊断的主要指标和次要指标各 5 项。具备一项主要指标及 2 项次要指标即可诊断。

主要指标有：①呼吸不规则。②瞳孔不等大。③视盘水肿。④前囟隆起或紧张。⑤无其他原因的高血压（大于年龄 ×2 ＋ 1.3kPa）。次要指标是：①昏睡或昏迷。②惊厥和（或）四肢肌张力明显增高。③呕吐。④头痛。⑤给予甘露醇 1g/kg 静脉注射 4 小时后，血压明显下降，症状体征随之好转。

（3）颅内压力测定。

（4）CT 扫描、MRI 等提示有脑水肿、颅内占位性病变等。

五、病情观察及随访要点

（1）密切观察生命体征（包括体温、呼吸、心率、血压、氧饱和度等）、意识、反应、瞳孔、肌力和肌张力变化，警惕脑疝的发生。

（2）有无合并感染、水电解质紊乱及酸碱失衡、器官功能损害。

（3）降颅压、控制惊厥或病因治疗后注意临床症状和体征好转情况。

六、治疗

1. 脱水治疗

（1）20%甘露醇：一般剂量0.5～1g/（kg·次），4～6小时1次。脑疝时可加大剂量至2g/kg。静脉注射后10分钟开始生效，30分钟作用最强，作用可维持3～6小时。

（2）10%甘油果糖：降颅内压作用起效较缓，持续时间较长，常与甘露醇交替使用。剂量为每次5～10mL/kg，每天1～2次。

（3）呋塞米：与甘露醇合用有协同作用，特别适用于脑水肿并发心力衰竭、肺水肿、肾衰竭者。剂量为每次0.5～2mg/kg，肌内注射或静脉注射，2～5分钟起效，1～2小时达高峰，持续4～8小时，合并低蛋白血症时与清蛋白合用疗效更好。

2. 肾上腺皮质激素治疗

国内外均公认对减轻脑水肿疗效确切，对血管源性脑水肿效果最佳。一般认为地塞米松效果较好，剂量0.5～1mg/（kg·d），1天3～4次，继之迅速减量至每次0.1～0.5mg/kg，每6～8小时1次，据病情使用2～7天。

3. 保护和维持脑代谢功能

常用葡萄糖、能量合剂、γ-氨酪酸、维生素C、维生素B_1、维生素B_2、维生素B_{12}、胞磷胆碱、脑活素等。

4. 特殊治疗

（1）液体疗法：近年来，并未主张严格限液，因研究显示颅高压患儿血压与脑灌注压下降而病死率和致残率明显增高。

（2）过度换气疗法：行控制性机械通气，使$PaCO_2$维持在25～30mmHg，可引起脑小动脉平滑肌收缩，使脑血管容量减少，从而降低颅内压。目前，认为过度通气对神经系统预后弊大于利，故不主张常规使用。

（3）控制性脑脊液引流：通过侧脑室穿刺引流脑脊液，借助颅压监测控制脑脊液引流速度。此法对脑疝患儿确有起死回生作用。

（4）亚冬眠疗法：近年来在临床广泛应用，特别适用于颅内高压伴高热或严重惊厥者。目前，主张在2～4小时使肛温降至35℃左右，维持12～24小时，此后最好能保持正常体温7～10天。

（5）控制惊厥疗法：常用药物有地西泮、咪达唑仑、苯巴比妥钠、硫喷妥钠等。

（6）充分给氧和高压氧舱疗法：通过各种氧疗方法尽可能使$PaO_2 > 19.6$kPa（150mmHg），不仅可提高治愈率，且可有效减少或防止后遗症。

第五节　急性肝衰竭

急性肝衰竭（ALF）是一种以急性起病、无基础肝病史、2周内出现Ⅱ度以上肝性脑病（HE）为特征的肝衰竭综合征。鉴于儿童的特殊性，随着对儿童急性肝衰竭（PALF）

的深入研究以及难以准确识别儿童 HE 的现实问题，不将 HE 作为 PALF 诊断的必要条件已成为共识，从而尽早识别有不良预后风险（如死亡或肝移植）的严重急性肝损伤患儿。

目前，国际公认的 PALF 诊断标准为：有急性肝损伤的证据，但无已知的慢性肝病。具备严重肝功能障碍的生化和（或）临床证据，注射维生素 K 无法纠正的凝血功能障碍。有 HE，注射维生素 K 后，国际标准化比率（INR）≥ 1.5 或凝血酶原时间（PT）≥ 15 秒；无 HE，注射维生素 K 后，INR ≥ 2.0 或 PT ≥ 20 秒。

国内近年来的研究中，有约 50% ALF 患儿不能明确病因，同国外既往数据相似。然而，北美一项多中心研究在采用系统的标准化病因评估后，不明病因 PALF 的比例从 48% 显著下降至 30.8%。这提示国内目前可能仍存在 PALF 诊断评估不完善、查找病因经验不丰富等问题。而且相较于其他病因，不明病因 PALF 患儿存在自愈性更低、生存率更低、预后结局更差的特点。

一、临床表现

PALF 的临床表现因年龄和病因各异。通常前驱期有疲乏、恶心、腹胀和腹痛等非特异性表现，偶有发热。新生儿可仅表现为精神反应差、发育停滞、喂养困难、呕吐等。婴儿或年长儿童的典型症状包括前驱期症状加重、尿色深黄、大便稀溏和（或）灰白、黄疸进行性加重、凝血功能异常、肝脾肿大、腹水、四肢水肿等。

严重者在短时间内发生多器官系统功能障碍，若尿量减少、无尿提示肝肾综合征；肝肺综合征表现为呼吸困难、呼吸衰竭，并发 HE 时可出现异常精神及神经症状。然而，受年龄和表述能力限制，PALF 合并 HE 的临床表现可能并不典型。

二、诊断

国际儿童急性肝衰竭研究小组（PALFSG）提出，所有 ALF 患儿一旦确立诊断都应进行全面系统的检查，以准确评估病因及病情严重程度。并建议从以下方面对 PALF 进行综合管理：基于年龄和临床表现的病因诊断策略。评估肝功能损伤程度的特异性检查。评估其他系统器官功能受损的初步检查。定时监测反映 HE 或其他并发症的体征和实验室指标。

（一）不同年龄儿童病因诊断

PALF 病因多种多样，且因地区、年龄而异。欧美国家病因明确的 PALF 患儿中，药物／毒物性肝损伤占首位为 16.5%；而亚洲地区以急性病毒性肝炎为主。不同年龄儿童，PALF 的病因也有所差异，0 ～ 3 月龄以病毒感染和遗传代谢性疾病为主，而 4 ～ 17 岁儿童主要是药物性肝损伤。

1. 3 月龄以下

妊娠同族免疫性肝病（GALD）被认为是新生儿期 PALF 最常见的病因，若存在妊娠期甲胎蛋白升高、血清铁蛋白升高、转铁蛋白饱和度升高伴低水平转铁蛋白、高胆红素血症、INR 显著升高、肝转氨酶水平正常或轻度升高（通常＜100U/L），高度提示该病可能。GALD 的确诊依赖于新生儿肝外组织铁沉积（磁共振成像检查或口腔活体组织检查）和肝组织膜攻击复合物 C5b-9 阳性证据。然而，将这 2 种检测结果作为 GALD 的特异性诊断标准并不完全可靠，研究显示在其他原因所致肝衰竭患者中也有类似表现。同时考虑凝血功能障碍患儿进行有创操作的出血风险，因此目前 GALD 的诊断通常是结合既往异常孕产史及上述异常指标进行经验性临床诊断。

新生儿时期 PALF 的感染性病因主要与肝炎病毒、疱疹病毒、肠道病毒（埃可病毒、柯萨奇病毒等）、腺病毒、细小病毒有关，最常见的是单纯疱疹病毒 1 型和 2 型。由于婴幼儿感染病毒后通常没有相应的典型症状，因此所有 PALF 患儿都建议完善与肝损伤相关的常见病毒血清抗原抗体和病毒聚合酶链反应检测。

3 个月以内婴幼儿出现 PALF，若存在反复发作的代谢失调（如低血糖、高氨血症、酸中毒）、呕吐、喂养困难、母亲多次晚期流产史、婴儿早期死亡或发育迟缓的病史，需高度警惕遗传代谢性疾病。血遗传代谢性疾病串联质谱及尿有机酸的筛查，能够尽早发现该类疾病（如酪氨酸血症、半乳糖血症、脂肪酸氧化障碍、尿素循环障碍、线粒体肝病等）。目前，全基因组与全外显子组测序仍然是最有力的诊断工具，更多导致 PALF 的遗传代谢性疾病（如遗传性果糖不耐受、肉毒碱棕榈酰转移酶 II 缺乏、尼曼匹克病 C 型等）能够被准确诊断。

2. 3 月龄至 18 岁

药物性肝损伤（DILI），尤其是对乙酰氨基酚（APAP）所致肝损伤，是儿童和青少年 ALF 的主要原因。目前对药物所致 PALF 的诊断主要基于临床病史采集及排除性诊断，诊断的准确性取决于患儿及监护人对药物服用史的详细回忆。血清中高水平 APAP 蛋白质加合物浓度的检出，可印证该类药物诱导的肝损伤。相较于 APAP，APAP 蛋白质加合物半衰期更长，可提供更长检测时间窗。有学者研究提示，初次就诊时 APAP 蛋白质加合物浓度＞0.58nmol/L 的患者，后续极有可能发生 ALF，该预测模型的灵敏度为 100%，特异度为 91%，但此方法在儿童中的应用尚缺乏循证证据支持。除此之外，抗生素、抗癫痫药物、抗结核药物、中草药、毒蕈等也是导致 PALF 的非罕见病因，需详细了解该类药物、毒物接触史。

肝豆状核变性（WD）是 5 岁以上儿童中最常见的与 PALF 相关的代谢性疾病，若存在角膜色素环（K-F 环），同时抗人球蛋白试验阴性、高胆红素血症、24 小时尿酮显著升高，血清铜蓝蛋白＜10mg/dL、血清铜显著升高（＞200mg/dL）及血清碱性磷酸酶（ALP）正常或降低，应高度怀疑此病。肝组织铜含量＞250μg/g 干重是 WD 诊断的金标准，但由于等待检测结果耗时长、凝血功能障碍不宜行肝穿刺活检术等问题，成人指南建议使用 ALP/ 总胆红素（TB）＜4.0 联合谷草转氨酶（AST）/ 谷丙转氨酶（ALT）＞2.2 作为 WD-ALF 的预测指标，灵敏度和特异度均高达 100%，但该指标在儿童中的灵敏度仅为 49%。另一项 WD 相关的 PALF 研究显示，当 AST/ALT＞2.03 时，诊断 PALF 的灵敏度升高至 62.5%，特异度可达 87%；当 ALP/TB＜8.69 时，其灵敏度与特异度也稍有提高（分别为 55.6%、94.8%）。因此，使用 ALP/TB 联合

AST/ALT 在儿童中准确诊断 WDALF 还有待更多研究。

对于＞7 月龄的儿童，应常规检测肝炎病毒、EB 病毒、巨细胞病毒、流感病毒及冠状病毒感染情况。有文献报道，在年龄较大儿童中，ALF 的感染性病因主要是甲型肝炎病毒、乙型肝炎病毒和戊型肝炎病毒，目前尚缺乏丙型肝炎病毒、丁型肝炎病毒的报道。此外，对非常见嗜肝病毒的忽视及筛查不完整，可能导致部分患儿病因诊断不明确。美国 ALF 研究小组对 187 例诊断为不明病因 ALF 患者的血清进行再次筛查后，明确了 6 例患者的病因，包括疱疹病毒、巨细胞病毒、细小病毒等。因此，联合免疫组化、原位杂交、聚合酶链反应等检测方法，可帮助临床医师在较短时间内更加准确、快速识别致病病原体。然而，即使血液中病毒检测结果呈阳性，也不能断定该病毒为 PALF 的直接病因。有学者对不明病因 PALF 中存在腺病毒血症的患儿进行肝穿刺活检，在肝组织中并没有找到病毒性肝炎的典型组织学特征，表明由病毒细胞毒性导致 ALF 的可能性很小，提示存在其他引起肝细胞损伤的首要病因。

任何新生儿期以后出现 PALF 的患儿，都应筛查自身免疫性肝炎（AIH）相关经典血清学标志物，免疫球蛋白 IgG 升高及肝组织活检发现界面型肝炎等病理改变均支持诊断。然而，临床中 20% 以上的 AIH 患儿自身抗体呈阴性，且由于 PALF 中行肝穿刺活检患儿比例小，可能导致部分 AIH 所致 PALF 病因诊断不清。近年来，在不明病因 ALF 患者的肝组织中发现有 $CD103^+CD8^+T$ 细胞浸润表现，提示是由免疫失调介导的肝损伤。不明病因 PALF 患儿中高水平免疫激活标志物（可溶性白细胞介素 -2、穿孔素表达阳性 $CD8^+T$、颗粒酶表达阳性 $CD8^+T$）的检出，也证实了这一观点。因此，即使 ALF 患儿自身抗体等血清学检查呈阴性，若临床特征及病程符合 AIH 也不能完全排除 AIH，同时应争取完善肝组织病理及免疫组化检查以协助诊断。

3. 全年龄段

缺血性肝损伤，如休克、败血症、布加（Budd-Chiari）综合征、肝窦阻塞综合征等均可导致各年龄段儿童发生 ALF。隐匿起病或快速进展的肝脾肿大、腹水、腹壁静脉充盈等征象，以及影像学检查发现肝血管异常均提示该类疾病的可能。

若 PALF 患儿存在高热、外周血细胞异常、ALP 及乳酸脱氢酶显著升高、肝脾肿大等症状，须完善骨髓检查和肝细胞活检以鉴别血液系统恶性疾病或神经母细胞瘤等肿瘤性疾病。

（二）肝功能及其他器官功能损伤的评估

综合总胆红素 / 直接胆红素升高、血清总蛋白及清蛋白下降程度可以对肝功能损伤情况进行初步评估，同时 PT 和 INR 的升高，是严重肝细胞功能障碍的标志。AST/ALT、谷氨酰转肽酶及血清铁蛋白的升高是评估肝细胞损伤程度的特异性指标。PALF 患儿在临床中应常规监测呼吸、心率、血压，检测血常规、血氨、乳酸、血糖、血气分析、电解质、尿量、血尿素氮、肌酐清除率、脂肪酶和淀粉酶等实验室指标，从而对多系统功能受累情况进行评估。

（三）HE 的评估

在完善初步检查的基础上，所有 PALF 患儿都需评估是否存在 HE 及存在 HE 的严重程度。评估强调以 HE 分期为基础，对患者进行不同频率的临床动态监测。

目前对 HE 的临床评估更多依赖于医师的个人经验，部分无症状、非典型 HE 容易被漏诊，因此，HE 的识别及判断迫切需要客观工具以协助。相较于临床辨别异常症状与体征的出现，脑电图能早期、准确识别脑电活动频率及节律的异常改变，因此利用脑电图协助诊断 HE 的方法已被广泛应用。一项关于成人研究显示，联合脑电图与血氨诊断 HE 的灵敏度和特异度（分别为 92%、96%）均高于单一使用脑电图或血氨进行检测，同时准确率达 94%，更有助于准确判断病情，但目前缺乏该检测在儿童中的研究数据。

法国一项研究对出现 HE 的 ALF 患儿进行经颅多普勒超声检查，在所有预后不良患儿中均观察到大脑中动脉终末期血流速度降低与消失的现象，证实了使用该方法帮助临床医师评估 PALF 病情的可行性。此外，脑损伤中血清神经标志物的升高或许能帮助识别 HE。一项多中心研究分析了 82 例并发 HE 的 PALF 患儿血清神经标志物浓度，结果显示钙结合蛋白 S100β 的升高与 HE 显著相关，S100β 水平升高 1 倍，发生 HE 的概率增加 16%。另一项研究却显示，S100β 的血清水平与 HE 的严重程度无关，且在 HE 治疗前后无明显变化。因此试图通过简单的血清学检查的手段评估甚至预测 HE 和 PALF 结局还有待探索。

三、治疗

PALF 并发症越多提示预后可能越差，因此以针对病因治疗和预防并发症为重点的多学科临床综合管理策略有助于减缓疾病进展、改善预后及减少肝移植。经临床诊断为 PALF 或不符合诊断标准但出现临床症状恶化的患者应立即转诊至具备肝移植经验的医疗中心，并启动 PALFSG 制订的常规管理流程，病程中若出现 HE、多器官功能障碍、休克等，应立即送入重症病房，实施高级生命支持，并继续进行病因调查。

（一）一般治疗

PALF 的内科治疗尚缺乏特效药物和手段，在密切监护基础上，应采取积极的基础支持治疗、预防并发症。肝衰竭的患儿需要及时处理异常血糖、纠正电解质紊乱及酸碱失衡等内环境紊乱问题。为避免过重的液体负荷，不同于以往保持充足血容量的液体管理方法，目前建议限制静脉补液量，即补充生理维持液体量的 90% 左右。此外，PALF 个体化的营养管理、肠内（外）营养方式及营养制剂的合理选择依赖营养科医师的密切协作。

（二）病因治疗

部分病因明确的患儿可进行对因治疗。确诊为 APAP 所致 PALF，及时使用 N- 乙酰半胱氨酸治疗可得到良好预后。部分遗传代谢性疾病可通过特殊饮食控制疾病进展，如半乳糖血症选用无乳糖奶粉喂养，遗传性果糖不耐受需避免果糖饮食，酪氨酸血症则需限制饮食中酪氨酸和苯丙氨酸的摄入，同时早期使用尼替西农将有助于改善远期预后。类固醇类药物在免疫介导肝炎中的使用能有效减轻肝损伤，改善预后。疱疹性病毒感染建议使用阿昔洛韦治疗。聚乙二醇干扰素联合利巴韦林是常用的戊型肝炎治疗药物，有研究显示布喹那、高三尖杉碱是戊型肝炎病毒的强效抑制剂，但此类药物在儿童中的运用尚缺乏证据支持。

（三）并发症治疗

凝血功能障碍是 PALF 的典型特征之一，适当补充维生素 K_1 可有效改善继发于该元素缺乏的凝血功能异常。不推荐为改善凝血指标或降低出血风险而预防性输注血浆、凝血酶原复合物等血制品，除影响病情严重程度的观察及预后评估监测外，还可能导致输血相关肺损伤、输血相关循环过载和脑损伤等并发症。重组Ⅶ因子虽具有起效快、用量小的特点，但价格昂贵且有血栓形成风险，在 PALF 中的使用需谨慎。存在高氨血症或已经出现 HE 的患儿，必须严格限制或暂停蛋白摄入，直至血氨得到控制。可使用精氨酸、L- 鸟氨酸 -L- 天冬氨酸降血氨。此外，保持大便通畅、灌肠及微生态调节剂（如肠道微生态调节剂、乳果糖、拉克替醇）能减少肠道氨的生成及吸收。

若出现脑水肿，甘露醇及高渗盐水的积极使用，不仅能有效降低颅内压，而且有利于延长肝移植的窗口期，提高生存率。研究表明短暂过度通气（$PaCO_2$ 维持 $20 \sim 30mmHg$），对维持颅内压、保持脑灌注有积极作用。当合并严重肾功能不全时需采用肾脏替代治疗。出现腹水时应立即纠正低蛋白血症、限制液体。过于积极的利尿可能会诱发肝肾综合征，因此只有难以纠正的腹水或治疗过程引发的液体超负荷才考虑使用利尿剂。伴有心血管功能障碍时，去甲肾上腺素是维持血压的首选药物。此外，PALF 继发细菌感染的风险增高，建议使用广谱抗生素（如第三代头孢菌素）抗感染。

（四）人工肝支持治疗

目前常用的人工肝模式为血浆置换，通常联合血液滤过清除有害物质、改善内环境，为肝细胞再生及肝功能恢复创造条件，同时为肝移植提供桥梁。研究证实，低容量血浆置换的治疗效果与高容量血浆置换相当，不仅减少了血浆使用量，还降低了输血相关肺损伤风险。此外，有研究显示分子吸附再循环系统有助 ALF 患儿生化指标的改善，但该方法的确切益处还有待证实。

（五）肝移植

小儿肝移植技术的成熟发展，为 PALF 患儿提供了有效挽救生命的治疗方案。研究发现，死亡器官捐献与活体肝移植结合的方式，可使 PALF 患儿获得更高生存率。由于肝移植术后需终身服用免疫抑制剂，部分学者提出在已知病因的可逆性的 ALF 患儿中采取原位辅助性部分肝移植治疗，有望帮助部分患儿免受免疫抑制的长期影响。

此外，目前缺乏针对 PALF 的准确预后模型，无法预测患儿的自然结局为自愈或死亡，这意味着部分有自愈可能的 PALF 患儿或许接受了不必要的肝移植。因此，建立一种准确可靠的 PALF 评估模型对避免不必要的肝移植及改善 PALF 整体预后及结局尤为重要。基于这一问题，侵入性小、治疗简单、免疫排斥风险低的肝细胞移植在促自身肝恢复或再生上更具优势，但目前研究显示仅 1/3 患者获益，此方法在儿童中的安全性及远期疗效还有待研究。

第六节　脓毒症和脓毒性休克

脓毒症定义为感染引起的全身炎症反应综合征。脓毒症合并心血管功能障碍称为感染性休克或脓毒性休克。引起感染性休克的病原体包括细菌、病毒、真菌、支原体、立克次体等，但以细菌最常见。各种病原体及毒素侵入人体后，由于机体炎症免疫反应失控，从而导致微循环障碍、组织细胞血液灌注不足、重要生命器官急性功能不全等临床症状。严重脓毒症或脓毒性休克治疗困难，医疗费用昂贵，是引起危重患儿死亡的重要原因。

一、病史要点

（1）全身各组织器官低灌注表现面色有无苍白或青灰，口唇、指、趾端有无发绀，皮肤有无发花，手足有无发凉、湿冷。少数"暖休克"病例早期表现为面色暗红、四肢温暖；详细询问患儿神志，有无烦躁或嗜睡，有无惊厥、昏迷；询问尿量有无明显减少或无尿；有无气促甚至呼吸节律不整等。

（2）原发感染病灶或原发疾病的表现有无寒战、高热或体温不升；有无咳嗽、气促、呼吸困难及发绀；有无腹泻、呕吐；有无惊厥、昏迷；皮肤有无瘀点、瘀斑等。

二、体检要点

（1）皮肤黏膜的颜色苍白或青灰，有无皮疹或瘀点、瘀斑等。

（2）手足发凉、湿冷的程度。

（3）精神反应，意识障碍的程度，有无神经系统阳性体征。

（4）血压、呼吸、心率、毛细血管再充盈时间、肛（趾）温差。

三、辅助检查

（1）血常规。

（2）病原学检查：在抗菌药物治疗前常规进行外周血（或其他体液、渗出液）和脓液培养（包括厌氧菌培养）及药物敏感试验。

（3）组织脏器损害标志：肝功能、肾功能、心肌酶谱。

（4）血气分析、血乳酸及电解质测定：血乳酸水平及乳酸清除率反映休克时微循环和代谢的状况，对判断预后有意义。

（5）有关DIC的检查。

（6）其他：心电图、X线检查及超声心动图等按需进行选择。

四、诊断要点及鉴别诊断

1. 诊断要点

休克诊断标准参照儿科感染性休克（脓毒性休克）诊疗推荐方案。

（1）感染性休克代偿期：临床表现符合下列6项中任意3项。①意识改变：烦躁不安或萎靡，表情淡漠，意识模糊，甚至昏迷、惊厥。②皮肤改变：面色苍白发灰，唇周、指趾发绀，皮肤有花纹，四肢不温。如有面色潮红、四肢温暖、皮肤干燥为暖休克。③外周动脉搏动细弱，心率、脉搏增快。④毛细血管再充盈时间≥3秒（需除外环境温度影响）。⑤尿量＜1mL/（kg·h）。⑥代谢性酸中毒（除外其他缺血缺氧及代谢因素）。

（2）感染性休克失代偿期：代偿期临床表现伴血压下降（收缩压＜该年龄组第5百分位或＜该年龄组参考值2个标准差）。即1～12个月＜70mmHg，1～10岁＜70mmHg＋[2×年龄（岁）]，10岁及10岁以上＜90mmHg。

2. 鉴别诊断

需与心源性休克、低血容量休克及变应性休克等进行鉴别诊断。

五、病情观察及随访要点

（1）有无呼吸窘迫、严重低氧血症和高碳酸血症等呼吸窘迫综合征的征象。

（2）有无少尿或无尿、血中尿素氮和肌酐进行性增高、代谢性酸中毒等肾衰竭征象。

（3）有无黄疸、腹水、出血倾向和肝性脑病等肝衰竭征象。

（4）有无昏迷、抽搐、肢体瘫痪、病理性神经反射、瞳孔不等大等脑水肿和呼吸抑制等征象。

（5）有无皮肤瘀点和瘀斑、内脏广泛出血等DIC表现。

六、治疗

1. 控制感染

在明确严重脓毒症1小时内给予抗生素治疗，病原未明确前联合使用广谱高效抗生素。

2. 液体复苏

迅速建立2条静脉或骨髓输液通道。条件允许应放置中心静脉导管。

（1）第1小时快速输液：常用0.9%氯化钠20mL/kg于5～10分钟经静脉注射，第1小时快速输液常需要40～60mL/kg或更多。注意：当出现心力衰竭、肺水肿临床体征而血流动力学无改善时应立即减慢液体输注速度。

（2）继续和维持输液：继续输液可用1/2～2/3张液体，6～8小时输液速度5～10mL/（kg·h）。维持输液用1/3张液体，24小时内输液速度2～4mL/（kg·h）。在保证通气前提下，根据血气分析结果给予碳酸氢钠，使pH达7.25即可。

3. 血管活性药

在早期液体复苏阶段，甚至低血容量还未完全纠正时，可用升压药来维持灌注压。必须根据休克的不同阶段和血流动力学特点应用血管活性药物。

（1）液体复苏难以纠正的低血压患儿首选多巴胺，5～10μg/（kg·min）持续泵注，根据血压监测调整剂量，最大不宜超过20μg/（kg·min）。

（2）冷休克有多巴胺抵抗时首选肾上腺素，0.05～2μg/（kg·mm）持续泵注。

（3）暖休克有多巴胺抵抗时首选去甲肾上腺素，$0.05 \sim 0.3\mu g/$（kg·min）持续泵注。

（4）伴有心功能障碍可用正性肌力药物。常用多巴酚丁胺 $5 \sim 10\mu g/$（kg·min）持续静脉泵注，最大不宜超过 $20\mu g/$（kg·min）。多巴酚丁胺抵抗者，可用肾上腺素。若存在儿茶酚胺抵抗，可选用磷酸二酯酶抑制剂氨力农、米力农。

（5）心功能障碍严重且存在高外周阻力，在液体复苏及应用正性肌力药物基础上，可使用血管扩张剂，如硝普钠 $0.5 \sim 8\mu g/$（kg·min）。

4. 激素治疗

对儿茶酚胺抵抗、可疑或被证实存在肾上腺功能不全的儿童可采用激素治疗。目前，主张小剂量、中疗程使用激素。

5. 血糖控制

目前儿童的最佳血糖浓度范围还不明确，治疗中应注意监测血糖浓度。

6. 纠正凝血障碍

早期可给予小剂量肝素 $5 \sim 10U/kg$ 皮下注射或静脉输注，每 6 小时 1 次。若已明确有弥散性血管内凝血，则应按常规治疗。

7. 其他

如肾脏替代疗法、体外膜肺（ECMO）。

七、预防

早期积极控制感染，认识发生休克的高危因素并积极预防。

第七节　多器官功能障碍

多器官功能障碍综合征（MODS）是指机体在严重感染、创伤、休克、烧伤等重症疾病或外界因素刺激下，导致 2 个或 2 个以上器官或系统出现急性功能不全或衰竭，无法维持正常生理功能的状态。MODS 的发展通常涉及全身炎症反应综合征（SIRS），并且其发生机制与过度的免疫反应、微循环障碍、组织缺氧、细胞凋亡和代谢紊乱等密切相关。MODS 在临床上表现为心、肺、肾、肝、消化、神经等多个系统功能的异常，是重症患者死亡的主要原因之一。

一、流行病学

多器官功能障碍综合征（MODS）在重症监护病房（ICU）患者中较为常见，是导致病死率增加的重要原因之一。其流行病学特点包括以下三个方面。

（一）发病率

MODS 的发病率在 ICU 重症患者中较高，尤其是在感染、严重创伤、大手术、休克、严重烧伤等患者中更为常见。研究显示，在危重症患者中，有 20% ～ 50% 可能发生 MODS，其发病率随病情严重程度而增加。

（二）死亡率

MODS 的死亡率较高，尤其在发生 3 个或 3 个以上器官功能障碍时，死亡率显著上升。一般情况下，两个器官功能障碍的死亡率为 40%～50%，若涉及 3 个器官，死亡率升高至 60%～80%，超过 4 个器官则接近 100%。

（三）人群分布

MODS 可发生于各年龄段，但在老年患者中发病率和病死率更高，这是因为老年人器官储备功能下降，免疫功能相对较弱，对严重感染和应激的耐受性较差。此外，患有基础性疾病（如糖尿病、心血管疾病、慢性肺病、肾功能不全等）的人群也更易发生 MODS。

二、临床评分体系

多器官功能障碍综合征（MODS）的临床评分体系用于评估器官功能受损的程度、预测病情发展和预后。常用的评分体系包括以下四种。

（一）序贯器官衰竭评分（SOFA）

SOFA 用于评估 6 个主要器官系统（呼吸、心血管、肝、凝血、肾和神经系统）的功能情况。每个器官按功能障碍程度评分 0～4 分，总分越高表示器官功能受损越严重。SOFA 评分适用于连续监测器官功能变化，以观察病情进展，并在脓毒症和危重症预后评估中广泛应用。

（二）急性生理学与慢性健康评分系统 II（APACHE II）

APACHE II 评分主要用于评估 ICU 患者的病情严重程度，包括急性生理指标、年龄、慢性健康状况等，评分范围为 0～71 分。分值越高，表示病情越重，死亡风险越大。APACHE II 评分适用于多种危重症患者，尤其用于 MODS 患者的早期死亡风险评估。

（三）急性生理与慢性健康评分系统 IV（APACHE IV）

APACHE IV 在 APACHE II 基础上进行了调整，加入了更多生理和病理指标，模型更加复杂，对 ICU 住院患者的死亡率预测较为精确，但操作较复杂，需通过专门软件计算。

（四）急性病生理评分（SAPS II）

简化急性生理评分 II（SAPS II）适用于不同 ICU 患者，综合考虑 17 项生理、实验室和病史变量，评分范围为 0～163 分。SAPS II 评分通过计算总分预测死亡率，评分越高死亡率越高。

三、发病机制

（一）全身炎症反应综合征（SIRS）

MODS 通常继发于全身炎症反应综合征。严重感染、创伤、烧伤等因素可激活机体免疫系统，引发 SIRS，导致炎症因子（如 TNF-α、IL-1、IL-6 等）大量释放。这些炎症因子可损伤内皮细胞、诱导血管活性物质生成，最终导致多器官损伤。

（二）微循环障碍

微循环障碍是 MODS 的重要病理过程。全身炎症反应引起血管通透性增加和血管扩张，导致血液在不同器官的分布异常，进而引起组织缺氧。微血栓的形成、红细胞变形能力下降及血小板聚集也会加重微循环障碍，导致组织灌注不足。

（三）组织缺氧

由于微循环障碍和全身性低血压，器官组织常处于低灌注状态，导致组织缺氧。缺氧会诱导细胞产生大量自由基，加重细胞损伤，提高氧化应激水平。此外，缺氧条件下细胞会代谢转向无氧代谢，乳酸堆积，加重酸中毒，进一步损害器官功能。

（四）细胞凋亡与坏死

在 MODS 的病理过程中，细胞凋亡和坏死是组织损伤的主要形式。缺氧、炎症因子、氧化应激等刺激会激活细胞凋亡途径，导致器官内细胞大量死亡。而在部分严重情况下，细胞会发生坏死，释放细胞内成分，加剧炎症反应并损伤邻近组织。

（五）免疫功能紊乱

在 MODS 的发展过程中，免疫系统先表现为过度激活的炎症反应，随后逐渐转为免疫抑制状态。免疫抑制会导致患者对病原体的免疫力下降，易发生继发感染，形成感染－炎症－免疫抑制的恶性循环，进一步加重多器官损伤。

（六）内皮细胞功能障碍

内皮细胞受损是 MODS 发生的关键环节。炎症因子和氧化应激会损伤血管内皮，导致血管通透性增加、渗出液增多，使细胞外液扩散至组织间隙，造成组织水肿，进一步加重微循环障碍和组织缺氧。

（七）代谢紊乱

MODS 患者常出现严重的代谢紊乱，表现为糖代谢、脂代谢和蛋白质代谢的异常，导致营养物质供给不足，进一步影响器官功能。同时，酸碱失衡和电解质紊乱也会加重器官功能障碍。

四、临床特点及治疗

（一）临床特点

1. 呼吸系统

呼吸系统功能障碍是 MODS 最常见的表现之一，常表现为急性呼吸窘迫综合征（ARDS）。患者可能出现呼吸急促、氧合下降和低氧血症。X 线表现为双肺弥漫性浸润影，严重时可导致呼吸衰竭。

2. 心血管系统

心血管功能不全表现为低血压、心率加快，需大剂量升压药物维持血压，血管通透性增加、外周血管阻力降低，导致组织灌注不足。严重者可发生心力衰竭，进一步加重全身缺血缺氧。

3. 肾脏

常表现为急性肾损伤（AKI），出现少尿或无尿，血肌酐和尿素氮升高。肾功能障碍会导致水、电解质紊乱和酸碱失衡，甚至需要进行肾脏替代治疗（如血液透析）。

4. 消化系统

MODS 时，胃肠道黏膜易受损，表现为肠道功能障碍，如腹胀、肠鸣音减弱、呕吐、腹泻等。肠道屏障功能减弱可导致细菌和内毒素移位，加重全身炎症反应。

（二）治疗

1. 支持治疗

支持治疗是 MODS 治疗的基础，包括维持水、电解质及酸碱平衡，适当的营养支持，以减少器官负担。

（1）呼吸支持：对于呼吸功能障碍的患者，早期进行氧疗可以提高患者的血氧饱和度，缓解组织缺氧。当氧疗不能满足患者的需求时，必要时进行机械通气。机械通气可以通过正压通气的方式，将氧气送入患者的肺部，维持有效的呼吸功能。在进行机械通气时，需要根据患者的病情和呼吸功能调整通气参数，避免通气过度或不足，同时要注意预防呼吸机相关性肺炎等并发症的发生。

（2）循环支持：在低血压和心功能不全的情况下，使用升压药（如去甲肾上腺素）可以提高血压，维持重要器官的灌注。正性肌力药物（如多巴酚丁胺）可以增强心肌收缩力，改善心功能。通过维持血压和心输出量，可以确保有效的组织灌注，为器官功能的恢复提供充足的血液供应。同时，要密切监测患者的心功能和循环状态，及时调整药物剂量和治疗方案。

（3）急性肾衰竭：是 MODS 常见的并发症之一。对于急性肾衰竭患者，需进行血液透析或连续性肾脏替代治疗（CRRT）以维持内环境稳定。血液透析可以通过清除体内的代谢废物和多余的水分，纠正电解质紊乱和酸碱失衡。CRRT 则具有更稳定的血流动力学效应，可以持续地清除体内的毒素和炎症介质，对器官功能的保护作用更为显著。

2. 针对性治疗

（1）抗感染治疗：在有明确感染的情况下，及早使用广谱抗生素是关键。由于 MODS 患者的病情复杂，感染的病原体可能不明确，因此需要使用广谱抗生素覆盖可能的病原体。同时，结合感染部位和病原体的检测结果，及时调整抗生素的种类和剂量，以提高抗感染治疗的效果。例如，对于肺部感染的患者，可以根据痰液培养和药物敏感试验结果选择敏感的抗生素进行治疗。

（2）控制炎症反应：适当使用激素、免疫抑制剂等可以调节炎症反应，减少炎症因子对器官的进一步损伤。炎症反应在 MODS 的发生发展中起着重要作用，过度的炎症反应会导致器官功能障碍的加重。通过使用糖皮质激素等药物，可以抑制炎症反应，减轻组织损伤。需要注意的是，激素和免疫抑制剂的使用应谨慎，避免出现不良反应和并发症。

（3）抗凝与促凝：针对凝血异常，使用抗凝药物（如低分子肝素钠）可以预防血栓形成，改善微循环。在出血倾向严重时，给予血浆、凝血因子等可以补充凝血物质，纠正凝血功能障碍。凝血异常是 MODS 患者常见的问题之一，需要根据患者的具体情况进行个体化的治疗。

3. 营养支持

MODS 患者多处于高代谢状态，合理补充热量、蛋白质、电解质和微量元素对于患者的康复至关重要。选择肠内营养或肠外营养，根据消化功能调整给药途径。肠内营养具有符合生理、保护肠道屏障功能等优点，但对于消化功能严重受损的患者，可能需要采用肠外营养。在进行营养支持时，要注意避免营养不良和过度喂养，根据患者的代谢需求和器官功能调整营养配方和供给量。同时，要密切监测患者的营养状态和器官功能，及时调整营养支持方案。

第八节　急性中毒

一、有机磷农药中毒

儿童急性有机磷中毒主要是由于误服、自服、吸入空气中的杀虫剂，接触被有机磷污染的衣物、玩具或滥用有机磷杀虫药而中毒。有机磷农药中毒的机制是有机磷化合物与胆碱酯酶结合，造成乙酰胆碱蓄积，使胆碱能神经元先兴奋后抑制，从而出现一系列中毒表现，严重者可因昏迷和呼吸衰竭而死亡。

（一）病史要点

（1）询问有无误服或自服有机磷农药史、有无食入被有机磷污染的食物、有无玩耍被有机磷污染的玩具或玩耍有机磷农药容器、有无用农药灭虱子史。

（2）询问患儿有无恶心、呕吐、腹痛、多汗、便失禁、流涕、流泪、流涎、尿频、视物模糊、咳嗽、气促、咯血性痰等。

（3）询问有无肌束震颤、胸部麻木、动作不协调、肌无力、瘫痪等。

（4）询问有无头晕、头痛、疲乏、共济失调、烦躁不安，有无意识模糊、癫痫样抽搐或昏迷。

（5）询问有无消化道出血、皮肤损害。

（二）体检要点

1. 呼吸系统

注意呼出气有无异味、呼吸有无增快或减慢、肺部有无啰音及肺水肿。

2. 神经系统

有无瞳孔改变、肌束震颤、肌力及肌张力的变化，有无共济失调，有无意识障碍等。

3. 循环系统

注意有无心率或心音变化，外周循环、血压有无变化，有无心力衰竭的体征。

（三）辅助检查

1. 全血胆碱酯酶活性测定

全血胆碱酯酶活性测定是诊断有机磷中毒的特异性试验指标，对中毒的严重程度、疗效判断和预后评估均极为重要。正常胆碱酯酶活性为80%～90%，急性有机磷中毒时其活性下降。

2. 尿中有机磷杀虫药分解产物测定

检测尿中有机磷杀虫药的代谢产物有助于有机磷杀虫药中毒的诊断。

（四）诊断要点及鉴别诊断

有明确接触或服用有机磷农药史。结合临床呼出气中有蒜味、瞳孔针尖样大小、大汗淋漓、腺体分泌增多、肌纤维颤动或意识障碍等有机磷中毒的临床表现，实验室检查提示胆碱酯酶降低即可做出有机磷中毒的诊断。

（五）病情观察及随访要点

（1）严密监测生命体征，注意呼吸、循环、神经系统表现和体征。

（2）随访胆碱酯酶恢复情况，注意有无肝、肾、心肌受损。

（3）注意治疗过程中的反跳现象及中间综合征。

（六）治疗

1. 尽早彻底清除毒物

经消化道食入者立即洗胃，洗胃液可选盐水、清水、2%碳酸氢钠溶液及1∶5000高锰酸钾溶液，但须注意有些有机磷农药用碱性液体或高锰酸钾溶液洗胃后其毒性更强，洗胃后给予导泻；皮肤黏膜污染中毒者，应尽快除去污染的衣物，反复冲洗。

2. 特效解毒剂的应用

（1）阿托品：对抗乙酰胆碱对副交感神经和部分中枢神经系统的作用，消除或减轻毒蕈碱样症状，对抗呼吸中枢抑制。但对烟碱样症状和胆碱酯酶活性的复活无作用。使用原则为早期、足量、反复给药及快速阿托品化，同时应避免阿托品中毒。①轻度中毒：每次0.02～0.03mg/kg，口服或肌内注射，每2～4小时后可以重复。②中度中毒：每次0.03～0.05mg/kg，肌内注射或静脉注射，每30～60分钟1次。③重度中毒：每次0.05～0.1mg/kg，静脉注射，每10～20分钟1次。阿托品化的特征为瞳孔散大，口干和皮肤干燥，颜面潮红，肺部啰音减少或消失，心率加快。

（2）胆碱酯酶复能剂：可使胆碱酯酶活性重新恢复，解除烟碱样症状，但中毒时间较长者磷酰化胆碱酯酶一旦老化，则复能剂效果就会变差。

主要为氯解磷定，①轻度中毒：每次10～15mg/kg，肌内注射，每2～4小时后可以重复1次。②中度中毒：每次15～30mg/kg，静脉注射，每2～4小时可重复1次。③重度中毒：每次30mg/kg，静脉注射，若无好转，30分钟后可重复1次，但剂量减半，以后视病情需要，每2～4小时1次，一般用药不超过3天。

3. 对症处理

保持气道通畅、给氧，维持水电解质及酸碱平衡等。

（七）预防

（1）健全有机磷农药管理，宣讲其用法、用途及毒性。

（2）药物污染的物品必须彻底清洗后才能移作他用，最好废弃不用。

（3）生产中必须按照规定，严格执行用药注意事项。

（4）哺乳妇女尽量不参加接触有机磷农药工作。已接触者，哺乳前要做好清洗工作。

（5）不能用有机磷涂洒小儿头皮、衣物、被褥及灭虫。

（6）向群众宣讲有机磷中毒的早期中毒症状，以便及时发现患者，避免延误治疗。

二、亚硝酸盐中毒

亚硝酸盐中毒是由于亚硝酸盐被吸收后使血红蛋白氧化为高铁血红蛋白，从而失去携氧能力，引起组织缺氧所致的中毒。本病的突出表现为皮肤黏膜发绀及其他缺氧表现。

（一）病史要点

（1）询问有无食用含有硝酸盐和亚硝酸盐的食物史，如变质的青菜、卤制品等。

（2）询问患儿在进食后30分钟到4小时有无突发皮肤黏膜发绀，尤其是口周和指端，发绀和缺氧是否成比例。

（3）询问患儿有无头晕、头痛、心悸、气短、恶心、呕吐、腹痛、腹泻等，有无呼吸困难、抽搐、昏迷及循环衰竭。

（二）体检要点

（1）皮肤黏膜有无发绀。

（2）呼吸有无增快或减慢，有无肺水肿等。

（3）心率、心音、血压、外周循环有无改变。

（4）意识状态、肌力及肌张力、瞳孔有无改变。

（三）辅助检查

静脉血呈紫黑色，暴露于空气中不变色，放置 5～6 小时后才变为鲜红色；用分光计检查在 618～630μm 间有吸收光带，加 1% 氰化钾数滴后光带立即消失，或取 1 滴待检液置于白瓷板上，加联苯胺冰醋酸饱和液 1 滴即出现红棕色。

（四）诊断要点及鉴别诊断

1. 诊断要点

有食用含有硝酸盐和亚硝酸盐的食物史，皮肤黏膜的特征性改变及高铁血红蛋白还原试验即可做出诊断。

2. 鉴别诊断

需要与心肺疾病引起的发绀及其他获得性高铁血红蛋白血症相鉴别。

（五）病情观察及随访要点

严密观察患儿有无呼吸困难、血压下降、心力衰竭、肺水肿、神志不清、抽搐及昏迷。

（六）治疗

1. 排出毒物

根据中毒时间、毒物剂量可给予催吐、洗胃和导泻。

2. 使用特殊解毒剂

（1）亚甲蓝：能将高铁血红蛋白还原为低铁血红蛋白。1%亚甲蓝每次给予 $1 \sim 2mg/kg$，于 $15 \sim 30$ 分钟缓慢静脉注射，若 $1 \sim 2$ 小时仍不见效，可重复 1 次。

（2）维生素C：其还原作用较亚甲蓝弱。每次 $1 \sim 2g$，加入葡萄糖液中静脉滴注，轻症可口服。

（3）细胞色素C：重症患者可给予细胞色素 C 静脉滴注。

3. 对症处理

严重中毒者可输血，预防感染。有惊厥、肺水肿、呼吸循环衰竭时给予相应的处理。

（七）预防

（1）不吃变坏、变质的青菜、腌菜。

（2）用井水在铁锅内做饭、做汤时避免时间过长。

（3）化学制剂或药品必须标明名称，妥善保管，严防小儿拿到及误用。

（4）加强对肉、鱼类制品生产经营管理，严格按照《食品添加剂使用卫生标准》使用亚硝酸盐，并经检验合格后方可出厂。

三、一氧化碳中毒

一氧化碳中毒也称煤气中毒，是吸入大量高浓度一氧化碳气体所致。一氧化碳吸收入血后，与血红蛋白迅速形成不易解离的碳氧血红蛋白（HbCO），妨碍氧合血红蛋白的解离，使血液的带氧功能发生障碍而造成低氧血症，引起组织缺氧。

同时，高浓度的一氧化碳还可与含二价铁的蛋白质结合，如与肌球蛋白结合影响氧从毛细血管弥散到细胞内的线粒体，损害线粒体功能。一氧化碳与还原型细胞色素氧化酶的二价铁结合，抑制酶活性，影响细胞呼吸和氧化过程，阻碍对氧的利用，从而发生血管及神经细胞功能障碍，使机体各器官功能失调，临床出现呼吸、循环和神经系统病变，甚至死亡。

（一）病史要点

（1）询问有无一氧化碳吸入史或使用煤火不当史。

（2）询问患儿有无头痛、头晕、胸闷、心悸、乏力、恶心、呕吐等。

（3）询问患者有无呼吸困难或活动后呼吸困难，有无震颤、视物模糊、步态不稳、意识模糊、精神错乱、晕厥、惊厥及昏迷史。

（二）体检要点

（1）口唇、甲床、皮肤、黏膜是否呈樱桃红。

（2）有无呼吸频率、呼吸节律、呼吸肌做功的改变，有无肺水肿发生。

（3）心率、心音、血压及外周循环有无改变。

（4）有无瞳孔、肌张力及肌力、意识改变，有无大脑局灶性损害及锥体或锥体外系损害的体征。

（三）辅助检查

1. 碳氧血红蛋白测定

（1）加碱法：取患者血液 1～2 滴，用蒸馏水 3～4mL 稀释后，加 10% 氢氧化钠溶液 1～2 滴，混匀。血液中碳氧血红蛋白增多时，加碱后血液仍保持淡粉红色不变，正常血液则呈草黄色。

（2）分光镜检查法：取血数滴，加入蒸馏水 10mL，用分光镜检查可见特殊的吸收带。

2. 脑电图及头颅 CT

了解神经系统受损程度。

（四）诊断要点及鉴别诊断

1. 诊断要点

有一氧化碳吸入史、急性中枢神经系统损害的症状及体征、碳氧血红蛋白阳性，即可做出诊断。

2. 鉴别诊断

需与脑血管意外、脑震荡、脑膜炎、糖尿病酮症酸中毒及其他中毒引起的昏迷相鉴别。

（五）病情观察及随访要点

严密监护生命体征，注意有无肺水肿、心力衰竭、心律失常、肾衰竭及脑水肿的发生，有无高热及惊厥发生，有无迟发性脑病出现。

（六）治疗

1. 一般处理

迅速使患儿脱离现场，吸入新鲜空气，保持呼吸道通畅。重症患者必要时行气管插管，机械通气。

2. 尽快以氧合血红蛋白替代碳氧血红蛋白

（1）氧疗：吸氧可促使碳氧血红蛋白解离，增加 CO 排出。有条件的医院应尽早实行高压氧治疗。高压氧能加速碳氧血红蛋白的解离、提高血氧分压及增加血氧含量、使颅内血管收缩，有利于降低颅内压。对 CO 中毒后遗症及其迟发脑病有明显防治作用。

（2）输血或换血疗法：可迅速增加患儿体内的氧合血红蛋白，改善组织缺氧。

（3）自血光量子疗法：对无高压氧舱治疗或其治疗有禁忌证者，采用自血光量子疗法是行之有效的，可用低能量氦氖激光血管内照射治疗等手段。

3. 防治脑水肿

改善脑代谢，促进脑功能恢复。

4. 对症治疗

防治并发症及后遗症。

（七）预防

（1）宣传室内使用煤火时应有的安全设置，如烟囱、风斗、小通气窗等。宣传煤气中毒的症状及急救知识，强调煤气对小婴儿的危害性及严重性。

（2）煤炉烟囱安装合理，没有烟囱的煤炉要放于室外。

（3）加强煤气道及灶具开关的管理。

四、毒鼠强中毒

毒鼠强是一种对人畜有强烈剧毒的药，具有强烈的致惊厥作用，其致惊厥作用是拮抗 γ- 氨基丁胺（GABA）的结果，GABA 的作用被毒鼠强抑制后中枢神经呈现过度的兴奋而导致惊厥。人急性中毒症状主要为四肢抽搐、惊厥，如不及时治疗，中毒者可因强烈的强直性惊厥迅速呼吸衰竭而死亡。中毒后患者病情反复与体内毒物残留量密切相关。

（一）病史要点

（1）询问毒鼠强误用或误服史，或职业接触史。

（2）询问患者有无头痛、头晕、乏力、意识障碍、抽搐（发作形式、持续时间）。

（二）体检要点

（1）呼吸节律、频率、动度等有无改变，有无肺部啰音。

（2）心律、血压、外周循环等有无变化。

（3）意识、精神状态、瞳孔、肌张力及肌力有无改变。

（三）辅助检查

1. 毒物分析

可在血、尿、胃内容物中发现毒物，用薄层层析法和气相色谱分析均可检出毒物。

2. 心律失常

部分患者有不同程度心律失常出现，心电图显示有 ST-T 改变，心肌酶谱升高，或有不同程度肝功能损害。

（四）诊断要点及鉴别诊断

1. 诊断要点

有毒鼠强接触史，以癫痫样大发作等中枢神经系统兴奋为主要临床表现。血、尿及呕吐物等生物样品中检出毒鼠强。

2. 鉴别诊断

排除其他以癫痫样大发作为主要临床表现的疾病，如原发性癫痫、中枢神经系统感染性疾病、脑血管意外、亲神经毒物中毒等鉴别。

（五）病情观察及随访要点

严密观察颅脑损害症状、体征、有无癫痫样大发作，同时注意呼吸功能、心功能、肝功能及胃肠功能不全的临床表现。

（六）治疗

1. 清除胃内毒物

催吐、洗胃、导泻。

2. 控制抽搐

是抢救成败的关键，可选用苯巴比妥钠、地西泮及咪达唑仑，可重复多次肌内注射或静脉滴注，直至惊厥被控制。为防大剂量用药引起的呼吸抑制，可在辅助呼吸控制下进行。

3. 血液净化治疗

血液净化治疗是目前唯一证实能有效彻底清除体内毒鼠强的方法。

4. 防治 MODS

毒鼠强中毒临床上可序贯引起脑、骨骼肌、胃肠、心、肝、肺、脾、肾等多器官功能不全。其中以脑、胃肠、心、骨骼肌损害相对明显。因此，应加强综合治疗，积极防治 MODS。

5. 高压氧治疗

恢复期进行高压氧治疗。

（七）预防

（1）加强对制售违禁药物行为打击力度，防止违禁药物的扩散。

（2）加强毒鼠强药的管理，注意加强小儿的看管，提高防范中毒的意识。

第二章　小儿外科疾病

第一节　腹股沟斜疝

腹股沟疝是常见的腹壁先天性发育异常，小儿外科常见疾病之一，主要临床表现为幼儿出生后不久，在腹股沟部位有可复性肿块，80%在生后2～3个月时出现，也有迟至1～2岁才发生。腹股沟疝分为腹股沟斜疝和直疝，斜疝较常见，直疝罕见。小儿疝气一般发生率为1%～4%，男性发病率是女性的12倍，右侧多见。早产儿则更高，且可能发生于两侧。

一、病因

由于男孩的睾丸是在出生前才通过腹股沟管降至阴囊的，因此下移的腹膜则形成鞘状突。出生时约90%的腹膜鞘状突尚未闭合，或闭锁不全，生后2年约半数仍呈开放状态，鞘状突的开放和腹腔压力的增高如便秘、咳嗽、腹水、腹部肿瘤和长期哭闹等使腹腔内容物就会从这里突向体表，而形成疝气。又因右侧睾丸下降比左侧略晚，鞘状突闭锁也较迟，故右侧腹股沟疝气较多。当然，女孩也可因腹壁薄弱形成疝气，只是发病率相对较低。

二、临床表现

典型症状是一侧腹股沟出现一个圆形有弹性的可复性肿块，大多数在婴儿期出现（在出生后数天、数月或数年后发生）。

（一）可复性疝气

通常在小儿哭闹、剧烈运动、大便干结、站立、腹部用力时，腹股沟处肿物出现或增大，有时会延伸至阴囊或阴唇部位；在平躺、腹压减低或用手按压时肿块变软或还纳腹腔，还纳过程中常可听到气过水声，还纳后可扪及该侧皮下环扩大、精索增粗，患儿咳嗽或腹部用力时手指触摸皮下环内有冲击感，手指压迫内环口，肿物不再出现，手指离开皮下环时肿物又复出现，这种情况称为可复性疝气。一般疝内容物降下时并无症状，年长儿可能有下坠感。男性斜疝60%在右侧，左侧占30%。

（二）嵌顿疝

一旦疝块发生嵌顿（疝气包块无法回纳腹腔），就会出现腹痛加剧，哭闹不止，继而出现呕吐、腹胀、排便不畅等肠梗阻症状，在腹股沟或阴囊内可见椭圆形肿物，质地硬，触痛明显。嵌顿时间久者皮肤可见红肿，若长时间肠管不能回纳则有可能出现肠管缺血性坏死等严重并发症。

三、诊断

腹股沟疝患儿同时应注意有无隐睾、鞘膜积液的存在。

四、鉴别诊断

典型病例阴囊或腹股沟部可复性肿块诊断并不困难，但需要与下列疾病相鉴别。

（一）鞘膜积液

阴囊或腹股沟部有一囊状肿物，边界清楚，透光试验阳性甚难还纳，有时疝气与鞘膜积液合并存在。

（二）睾丸下降不全

该病时可在腹股沟管内扪及睾丸，质软为实质性与腹腔内肠管不难鉴别，有时二者可以合并存在。

（三）睾丸肿瘤

阴囊内肿块为实性、质硬，不能还纳腹腔。

五、治疗原则

小儿腹股沟斜疝最好的治疗是手术治疗。手术时机在 6 个月后进行为宜。但如发生嵌顿疝，手术应当提早进行以防反复嵌顿导致严重后果。

（一）非手术疗法

6 个月以内的小儿因有严重的疾病不宜手术时，可暂时采取疝带疗法，期望其自行愈合，方法是先将疝内容物还纳后使用疝带或采用纱布压迫法压迫内环口，以防疝内容物脱出。使用时应放好位置并随时观察疝内容物有无脱出，否则不但起不到治疗效果反而会引起疝内容物嵌顿。故对小儿腹股沟斜疝还是主张手术治疗。

（二）手术疗法

手术疗法适用于 6 个月以上的及有嵌顿史的腹股沟斜疝。一般采用腹横肌切口，经腹股沟或经腹疝囊高位结扎术，国内不主张常规探查对侧，除非手术前已诊断为双侧腹股沟疝。

近年来，国内外使用小儿腹腔镜做小儿疝囊高位结扎术，创伤小、安全可靠、恢复快且不易影响精索睾丸的发育，可同时治疗双侧疝或治疗一侧探查对侧而不增加痛苦。

疝气手术前应治疗慢性咳嗽、排尿困难、便秘等慢性疾病，以防术后复发。

六、手术管理

（一）术前管理

1. 常用术式

疝囊高位结扎术。

2. 适应证

（1）择期手术最小年龄以 6 个月为宜。术前应矫治已存在的腹压增高因素，如慢性咳嗽、排尿困难、便秘等。

（2）斜疝合并隐睾者应早期手术，绝不应拖至 3 岁以后，否则影响睾丸的发育和功能。

（3）嵌顿疝手法复位不成功者，应急诊手术，复位成功后择期手术以在 48 小时后为宜。

3. 禁忌证

（1）患有严重心、肝、肺、肾等重要器官疾病或营养不良者，不做择期手术。

（2）患有急性传染病者，病愈后 3 个月内不考虑择期手术。

（3）腹股沟区皮肤有感染灶者，暂不行择期手术。

（4）有出血性疾病，在出血倾向未纠正前不考虑施行手术。

4. 术前准备

（1）全面查体、胸部 X 线检查、血尿常规检查。

（2）尽量选择患者健康状况良好时手术，避免呼吸系统感染、腹泻、便秘、排尿困难及局部皮肤感染。

（3）术前清洁腹股沟区及外阴部皮肤。

（4）术前禁食水 6 ～ 8 小时。

（5）嵌顿疝应尽快手术，肠梗阻明显或疑有绞窄时应放置胃管减压，同时静脉补液，纠正水、电解质紊乱及酸碱失衡，必要时配血备用。

（二）术中管理

1. 麻醉与体位

常规采用静脉复合麻醉，必要时气管插管以保证氧供应和呼吸道通畅。通常采用平卧位。

2. 操作要点

（1）切口：在腹股沟韧带上方与之平行做一斜切口，或在病侧耻骨上沿皮肤皱纹做一个横切口，长约 3cm。

（2）显露深筋膜，寻找外环：小儿皮下脂肪较厚而浅筋膜很薄且不明显，切开皮下组织时，随时注意辨认是否达到深筋膜（在腹股沟部是腹外斜肌腱膜，在外环部是提睾肌筋膜），打开深筋膜。

（3）寻找并打开疝囊：疝囊在精索的内前方，找到疝囊并打开，常见少许清亮液体溢出。扩大疝囊切口，探明通向腹腔的内口及通向远侧的疝囊盲袋。

（4）横断并高位结扎疝囊：横行剪断疝囊后壁，小心分离疝囊至内环口，根部结扎并缝扎。

（5）缝合切口：原位缝合腹外斜肌腱膜，重建外环口，最后缝合皮下组织及皮肤。

3. 注意事项

（1）切开深筋膜时，切勿损伤其深面的髂腹下神经及髂腹股沟神经。婴儿手术时，因其内环和外环很近，也可不打开腹外斜肌腱膜及外环，直接经外环处理疝囊。

（2）疝囊寻找困难时，须重新辨认解剖关系，从腹股沟内面找到内环、外环，将精索完整提出，在其内前方寻找疝囊。

（3）横断疝囊时切勿损伤其后细如白线的输精管，小儿疝囊壁极薄，应轻柔分离，避免断裂。

（4）疝巨大且腹股沟部肌肉、筋膜组织明显薄弱的少数患者，可将腹外斜肌腱膜的内侧叶或连同联合肌腱在精索前与腹股沟韧带缝合，再将该肌腱的外侧叶重叠缝于内侧叶上。

（三）术后管理

1. 常规处理

（1）术后应卧床 3～5 天，避免哭闹、用力和咳嗽等腹压增高因素。

（2）一般疝手术后可不用抗生素，但巨大疝、复发疝、嵌顿疝或绞窄疝术后均需用抗生素。

（3）术后进食清淡易消化食物，2～3 天后可恢复正常饮食。多吃蔬菜以防便秘。

（4）绞窄疝行肠切除吻合术后禁食、胃肠减压，待肠蠕动恢复后再进食。

2. 并发症防治

（1）阴囊血肿：发生血肿的原因主要是疝囊剥离面止血不彻底，创面渗血到组织间形成软组织肿胀、积血或是远端残留疝囊内积血（表现为阴囊内有一包裹性肿块）。可行阴囊局部热敷理疗，促进其吸收，远端残留疝囊内积血则需要抽出积血后加压包扎。

（2）术后腹膜炎：肠穿孔、肠坏死均可引起腹膜炎。

1）肠穿孔的原因：①切开疝囊时肠管损伤滑入腹腔未能及时发现。②疝囊高位结扎时缝针刺破肠管或结扎疝囊时部分肠壁被结扎，术后肠壁坏死区脱落，肠腔内压力增加而致肠破裂。③嵌顿时因束环紧勒造成肠壁条形坏死未作处理及送回腹腔，术后因肠蠕动、肠腔内压力增加而致肠坏死部穿孔。④肠管壁疝是指部分肠管壁嵌顿在疝囊内，可发生嵌入部肠壁坏死而术中未作处理，术后破裂穿孔。

2）肠坏死的原因：①术者对嵌闭肠管的血液循环判断错误。②逆行性嵌闭症（Maydl 疝）又称 W 形疝，发生嵌顿时有 3 段肠管受累，其中 2 个肠袢在疝囊内，1 个肠袢在腹腔中。腹腔内肠袢居中，承受压力最大。

（3）术后肠梗阻：①结扎疝囊时将肠管结扎。②缝合疝囊时缝线缝住肠管，造成局部粘连、成角而发生肠梗阻。③肠管与疝囊有粘连，分离不充分即将肠管还纳，造成肠管成角、扭转形成肠梗阻。

（4）睾丸移位、扭转坏死、萎缩：①睾丸移位主要是游离疝囊时将睾丸提出切口，术毕复位欠妥，或在重建外环时将精索缝在一起，造成精索短缩，睾丸移位于阴囊上方。②睾丸扭转的发生主要是游离疝囊，特别是切除全部疝囊时精索游离过多，术毕精索、睾丸放置不当，发生扭转，扭转后首先出现静脉回流受阻，睾丸肿大、疼痛，若不及时处理，最终导致动脉闭塞，睾丸坏死。③睾丸萎缩多因嵌顿、绞窄的肠管压迫或因手术伤及精索血管造成睾丸缺血后发生睾丸萎缩。

（5）切口感染：术前应用抗感染药物，术中严格遵守无菌操作。

（6）疝复发：①疝囊处理不当是小儿斜疝术后复发的主要原因，且多发生于术后早期，没有高位结扎疝囊且留有盲袋，疝囊颈结扎不牢，单纯结扎者线结脱落或疝囊结扎不全留有空隙，分离疝囊时后壁撕裂未发现或未处理。②巨大疝腹股沟管重建修补不当。③腹股沟区神经损伤，肌肉萎缩，腹壁软弱。④切口感染，局部软组织瘢痕化，腹壁强度减弱。⑤术前腹压增加因素没有解除。

3. 出院指导

（1）近期避免一切引起腹压增高的因素，如剧烈活动、剧烈咳嗽、大便干结等。

（2）出院后第 3 天更换伤口敷料，第 4 天拆除敷料。

（3）出院后继续口服抗生素 3 天。

（4）定期门诊复查，了解伤口愈合情况。

七、预后

除少数婴儿疝气外，大部分腹股沟疝气不能自愈。随着病情的拖延，疝气包块逐渐增大，会给治疗带来难度，并且，腹股沟疝气容易发生嵌顿（疝气包块被卡住无法回纳）和绞窄（疝内肠段的缺血性坏死），甚至肠穿孔而危及患者的生命安全。因此，除少数特殊情况外，小儿疝气均应尽早接受彻底的治疗。

八、预防

（1）由于疝气可在婴儿期发生，故应在该时期经常注意观察孩子的腹股沟部或阴囊处，是否肿，或是否存在时隐时现的肿块物，遇有疑问及时看医师。

（2）虽然患疝气的较多为男孩，但女孩也会发生疝气。对女孩的疝气更要提高警惕，因为常有卵巢、输卵管进入疝囊。

（3）婴儿期不要将孩子的腹部裹得太紧，以免加重腹内压力。不要让孩子过早的站立，以免肠管下坠形成腹股沟疝。

（4）进食易消化和含纤维素多的食品，以保持大便通畅。孩子大便干燥时，应采取通便措施，不要让孩子用力解大便。

（5）不要让孩子大声咳嗽，患咳嗽的小儿要在医师指导下适当吃些止咳药。避免孩子大声啼哭，防止腹压升高。

第二节　鞘膜积液

小儿鞘膜积液是指由于鞘膜腔内液体异常增多，导致阴囊内或腹股沟区域出现囊性肿块的一种疾病。鞘膜积液多见于新生儿和婴幼儿，通常是因为鞘状突未完全闭合，使腹腔液体进入鞘膜腔引起，也可能由于鞘膜自身分泌和吸收液体的平衡失调而形成。鞘膜积液可表现为阴囊或腹股沟区无痛性、可透光的肿块，在站立或活动后可能增大，休息时减小。

一、概述

（一）病因

鞘膜积液的病因可分为先天性和后天性两类。

先天性鞘膜积液多见于婴幼儿，主要因鞘状突未闭或鞘膜腔分泌异常所致。胎儿发育过程中，鞘状突通常会在出生前闭合，但若未完全闭合，腹腔液体可进入阴囊，引发鞘膜积液。此外，部分先天性鞘膜积液并无鞘状突未闭，而是因鞘膜腔内液体分泌与吸收失衡而形成。

后天性鞘膜积液多见于青少年和成人，常因创伤、感染、肿瘤或腹腔压力增加等因素引起。创伤或感染可导致阴囊或生殖系统的炎症反应，使鞘膜腔内液体积聚。睾丸、附睾肿瘤也可刺激鞘膜腔液体分泌增多。此外，腹水或慢性咳嗽等引起腹腔压力升高，若鞘状突未闭合，腹腔液体可能进入鞘膜腔形成积液。鞘膜积液的形成机制主要与鞘膜腔液体分泌与吸收的失衡有关，可根据具体病史和检查加以判断。

（二）临床表现

鞘膜积液的临床表现主要为阴囊或腹股沟区无痛性、柔软、可触及的肿块，多见于新生儿和婴幼儿。肿块通常呈圆形或椭圆形，透明度较高，在透光试验下表现为透光性，提示其中含液体。积液大小可随体位或活动而变化，站立或活动后可能增大，卧床或休息后则减小。鞘膜积液一般不伴疼痛或发热，病程较长但多数对日常生活影响不大。若积液持续增大或伴随疼痛、发热等症状，可能提示感染或其他病变，应进一步检查。

（三）鉴别诊断

鞘膜积液的鉴别诊断主要包括腹股沟斜疝、睾丸肿瘤、精索囊肿和睾丸鞘膜积液。

腹股沟斜疝与鞘膜积液相似，但疝内容物通常不可透光，且按压或卧位时可回纳。睾丸肿瘤则表现为质地较硬的无痛性肿块，透光试验阴性，超声检查可见实质性改变。精索囊肿位于睾丸上方，触诊可分离且无疼痛，透光性阳性。睾丸鞘膜积液多呈单侧性，在透光试验下显示光亮透光。

结合病史、体格检查、透光试验及超声影像学，可有效鉴别鞘膜积液与其他病变。

（四）治疗方法

1. 原发病治疗

适用于病程缓慢，积液少、张力小而长期不增长，且无明显症状者。针对原发性疾病的治疗成功后，鞘膜积液往往能自行消退而无须手术。此外，2岁以内患儿的鞘膜积液往往能自行吸收，无须手术。

2. 手术治疗

（1）手术指征：①2岁以下婴儿的鞘膜积液一般可自行吸收，但当积液量大而无明显自行吸收者需要手术治疗。②2岁以下婴儿的鞘膜积液，伴有先天性腹股沟痛或者考虑睾丸有病变的可能，早期手术是必要的。③ 2 岁以上的患者有交通性鞘膜积液或较大的睾丸鞘膜积液有临床症状影响生活质量者应予以手术治疗。但应排除附睾炎及睾丸扭转等引起的鞘膜积液。

（2）主要手术方式：手术是治疗睾丸鞘膜积液最安全可靠的方法。手术方式主要包括睾丸鞘膜翻转术、睾丸鞘膜折叠术、鞘膜切除术等，交通性鞘膜积液常采用腹股沟斜切口在内环处高位切断及缝扎鞘状突，精索鞘膜积液要将囊肿全部剥离切除。

（3）手术并发症：手术并发症低，主要是出血、感染、水肿，输精管损伤及由于损伤精索动脉所引起的睾丸萎缩、不育等。

二、腹阴囊鞘膜积液

腹阴囊鞘膜积液是指液体从腹腔经未闭合的鞘状突进入鞘膜腔，在腹股沟管和阴囊内形成的液体积聚。该类型的鞘膜积液常表现为腹股沟至阴囊区域的囊性肿块，站立或活动时肿块增大，平卧时缩小，具有透光性。腹阴囊鞘膜积液多见于婴幼儿，是由于鞘状突未闭合导致腹腔液体进入鞘膜腔而形成，属于先天性鞘膜积液的一种类型。

（一）概述

腹阴囊鞘膜积液是指腹腔液体通过未闭合的鞘状突进入鞘膜腔，积聚于腹股沟管和阴囊内，表现为腹股沟至阴囊区域的无痛性、柔软、可触及的囊性肿块。腹阴囊鞘膜积液常见于婴幼儿，属于先天性鞘膜积液，因胎儿发育过程中鞘状突未完全闭合而形成。其特征是肿块的大小随体位改变而变化，站立或哭闹时增大，平卧时缩小，并且在透光试验下呈透光性。腹阴囊鞘膜积液一般不影响日常活动，但若出现疼痛、发热或积液显著增大，则需要考虑继发感染或其他并发症，应进一步检查和治疗。

（二）病因

腹阴囊鞘膜积液的病因主要是由于鞘状突在胎儿发育过程中未完全闭合，导致腹腔液体进入阴囊而形成液体积聚。

胎儿期，睾丸从腹腔逐渐下降到阴囊，伴随腹膜向下延伸形成鞘状突，正常情况下鞘状突在出生前闭合，阻止腹腔液体流入阴囊。但若鞘状突未闭合或部分闭合，腹腔液体可沿鞘状突进入阴囊，导致腹阴囊鞘膜积液。这种未闭合的鞘状突可分为完全性和部分性，完全性未闭常导致腹腔与鞘膜腔之间有持续液体交流，形成交通性鞘膜积液，而部分闭合则形成非交通性积液，液体无法回流至腹腔。

此外，腹腔内压力增高的因素，如哭闹、咳嗽或腹水，也可增加鞘膜腔内液体量，使鞘膜积液的症状加重。少数情况下，鞘膜腔的分泌功能异常、液体吸收障碍或局部的炎性反应也可能导致积液形成。该病因多见于婴幼儿，但在成年男性中也可能因创伤、感染或腹腔压力长期增高而引发继发性鞘膜积液。

（三）临床表现

腹阴囊鞘膜积液的临床表现主要为腹股沟到阴囊区域的无痛性、柔软的囊性肿块。

肿块通常为可触及的圆形或椭圆形，在站立、咳嗽、哭闹时明显增大，而在平卧或安静时可减小，具有体位变化的特征。这种肿块通常不伴疼痛，不影响日常活动，但体积较大的积液可导致阴囊不适或有坠胀感，特别是站立较久时更为明显。

腹阴囊鞘膜积液多见于婴幼儿，患儿家长常注意到阴囊或腹股沟处有无痛性肿胀，有时肿块随体位和活动变化而时大时小。积液肿块在透光试验下显示透光性，这种透光现象是鞘膜积液的重要诊断特点，有助于与其他类型肿块（如疝气、睾丸肿瘤）相鉴别。积液一般无明显压痛，质地柔软，触摸时有囊性感，边界清晰。大部分患儿在积液较小时无明显不适，积液较大时可能会因阴囊逐渐膨胀而产生压迫感，甚至出现轻微的不适。若伴有腹腔压力升高（如剧烈哭闹、咳嗽、用力排便等），腹腔液体通过未闭合的鞘状突进入鞘膜腔，导致积液加重，可能出现明显的腹股沟至阴囊部位膨隆，但多能自行消退。

尽管腹阴囊鞘膜积液通常不影响生长发育，但在某些情况下可能出现并发症。例如，继发感染可引起阴囊红肿、疼痛和发热，提示鞘膜腔液体感染；急性鞘膜积液则表现为突发肿胀和不适。积液过大时可能压迫睾丸，影响血液循环，长期可导致睾丸萎缩，影响生殖功能，因此需密切观察病情进展。此外，对于体积较大的积液，若积液反复增大或缩小，伴随轻度腹痛或不适，需注意与腹股沟疝相鉴别。总之，腹阴囊鞘膜积液的临床表现主要为阴囊或腹股沟无痛性、柔软的囊性肿块，通常呈现体位性变化，在一定条件下症状加重，但一般不伴全身症状。

（四）诊断

腹阴囊鞘膜积液的诊断主要基于病史、体格检查和辅助检查。首先，患儿常表现为阴囊或腹股沟区的无痛性肿块，肿块柔软且随体位变化，站立或哭闹时增大，平卧时缩小。体格检查时，通过透光试验，鞘膜积液可表现出明显的透光性，区分积液与实质性肿块。

超声检查是腹阴囊鞘膜积液的首选影像学手段，可准确显示液体所在部位、范围及积液量，有助于排除腹股沟疝、睾丸肿瘤等其他疾病。此外，超声可明确鞘状突是否未闭，进一步分辨交通性与非交通性鞘膜积液。必要时，腹部超声用于排除合并腹水的情况。若怀疑继发感染或伴发其他病变，还需进行血常规及相关炎症指标检查。结合病史、透光试验、超声检查等结果，通常可明确诊断，必要时还需与腹股沟斜疝、精索囊肿等相鉴别。

（五）治疗

1. 穿刺抽液

（1）适用情况及作用机制：穿刺抽液适用于症状明显、积液较大但不适合手术的患者。在这种情况下，穿刺抽液可以作为一种暂时缓解症状的方法。通过使用穿刺针经皮穿刺进入鞘膜腔，抽出其中的液体，可以减轻鞘膜腔内的压力，从而缓解因积液引起的肿胀、疼痛等症状。对于部分身体状况较差、无法耐受手术的患者，或者作为手术前的临时缓解措施，穿刺抽液可以为患者提供一定的缓解，争取时间进行进一步的评估和准备。

（2）复发风险及感染风险：然而，穿刺抽液存在一定的局限性。首先，此方法容易复发。这是因为穿刺抽液只是暂时去除了鞘膜腔内的液体，并没有解决导致积液产生的根本原因。例如，对于交通性鞘膜积液，其积液的产生是由于鞘状突未闭合，腹腔内的液体可以通过鞘状突流入鞘膜腔。单纯的穿刺抽液无法闭合鞘状突，因此积液很容易再次积聚。其次，穿刺抽液存在感染风险。穿刺过程中，如果操作不当或者消毒不严格，可能会将细菌带入鞘膜腔，引起感染。一旦发生感染，就会加重患者的病情，增加治疗的难度和风险。因此，一般情况下，穿刺抽液不作为首选治疗方式。

2. 手术治疗

（1）适用人群及手术目的：手术是治疗腹阴囊鞘膜积液的主要方法，特别适用于积液持续存在、症状明显或年龄较大的患儿。对于这些患者，手术可以从根本上解决问题，预防积液的复发。手术通常通过高位结扎鞘状突（鞘膜积液切除术）来实现治疗目的。鞘状突是连接腹腔和鞘膜腔的通道，在正常情况下，出生后鞘状突会逐渐闭合。如果鞘状突未闭合，就会导致腹腔内的液体流入鞘膜腔，形成鞘膜积液。通过手术将鞘状突高位结扎，可以阻断腹腔内液体流入鞘膜腔的通道，消除液体来源，从而达到治疗的效果。

（2）手术优势及效果可靠性：首先，手术切口小。现代外科技术的发展使得手术切口可以尽可能地缩小，减少对患者的创伤。小切口不仅美观，而且有利于患者的恢复。其次，恢复快。手术虽然会对患者造成一定的创伤，但随着医疗技术的进步和术后护理的加强，患者的恢复速度越来越快。一般来说，术后数天患者就可以逐渐恢复正常活动。最后，效果可靠。手术可以有效地消除积液的来源，预防复发。经过手术治疗后，大多数患者可以获得良好的治疗效果，症状得到明显缓解，且复发率较低。

3. 微创手术

（1）技术特点及适用情况：部分医疗机构也开展腹腔镜微创手术，用于治疗腹阴囊鞘膜积液。腹腔镜微创手术是通过在腹部插入几个小的穿刺套管，将腹腔镜和手术器械插入腹腔内进行操作。这种手术方式具有以下特点，首先，通过小切口操作，进一步减少了手术对患者的创伤。与传统手术相比，腹腔镜微创手术的切口更小，对周围组织的损伤也更小。其次，减少术后疼痛和恢复时间。由于创伤小，患者术后的疼痛程度较轻，恢复时间也相应缩短。尤其适用于复杂或复发的鞘膜积液。

对于部分复杂的病例，如双侧鞘膜积液、合并其他疾病的鞘膜积液等，腹腔镜微创手术可以提供更好的视野和操作空间，提高手术的成功率。对于复发的鞘膜积液患者，腹腔镜微创手术可以更准确地找到复发的原因，并进行针对性的治疗。

（2）技术发展及前景展望：随着医疗技术的不断发展，腹腔镜微创手术在腹阴囊鞘膜积液的治疗中将会发挥越来越重要的作用。一方面，腹腔镜技术的不断改进和完善，将使得手术更加安全、有效。例如，高清腹腔镜的应用可以提供更清晰的视野，提高手术的精度；机器人辅助腹腔镜手术的发展，将进一步提高手术的操作准确性和稳定性。另一方面，微创手术的适应证也将不断扩大。随着经验的积累和技术的进步，越来越多的患者将受益于微创手术。然而，微创手术也存在一定的局限性，如需要较高的技术水平和设备条件，费用相对较高等。因此，在选择治疗方式时，医生需要综合考虑患者的

具体情况、医疗机构的技术条件和患者的经济承受能力等因素

三、阴囊镜辅助小切口睾丸鞘膜切除术

（一）手术方法

所有患者术前常规备皮，仔细消毒会阴部，采用全身麻醉，阴囊镜手术取截石位，开放手术取平卧位。术中记录手术时间、切口长度、术中所见以及是否出现阴囊内容物损伤等情况。术后切除组织送病理检查。

1. MHS

即阴囊镜辅助小切口睾丸鞘膜切除术。麻醉成功后常规消毒铺巾。选取患侧阴囊中下部血管较少区域做长约 5mm 皮肤切口，逐层分离直至鞘膜层，两把血管钳提起鞘膜并剪开，切口周围三根丝线均匀全层缝合，助手提起丝线悬吊。将 F16 膀胱镜沿切口置入鞘膜腔内，同时生理盐水持续缓慢冲洗保持视野清晰（避免鞘膜腔内压力过高）。术者左手托起阴囊，右手操作阴囊镜，依次检查阴囊内容物（睾丸－附睾头－附睾体－附睾尾－精索－鞘膜壁），观察鞘膜腔内有无肿物、炎症，睾丸、附睾以及附件等大小、色泽，精索有无增粗、肿胀、扭曲等。

单纯睾丸鞘膜积液患者退出阴囊镜，稍延长切口（通常在 15mm 以下）至可容术者左手示指伸入鞘膜腔，将壁层鞘膜牵拉出切口并与外层组织分离，电刀切除尽可能多的壁层鞘膜组织，切缘仔细止血后回纳阴囊内，阴囊镜再次检查确认无出血后，排出阴囊内冲洗液，放置皮片引流，可吸收缝线缝合切口一针并固定皮片，抬高阴囊并适当加压包扎。

2. TH

即传统睾丸鞘膜切除术。麻醉成功后常规消毒铺巾。选取患侧阴囊少血管区域切开皮肤，长为 4～6cm，逐层切开直到露出睾丸鞘膜，游离周围组织将睾丸娩出阴囊外，打开鞘膜将积液吸尽，切除睾丸多余的鞘膜，将余鞘膜进行翻转缝合。术中避免缝合过紧压迫精索，影响睾丸血供。术毕放置皮片引流，逐层缝合关闭切口，抬高阴囊并适当加压包扎。

（二）术后处理及观察指标

1. 术后处理

术后预防性使用抗生素，定期换药。

2. 术后观察指标

手术效果、水肿情况（轻度水肿：阴囊稍肿大，皮肤皱褶清晰，张力低；中度水肿：阴囊肿大，皮肤皱褶变浅，皮肤张力稍增高；重度水肿：阴囊明显肿大，皮肤皱褶消失，皮肤发亮，张力明显增高）、视觉模拟疼痛量表（VAS）评分、切口愈合情况、阴囊内有无血肿、有无感染及住院时间。

（三）随访

术后 1 周、2 周、4 周和 24 周来院随访复查，观察患者恢复情况。观察指标：术后

1周、2周观察阴囊水肿、疼痛、异常感觉等情况；术后4周和24周复查阴囊彩超观察有无疾病复发、阴囊内容物有无异常、水肿恢复情况、切口状态、术前症状缓解情况等。

第三节　肠套叠

肠套叠是指一段肠管（通常为近端肠段）及其系膜套入相邻的远端肠腔内，导致部分或完全肠腔梗阻的一种急腹症。此病多见于6个月至3岁的婴幼儿，是婴幼儿最常见的肠梗阻原因。肠套叠的具体机制尚不完全清楚，一般认为与肠管蠕动异常、炎症、感染、解剖结构异常等因素相关。套入的肠段（称为"头部"）连同其系膜进入远端肠段（称为"鞘部"），导致肠腔狭窄，造成肠内容物无法正常通过，并进一步压迫血管，影响局部血液循环，最终可能导致肠壁水肿、出血，甚至坏死、穿孔。

临床上，肠套叠的典型表现为周期性腹痛、呕吐和"果酱样"血便。腹痛为阵发性、剧烈疼痛，通常表现为婴幼儿突然哭闹、面色苍白、双腿蜷缩。随着病程进展，肠壁缺血加重，可出现血性黏液便。腹部触诊可能出现"腊肠样"包块，常位于右上腹或中腹部，包块随病情进展而变化，有时难以触及。影像学检查对肠套叠的诊断具有重要意义，超声是首选的非侵入性检查方法，具有高敏感性和特异性，典型表现为"靶征"或"同心圆征"。

腹部X线检查可显示肠梗阻征象，而气钡灌肠不仅具有确诊作用，还可在部分病例中通过复位起到治疗作用。肠套叠的治疗以非手术复位和手术治疗为主。早期和未发生肠坏死的患儿可尝试气钡灌肠复位。若复位失败、病情加重或发生肠坏死、穿孔，则需手术干预，通过手术解套或切除受损肠段以解除梗阻和减少并发症风险。及时诊断和治疗对预后有重要影响。若延误诊治，肠套叠可导致严重并发症，包括肠坏死、穿孔、腹膜炎等，危及生命。

一、病因

肠套叠的病因尚不完全明确，通常将其分为原发性肠套叠和继发性肠套叠两类，原发性肠套叠更常见，尤其在婴幼儿中。

（一）原发性肠套叠

多见于婴幼儿，尤其是6个月至2岁的小儿，占多数肠套叠病例。其具体病因尚不明确，推测与以下因素有关。

1. 肠道发育不完善

（1）肠系膜较长：婴幼儿的肠系膜相对较长，这使肠道在腹腔内的活动度较大。正常情况下，肠系膜起到固定和支撑肠道的作用，但过长的肠系膜容易导致肠道的位置不稳定。当肠道蠕动时，过长的肠系膜可能会使近端肠管更容易套入远端肠管，从而引发肠套叠。例如，在婴幼儿活动、哭闹或饮食后，肠道蠕动可能会变得不规律，此时过长的肠系膜就可能增加肠套叠的发生风险。

（2）肠蠕动不规律：婴幼儿的肠蠕动尚未形成稳定的规律。在出生后的一段时间内，婴幼儿的肠道神经系统和肌肉系统都在不断发育和成熟。这期间，肠蠕动可能会出现过快、过慢或不协调的情况。当肠蠕动不规律时，肠道内的压力分布也会发生变化，某些部位的压力可能会升高，从而促使近端肠管向远端肠管套入。例如，有时婴幼儿可能会出现突然的肠痉挛，这会导致肠道局部的压力急剧升高，增加肠套叠的发生风险。

2. 病毒或细菌感染

（1）呼吸道感染的影响：呼吸道感染在婴幼儿中较为常见，如感冒、支气管炎等。当婴幼儿发生呼吸道感染时，身体的免疫系统会被激活，产生炎症反应。这种炎症反应可能会影响到肠道的功能。一方面，呼吸道感染可能会引起全身的应激反应，导致肠道蠕动的改变。例如，感染引起的发热、咳嗽等症状可能会使婴幼儿的身体处于紧张状态，从而影响肠道的正常蠕动。另一方面，呼吸道感染可能会通过神经反射机制影响肠道的运动。

例如，咳嗽时的腹压变化可能会传导到肠道，引起肠道的异常蠕动。此外，呼吸道感染时使用的部分药物也可能对肠道产生不良反应，影响肠道的正常功能。这些因素都可能增加肠套叠的发生风险。

（2）肠道病毒感染：如轮状病毒感染，也是引发肠套叠的一个重要因素。轮状病毒是引起婴幼儿秋季腹泻的主要病原体之一。当婴幼儿感染轮状病毒后，病毒会侵袭肠道黏膜细胞，引起肠道黏膜水肿和局部淋巴组织增生。肠道黏膜水肿会使肠道的通透性增加，影响肠道的正常功能。局部淋巴组织增生则会使肠道的局部结构发生改变，增加肠道的不稳定性。同时，病毒感染还会刺激肠道的免疫系统，引起肠道的炎症反应。这些因素共同作用，会使肠蠕动加剧，从而诱发肠套叠。例如，在轮状病毒感染的高峰期，婴幼儿肠套叠的发病率也会相应增加。

（3）细菌性肠炎的作用：细菌性肠炎同样可以引起肠道黏膜水肿和炎症反应，增加肠套叠的发生风险。不同的细菌病原体可能会对肠道产生不同的影响。例如，某些细菌会分泌毒素，这些毒素可以直接损伤肠道黏膜细胞，引起肠道黏膜水肿和炎症。另外，细菌性肠炎还可能导致肠道菌群失调，影响肠道的正常蠕动和消化功能。当肠道蠕动紊乱时，就容易发生肠套叠。

3. 季节性因素

肠套叠发病多见于春秋季节，可能与气候变化引起的感染增多有关。在春秋季节，气温变化较大，人们容易患上呼吸道感染和肠道感染等疾病。对于婴幼儿，他们的免疫系统尚未完全发育成熟，对环境变化的适应能力较弱，因此更容易受到感染的影响。此外，春秋季节也是一些病毒和细菌活跃的时期，这也增加了婴幼儿感染的风险。

例如，在春季，花粉等变应原的增多可能会引起婴幼儿的呼吸道变态反应，从而增加呼吸道感染的风险。在秋季，轮状病毒等肠道病毒的流行也会使婴幼儿更容易患上肠道感染。这些感染因素都可能诱发肠套叠。

（二）继发性肠套叠

继发性肠套叠较少见，多发生于年长儿童和成人。继发性肠套叠通常有明确的解剖学病因或病理性诱因。

1. 肠内病变

（1）肠息肉：是肠道黏膜表面的隆起性病变，可分为炎症性息肉、腺瘤性息肉等多种类型。当肠息肉较大或数量较多时，它们可能会在肠道内形成一个"套头"，成为肠套叠的"起始点"。肠息肉的存在会使肠道的局部结构发生改变，影响肠道的正常蠕动。当肠道蠕动时，息肉周围的肠管可能会因为息肉的阻碍而发生滑动和套叠。例如，一个较大的腺瘤性息肉可能会突出于肠道黏膜表面，使周围的肠管在蠕动过程中容易围绕息肉发生套叠。

（2）淋巴瘤：肠道淋巴瘤是一种发生在肠道的恶性肿瘤。淋巴瘤细胞可以在肠道内形成肿块，这些肿块同样可以成为肠套叠的诱发因素。淋巴瘤引起的肠道病变通常比较广泛，可能会导致肠道的局部狭窄、变形或梗阻。在这种情况下，肠道的蠕动会受到阻碍，容易发生肠套叠。此外，淋巴瘤还可能会侵犯肠道的血管和淋巴管，影响肠道的血液供应和淋巴回流，进一步加重肠道的病变。

（3）憩室：肠道憩室是指肠道黏膜和黏膜下层经肌层向外突出形成的袋状结构。憩室的存在会使肠道的局部变得薄弱，容易发生肠套叠。当肠道内的压力升高时，憩室周围的肠管可能会被挤入憩室内，从而引发肠套叠。例如，在部分老年人中，由于肠道蠕动功能减弱，容易出现便秘等情况，导致肠道内压力升高，增加了肠憩室引发肠套叠的风险。

（4）血管瘤：肠道血管瘤是一种良性肿瘤，通常由血管异常增生形成。血管瘤在肠道内可以表现为肿块或血管畸形。当血管瘤较大时，它可能会影响肠道的正常蠕动，成为肠套叠的诱发因素。血管瘤还可能会破裂出血，引起肠道内的出血和炎症反应，进一步加重肠道的病变。

2. 肠外因素

（1）胰腺假性囊肿：是胰腺疾病的一种并发症，通常是由于胰腺炎、胰腺外伤等原因引起。当胰腺假性囊肿较大时，它可能会压迫周围的肠道，引起肠道的移位和变形。在这种情况下，肠道的蠕动会受到影响，容易发生肠套叠。例如，一个巨大的胰腺假性囊肿可能会推挤邻近的小肠，使小肠的位置发生改变，从而增加肠套叠的发生风险。

（2）肠系膜囊肿：是发生在肠系膜内的囊性病变，可分为淋巴管囊肿、浆液性囊肿等多种类型。肠系膜囊肿的存在会使肠系膜的结构发生改变，影响肠道的固定和支撑。当肠道蠕动时，囊肿周围的肠管可能会因为囊肿的阻碍而发生滑动和套叠。此外，肠系膜囊肿还可能会压迫肠道的血管和淋巴管，影响肠道的血液供应和淋巴回流。

（3）肠道术后粘连：肠道手术后，由于手术创伤和炎症反应，肠道可能会与周围的组织发生粘连。这些粘连会使肠道的位置固定，影响肠道的正常蠕动。当肠道蠕动受到阻碍时，就容易发生肠套叠。例如，在腹部手术后，患者可能会出现肠粘连的并发症，如果粘连的部位正好在肠道的弯曲处或狭窄处，就更容易引发肠套叠。

3. 其他因素

（1）梅克尔憩室：梅克尔憩室是一种先天性肠道畸形，是由于胚胎时期卵黄管退化不全而形成的。梅克尔憩室内可能含有异位的胃黏膜、胰腺组织等，这些组织可以分泌胃酸、胰液等消化液，引起憩室周围的肠道黏膜炎症和溃疡。当炎症和溃疡严重时，就容易诱发肠套叠。此外，梅克尔憩室还可能会引起肠道出血、肠梗阻等并发症。

（2）克罗恩病：是一种慢性肠道炎症性疾病，可累及全消化道。克罗恩病患者的肠道会出现炎症、溃疡、狭窄等病变，这些病变会使肠道的结构和功能发生改变，增加肠套叠的发生风险。例如，在克罗恩病的活动期，肠道的炎症反应会使肠道蠕动紊乱，容易发生肠套叠。此外，克罗恩病患者还可能会出现肠道狭窄、瘘管等并发症，这些并发症也可能会诱发肠套叠。

（3）囊肿性纤维化：是一种遗传性疾病，主要影响肺部和消化系统。在消化系统方面，囊肿性纤维化患者的胰腺功能受损，导致胰液分泌不足，影响食物的消化和吸收。同时，患者的肠道黏液分泌也会异常增多，使肠道变得黏稠，容易发生梗阻。这些因素都可能增加肠套叠的发生风险。此外，囊肿性纤维化患者还可能会出现肝疾病、营养不良等并发症，进一步影响患者的健康。

二、手术

（一）术前管理

肠套叠是一种严重的肠道疾病，若不及时治疗，可能会导致肠坏死、腹膜炎等严重并发症，甚至危及生命。因此，术前管理对于肠套叠患者的治疗至关重要。术前管理的目的是通过一系列的措施，为手术创造良好的条件，提高手术的成功率，降低手术风险。

1. 常用术式

套叠肠管复位术是肠套叠手术治疗的主要方法。该术式通过手术将套入的肠管复位，恢复肠道的正常解剖结构和功能。

2. 适应证

（1）发病超过48小时而全身情况不良：肠套叠发病时间较长，超过48小时，可能会导致肠道缺血、坏死，引起全身感染、休克等严重情况。此时，需要及时进行手术治疗，解除肠套叠，恢复肠道的血液供应。

（2）腹胀严重，透视下有多个大液平：腹胀严重表明肠道内积气、积液较多，可能是由于肠套叠导致肠道梗阻引起的。透视下有多个大液平是肠道梗阻的典型表现之一。这种情况下，需要进行手术治疗，解除肠道梗阻，恢复肠道的通畅。

（3）便血严重、肠坏死、腹膜炎：便血严重可能是由于肠道黏膜受损、出血引起的。肠坏死、腹膜炎是肠套叠的严重并发症，会导致患者出现剧烈腹痛、发热、白细胞计数升高等症状。一旦出现肠坏死、腹膜炎，必须立即进行手术治疗，切除坏死的肠管，清除腹腔内的感染灶。

（4）小肠型肠套叠和套叠肠管太长达降结肠或脱出肛门外，估计空气灌肠困难者：小肠型肠套叠和套叠肠管较长的情况，空气灌肠复位的成功率较低。如果估计空气灌肠困难，应选择手术治疗。此外，如果套叠肠管脱出肛门外，也需要进行手术复位，以避免肠管缺血、坏死。

（5）痢疾合并肠套叠：痢疾是一种肠道传染病，可引起肠道黏膜炎症、水肿，增加肠套叠的发生风险。痢疾合并肠套叠时，病情较为复杂，需要进行手术治疗，同时治疗痢疾和肠套叠。

（6）空气或钡剂灌肠复位失败或穿孔者：空气或钡剂灌肠是肠套叠的非手术治疗方法之一。如果灌肠复位失败或出现穿孔等并发症，应立即进行手术治疗。

（7）慢性肠套叠或多次反复发作的肠套叠，疑有器质性病变者：慢性肠套叠或多次反复发作的肠套叠，可能是由于肠道存在器质性病变引起的，如肠息肉、淋巴瘤、憩室等。这种情况下，需要进行手术治疗，切除病变的肠管，以防肠套叠的再次发生。

（8）无空气灌肠设备者：在部分医疗条件较差的地区，可能没有空气灌肠设备。此时，如果患者需要治疗肠套叠，只能选择手术治疗。

3. 禁忌证

早期肠套叠非手术治疗成功率很高，故遇到这类疾病应首选非手术治疗。一般来说，只有在非手术治疗失败或出现严重并发症时，才考虑手术治疗。因此，早期肠套叠一般不作为手术治疗的禁忌证。但是，如果患者存在严重的心肺功能不全、凝血功能障碍等情况，可能无法耐受手术，此时应谨慎选择手术治疗。

4. 术前准备

（1）及时补液，纠正脱水、酸中毒及休克状况：肠套叠患者常伴有呕吐、腹泻等症状，容易导致脱水、酸中毒及休克。因此，术前应及时补液，纠正脱水、酸中毒及休克状况。补液的种类和量应根据患者的具体情况进行调整，一般包括生理盐水、葡萄糖溶液、碳酸氢钠等。同时，应密切监测患者的生命体征，如血压、心率、呼吸等，及时调整补液方案。

（2）术前应用抗生素，预防感染：肠套叠患者的肠道可能存在细菌感染，手术过程中也可能会引起感染。因此，术前应应用抗生素，预防感染。抗生素的选择应根据患者的病情、感染部位和病原菌等因素进行调整。一般来说，常用的抗生素包括头孢菌素类、青霉素类等。

（3）术前静脉穿刺置管并留置胃管：术前应进行静脉穿刺置管，以便于术中输液、输血和给药。同时，应留置胃管，以减轻胃肠道的压力，防止呕吐和误吸。胃管的留置时间应根据患者的病情和手术情况进行调整，一般在术后胃肠道功能恢复后拔除。

（二）术中管理

1. 麻醉与体位

常规采用气管插管全身麻醉。患者取仰卧位。

2. 操作要点

（1）切口：右下腹直肌纵切口或右上腹横切口。

（2）手法复位：术者右手伸入腹腔，从左腹部开始沿结肠方向寻找套叠肿块，并将套叠肠管托出切口外。术者拇指和示指交替缓慢挤压套叠头部。

（3）肠切除吻合术：术中见鞘部已有白色斑块状动脉性坏死或套入部静脉性坏死，实施肠切除吻合术。

（4）肠外置或肠造口术：当患者存在休克、病情危重或肠套叠手法复位后局部血液供给有困难时，可将肠祥两断端或可疑肠祥外置于腹壁外，切口全层贯穿缝合，表面覆盖油纱保护，经24～48小时，待休克纠正、病情平稳再行二期肠吻合术。观察可疑肠祥循环恢复情况，决定还纳入腹或行肠切除吻合术。如肠切除后患者全身或局部循环不满意，无法行肠吻合时，可行肠造口术。

（5）关腹：逐层关腹。

3. 注意事项

（1）复位过程中用力要均匀，切忌用手向外牵拉套叠近端的肠管，以防加重损伤或造成肠破裂。

（2）复位后对颜色发黑的肠管，可以用温盐水纱垫包裹，系膜侧以0.25%普鲁卡因封闭。若肠管恢复蠕动，证明血液循环良好，可将肠管还纳腹腔。如经上述处理肠管仍呈紫色，血管搏动不明显，且蠕动波不能通过，可行肠切除术。

（3）如肠管坏死界限不清，或患者情况较差，可先行肠外置术，以便缩短手术时间，同时积极抗休克治疗。待24小时后，如肠管恢复血液循环、色泽良好，可再次手术还纳肠管；如肠管已坏死，则行肠切除吻合术。

（三）术后管理

1. 常规处理

（1）饮食调整与注意事项：术后需禁食水并进行胃肠减压，同时补液以纠正酸碱平衡失调。这是因为术后肠道功能尚未恢复，禁食水和胃肠减压可减轻肠道负担，防止呕吐等不良反应。待肠蠕动恢复后，可拔除胃管并开始适量给予流质饮食，但恢复饮食速度不宜过快，以避免对肠道造成过度负担。应逐步过渡到半流质和正常饮食，密切观察患者进食后的反应。

（2）抗感染治疗：术后进行抗感染治疗，一般应用2～3天。对于行肠切除和腹腔污染较重的患者，应加大抗生素量和延长疗程。这是为了预防术后感染，尤其是在肠道手术中，感染风险较高，及时有效的抗感染治疗对于患者的康复至关重要。

（3）防止肠粘连措施：为防止肠粘连，可由胃管注入或口服理气通下的中药。这些中药有助于促进肠道蠕动，减少肠粘连的发生。

（4）术后护理细节：术后使用腹带可预防腹壁裂开。术后7天拆线，减张缝合的患者则在10～12天拆除缝线。此外，对于外置肠管应严密观察，注意其色泽、活力和蠕动功能，以便及时发现并处理可能出现的肠道并发症。

2. 并发症防治

（1）高热抽搐：肠套叠患者因肠道出现梗阻，频繁呕吐致使严重脱水，肠系膜血管发生绞窄进而导致肠壁坏死，肠腔内大量细菌繁衍、毒素被吸收，从而引发全身中毒症状，在术前及术后都有可能出现高热抽搐的情况。所以，术前应当施行纠酸、补液、降温等对症支持性治疗手段，以防止术后出现高热现象。

（2）腹泻：在术后，大便的次数会增多，这可能与肠管水肿、黏膜出血及梗阻之后肠内容物的排出存在关联。严重的腹泻能够引发脱水与酸中毒，必须进行补液，并应用肠道抗生素。

（3）肠坏死穿孔、腹膜炎：倘若在手术中对肠管活性的判断出现失误，术后病变继续发展，血管栓塞就可能致使肠壁出现缺血性坏死、肠穿孔及腹膜炎。在手术过程中，如果无法确定肠管的活力，宁可将其切除进行肠吻合或者肠外置，切不可抱有侥幸心理将其放入腹腔。

（4）吻合口瘘和肠瘘：吻合口处肠壁水肿、血运不佳、缝合技术存在缺陷以及感染等，是导致吻合口瘘的主要因素。细小的瘘孔通过禁食、胃肠减压、静脉营养及抗感染等措施，大多能够痊愈。瘘口较大以及存在弥散性腹膜炎的患者，多数需要进行手术治疗。

（5）术后肠套叠复发：多次复发、灌肠未能成功及疑似存在器质性病变的情况，应当进行手术探查，同时可以考虑实施预防复发的手术。

（6）伤口裂开：由于婴幼儿的腹壁较为薄弱，腹肌发育不良，在术后出现咳嗽、腹胀、哭闹等状况，致使腹压突然增大，对缝合口形成冲击，使缝线割裂腹膜，小肠移至皮下进而导致伤口崩裂，发生肠脱出。腹腔及伤口感染是造成伤口崩裂的另一个原因。手术采用横切口，尽可能减少腹腔受到的污染，关闭切口时逐层进行缝合，术后进行胃肠减压，应用新斯的明或者中成药来促进肠功能的恢复，并且用腹带和绷带包扎腹部以抵御冲击力，能够有效地防止伤口裂开情况的发生。

（7）肠粘连：在腹腔手术后，都有可能出现不同程度的肠粘连，尤其是在肠坏死穿孔、肠切除吻合术后。术后早期的粘连性肠梗阻多数能够通过中药灌肠等保守治疗得以痊愈，晚期保守治疗没有效果的则需要进行手术治疗。

第四节　消化道重复畸形

消化道重复畸形是一种少见病，常表现为一些片状或管型结构附着于消化道系膜侧。可发生于消化道的任何部位，包括口腔和肛门。1937 年，有学者提出，将以往对这类疾病的描述性名称，如肠或肠源性囊肿、巨大憩室、回肠、空肠、或结肠重复、非典型性梅克尔憩室等，统一命名为"消化道重复畸形"。这一概念主要是指出现在消化道系膜侧的先天畸形，且这些畸形与原有肠管有着相同的血供。尽管如此，也有学者仍然认为大部分的重复畸形还应该被称为"肠源性熳肿"，因为病变中很少一部分真正会有消化道"重复"。

一、胚胎学

胚胎学上，重复畸形按部位可分为前肠、中肠及后肠重复畸形。前肠重复畸形包括咽、呼吸道、食管、胃和十二指肠的第一部分及第二部分近端。中肠重复畸形包括十二指肠第二部分远端、空肠、回肠、盲肠、阑尾、升结肠，以及横结肠近端 2/3。后肠重复畸形包括横结肠远端 1/3、降结肠、乙状结肠、直肠、肛门以及泌尿系统。以往有病例研究发现所有肠重复畸形中 39% 是前肠重复畸形，另外 61% 的重复畸形为中肠和后肠畸形。

（一）部分孪生

某些特殊的重复畸形代表了部分孪生，特别是末端回肠和结肠的管状重复畸形。和部分孪生有关的先天畸形范围很广，从躯干下部及下肢的完全性孪生到仅只有后肠肠腔重复。这些病变都合并有下尿路的重复畸形。也有报道部分罕见的头部孪生。一旦结肠出现完全性重复畸形，其中一个或两个肠管开口会出现会阴或泌尿生殖道瘘，也可能合并肛门闭锁畸形。肛门、阴道以及膀胱的重复畸形也有详细的文献记载，且常常合并一些严重的其他畸形，如脊柱重复，或双头畸形。

（二）脊索分裂

有关消化道重复畸形起源方面的众多理论中，最完善的莫过于有关肠神经管发育方面的理论。1943 年，有学者发现许多胸部的重复畸形常常合并有颈椎和胸椎畸形。这些重复畸形可以附着于椎体上，而且与椎管相通。这个发现使学者们提出了"脊索分裂理论"。胚胎发育早期有两个胚层：外胚层和内胚层。虽然中胚层在这两个胚层之间，但在很短一段时间里，内外两个胚层是紧密相连的。紧接着，出现一个暂时性的开放性通道（脊索板），作为神经外胚层与肠管内胚层之间的连接。一般正常情况下，脊索板会慢慢向背侧迁移，而且随着两侧中胚层细胞的长入，脊索板最后会和内胚层隔离开来。

如果脊索板出现迁移障碍，以至于其依然和内胚层相连，椎管就不可能在腹侧闭合，而且会出现一个类似于憩室的管腔与原始肠腔相连。这个管腔可以在腹侧面保持开放，使肠腔和椎管之间出现一条瘘管。管腔也可以是闭合的，只残留纤维性条索。大多数情况下，瘘管最后都消失了，不能消失的则成了消化道重复畸形。该理论可以解释胸部和尾部的重复畸形常与脊柱畸形有关，但其不能解释那些没有合并脊柱畸形的消化道重复畸形的情况。

（三）胚胎期憩室形成与管腔再通化障碍

在对人和动物的胚胎研究中，有学者发现一个有趣过程，即有许多微小的串珠样小肠上皮会突入到上皮下结缔组织中去。因此，根据胚胎期小肠出现许多憩室的发现，有学者提出消化道重复畸形只是消化道憩室的一种。消化道憩室回肠多发部位与消化道重复畸形回肠多发部位非常一致。该理论可以解释部分没有合并脊柱畸形的消化道重复，但它无法解释消化道重复畸形中出现的黏膜变异，尤其是常见的异位胃黏膜。而且，按照该理论推断，憩室可以发生在整个肠周，而消化道重复畸形只局限在肠系膜侧。

管状重复畸形也无法通过该理论进行解释。有学者认为原始肠腔实心期后的消化道管腔再通异常（妊娠 6～7 周）是导致肠重复畸形的主要原因。但如果按照该理论，重复畸形也无法仅局限在肠系膜侧，而且原始肠道发育实心期并不包括十二指肠及尤以上部分，就没有管腔再通化障碍，也就不会出现十二指肠或胃的重复畸形，因此该理论存在与临床相悖之处。

二、病理学

重复畸形是在病变消化道系膜侧的管腔样结构。消化道重复段和其他成熟肠道一样，有着相同的黏膜组成和血供，但与其他肠管并不连续。常为孤立性病变，囊型比管型多见，大小不固定。重复肠管有肌层且常常被覆上皮组织，上皮组织在显微镜下观察类似与其相连的正常肠管。有时病变肠管也会被覆异位上皮组织，例如，舌基底部发现结肠上皮组织，或肛门附近的窦道内发现胃上皮组织。重复肠管内含有胃上皮组织，其出现消化性溃疡、穿孔、出血的概率将上升。重复肠管内异位胃黏膜的存在更能提示是重复畸形。更有报道称在胃、回肠和结肠的重复肠管内发现异位胰腺组织。

肠道重复畸形的内容物相差很大，其与重复肠管内被覆上皮的类型有关，也与重复肠管是否与附近正常肠管相通、重复肠壁是否存在坏死等因素相关。如果重复肠管和其相邻的正常肠道相通，其内容物就和相邻肠道相同。如两者之间没有开口或通道，更多情况下重复肠管为内含有黏液或乳糜的囊肿。一个患者可出现数个重复畸形病灶，其同时出现其他合并畸形（如脊柱畸形，脊髓脊膜膨出，肛门闭锁，肠旋转不良，尿生殖道畸形，多脾综合征，十二指肠闭锁）的概率也会增加。重复畸形并未发现有遗传倾向。

恶性肿瘤是小肠重复畸形的罕见并发症。有报道在成人中发现来源于小肠和结肠重复畸形囊肿的腺癌。

三、常见重复畸形

（一）食管重复畸形

1. 诊断

食管是前肠重复畸形的相对好发部位（19%）。病变大部分为壁内、非交通性囊肿，且多发生在食管右侧。当其出现严重呼吸道压迫症状时，就诊时间早，并需要紧急处理。但通常其很少出现明显临床症状，故首诊时间较晚。胸部 X 线检查中可以发现食管附近有一个含气或液体的囊肿，但并不能仅依此作为确诊依据。食管造影可以提供更多信息，明确食管是否受压，管腔之间是否相通等。超声检查和 CT 扫描更能明确诊断，同时了解是否存在多发病变，10% ～ 20% 的食管重复畸形病例可为多发病变。放射性锝99 扫描（^{99M}Tc）可以在消化道出血的患者中发现有无异位胃黏膜的存在。

2. 治疗

当重复畸形的病变和正常食管黏膜层不相通时，开放性手术切除病变相对简单。术式的选择主要取决于病变的部位。颈段的食管重复可以采用锁骨上切口进行手术，手术中需注意避免伤害迷走神经、膈神经以及胸导管。胸内的重复畸形可以采用标准后外侧开胸切开或者是通过胸腔镜的方法进行切除，术后可放置胸腔引流管。

（二）胸腹部重复畸形

1. 诊断

胸腹部的重复畸形比较罕见，只占全部消化道重复畸形的4%。病变往往同食管分开，右侧多于左侧，但有可能和其他重要器官相连，如主动脉、奇静脉、气管支气管等。它们一般位于后纵隔，并且穿过横膈，与胃、十二指肠或小肠相通。影像学检查的意义同食管重复畸形一样，需要特别注意的是，术前应判断其是否合并脊柱及脊髓病变，这方面 CT 扫描和 MRI 有着独到的优势。对那些出现脊髓受压、神经症状和有脊柱畸形的患儿，更应提高警惕。

2. 治疗

胸腹联合重复畸形病例处理起来非常棘手。可以采用两次手术分别切除胸腔内和腹腔内病变，也可以联合胸腔镜和腹腔镜进行一次手术操作。虽然腹腔内病变往往无症状，但胸腔病变往往因为肿块压迫肺或呼吸道而引起症状。如果胸部病灶中含有胃黏膜成分，可能会出现消化性溃疡，进而糜烂穿孔浸入肺实质，而出现咯血症状。一旦出现咯血并发症，就有可能需要肺叶切除。

（三）胃重复畸形

1. 诊断

胃是重复畸形中最罕见的发病部位之一，一般只占全部消化道重复畸形的 9%。胃重复畸形一般多见于女性，其发病率是男性的 2 倍。大部分的胃重复畸形在胃大弯处，少数病变与正常胃之间有蒂相连，多数情况下，病变呈闭合的囊肿或管状结构。3% 的胃重复畸形合并其他畸形。最常见的合并畸形是合并其他部位的囊肿，尤以合并食管囊肿最常见。也可合并胰腺的重复畸形，可能是由于腹侧胰腺原基旋转不良造成。

60% 的胃重复畸形在生后第一年就得到诊断，其中 40% 在新生儿期因上腹部扪及一囊性肿块并出现呕吐和体重减轻而就诊。胃出口梗阻是重复畸形较常见的症状，临床表现与肥厚性幽门梗阻类似。胃重复畸形较少出现消化性溃疡，只有在重复囊肿和正常胃之间相通时，可能出现吐血和（或）黑便。重复性囊肿很少合并恶性肿瘤。

胃重复畸形术前诊断较为困难。X 线检查往往只有阴性结果而毫无诊断价值。消化道造影可能在胃大弯处提示有胃部受压。部分患者当正常胃里面的造影剂都排空后，因重复囊肿内仍留有造影剂，从而可了解重复畸形与正常胃之间的关系。超声检查对胃重复畸形的诊断很有帮助。

2. 治疗

由于胃重复畸形往往出现胃出口梗阻、出血甚至腹膜炎等症状，一般需要外科手术进行治疗。手术切除囊肿同时可能需要楔形切除一部分与囊肿相邻的胃组织，单层褥式缝合创面。儿童应尽量避免行胃部分切除术，除非必要，为避免远期并发症，切除儿童胃组织应少于 25% ~ 30%。

手术治疗沿胃大弯的长段、管型重复畸形时，需要广泛切除与重复畸形毗邻的胃组织，但实际上很难全部切除。通常的解决办法就是切除大部分的重复畸形，剥离剩余部分的黏膜，尽可能保留胃组织。可通过向胃内注气的方法，确认正常胃组织和重复畸形之间的共用壁没有穿孔以后，利用剩余的浆肌层包绕裸露部分进行缝合。也有文献描述沿着胃大弯利用直线吻合器分离共用肠管壁的方法。

（四）幽门重复畸形

1. 诊断

真正的幽门重复畸形罕见，罕有文献报道。幽门重复畸形大部分在出生后第一周就出现临床症状，其症状和体征与肥厚性幽门梗阻极其相似。呕吐、体重减轻、可扪及的腹部肿块是其主要临床表现。与肥厚性幽门梗阻的腹部肿块明显不一样的是，前者肿块大且光滑，后者往往肿块小而且为非固定的"橄榄"样。

由于幽门重复畸形的体格检查特异性不强，因此影像学检查对诊断非常重要。X平片显示远端小肠未见充气，从而提示胃出口梗阻或十二指肠梗阻，或X线片中发现少见的囊肿壁内钙化影。超声检查可能发现腹腔占位有内壁高回声的黏膜层和外壁低回声的肌层，从而将其和肠系膜囊肿区分开来。消化道造影检查可以帮助区分幽门的重复畸形还是肥厚性梗阻。诊断幽门重复畸形，术前检查必须包括ERCP（内镜下逆行胰胆管造影术）、PTC（经皮肝穿刺胆道造影术）、MRCP（磁共振胰胆管成像），用于评估胆道及胰腺情况。

2. 治疗

根据已报道的文献，幽门重复畸形病例手术方法主要为纵行切开幽门管，切除重复病灶，纵切横缝重建幽门管。术后并发症罕见。如术前评估手术危及胰腺或胆管，可行囊肿引流。

（五）十二指肠重复畸形

1. 诊断

十二指肠重复畸形占全部消化道重复畸形的4%。通常情况下，其位于十二指肠背部且不与肠管相通。大部分的患者因为部分性或完全性十二指肠梗阻及上腹部肿块而继发呕吐。10%～15%的患者含有胃黏膜成分，可能出现呕血或穿孔。特殊位置的十二指肠重复畸形可导致胆道梗阻甚至胰腺炎。当重复畸形体积足够大时，X线显示非透亮影取代了右侧腹部正常小肠位置。消化道造影检查显示十二指肠向上推移，以及由于重复畸形压迫十二指肠管腔而出现"鸟嘴征"。有时造影剂可进入囊腔，从而确认囊肿与正常肠管之间存在交通。超声检查可以在肝下发现囊性肿块及经典的黏膜层与肌层双层征象。

2. 治疗

由于十二指肠重复囊肿内含有异位胃黏膜，需要通过手术与正常十二指肠分离并予以切除，切除后的十二指肠缺损需双层缝合关闭。术中胆管造影有利于确认囊肿与胆道以及胰管的关系。对于病变范围比较广泛，或术前评估切除囊肿将损伤胆道系统，建议行囊肿引流术，将其与十二指肠吻合，或切除部分囊肿，剥离残余囊肿的黏膜，残留与十二指肠或胰腺紧密相连的囊壁。

（六）小肠重复畸形

1. 诊断

小肠重复畸形占全部消化道重复畸形的45%，大部分表现为末端回肠的囊肿型重复畸形。空肠和回肠的重复囊肿一般在肠系膜侧，且多数与相邻的肠管共用肌层，但不与其管腔相通。部分囊肿压迫邻近肠管可导致肠梗阻，或作为诱因发生肠套叠甚至肠扭转。

管状重复畸形同囊肿型在许多方面比较类似，但多数管状重复畸形可与正常肠管的管腔相通，也可能含有胃黏膜成分，或发现胰腺成分。管状重复畸形长度可以是数厘米，也可累及小肠全长。重复畸形与正常管腔之间的窦道开口可在小肠头侧（近端），可引起重复畸形管腔含有肠内容物而扩张。开口也可在小肠尾侧（远端），重复畸形管腔内肠液排空而扩张不明显。部分病例交通开口可出现在小肠多个不同地方。

出血是小肠管状重复畸形的常见症状，严重者可导致穿孔。腹部 X 线可显示囊肿导致的非特异性肠管气体影移位，或显示肠梗阻或穿孔征象。超声图像有助于鉴别肠系膜囊肿和重复性囊肿。消化道造影可显示正常肠管移位，在重复畸形与正常管腔有较大窦道开口时，可能显示部分瘘管及重复畸形。

2. 治疗

处理囊性重复畸形比较容易，切除囊肿本身及附带相连的肠管，采用单层缝合技术行肠管端端吻合，并关闭肠系膜裂口。管状重复畸形如果病变段短，可以采用和囊性重复畸形相同的处理方式。但大部分病变累及较长段的肠管，需要进行个体化治疗。有学者建议在重复畸形肠段取多个切口，分段剥除重复畸形段的黏膜层。诺里斯（Norris）等人从比安奇（Bianchi）报道的肠管延长术中得到启发，分离最靠近小肠肠壁的两侧系膜血管，切除重复畸形肠管的全部黏膜层和绝大部分肌层，保留连接着两侧系膜血管的少量肌层，锁边缝合，这样既切除了重复畸形肠管的黏膜和明显缩小管腔，又保留了正常肠管的血供，以治疗长段型重复畸形。

（七）结肠重复畸形

1. 诊断

最为罕见的重复畸形莫过于结肠重复畸形。多数婴儿期诊断。有一些研究显示该疾病好发于女婴。麦弗逊（McPherson）等人提出了针对结肠重复畸形的简单分类法，Ⅰ型为肠系膜侧囊肿，Ⅱ型为憩室，Ⅲ型为管状重复畸形，其中Ⅲ型最为常见。许多病因学因素都有可能和"双结肠"发生有关。其中最具实用价值的理论认为胚胎发育过程中的某个阶段，胚原基具有分化为多重器官的潜能，后肠胚原基在这期间分化形成末端回肠、结肠、直肠、膀胱以及输尿管。分化异常不仅导致消化道重复畸形发生，也可导致下尿路重复畸形。

囊肿性（Ⅰ型）和憩室型（Ⅱ型）所占比例不大。它们可以通过 X 线及消化道造影检查发现。钡剂灌肠有助于鉴别Ⅱ型和Ⅲ型病变与正常结肠之间是否存在通道。特别是在处理Ⅲ型病例时，需要通过其他影像学检查排除是否合并尿生殖道或腰骶部脊柱畸形。由于结肠重复畸形的管腔内多数只含结肠黏膜成分，因此放射性同位素检查运用较少。

一般而言，完全性结肠重复畸形。在新生儿期很少出现症状。除非由于肛门重复畸形或在会阴部发现正常孔道以外的其他异常开口而就诊。这些异常开口可以是 1 个或者

2 个，可表现为直肠阴道瘘或直肠尿道瘘。

2. 治疗

除非出现肠梗阻或者合并肛门闭锁并发症，一般结肠重复畸形很少需要在新生儿期手术干预。所有的囊性病变以及大部分的管型病变都可以通过手术切除进行治疗。累及全结肠段的重复畸形，处理原则是将两个结肠管腔均引流至同一肛门开口。如果一个结肠管腔已有开口于会阴，则只需要将重复结肠与伴随结肠吻合相通，完成引流即可。重复结肠与伴随结肠的吻合可利用直线吻合器进行。如果两段结肠都未开口于会阴，则需要经骶肛门成形术。但无论何种情况，新生儿时期处理以引流双结肠为目的，可行结肠造瘘。

（八）直肠重复畸形

1. 诊断

目前，文献报道的直肠重复畸形只有 70 例左右，占全部消化道重复畸形的 5%。直肠重复畸形在新生儿期往往会出现肛周瘘管，或是弥散至肛周的会阴肿胀。囊肿大小及有无压迫症状、有无可见的瘘管、是否感染、是否含有胃黏膜成分、是否发生溃疡或恶变，决定其临床表现。重复囊肿一般位于直肠后间隙，内含无色黏液，有时合并感染，发生率为 20% ～ 45%。目前没有直肠与尿道瘘的相关报道。有关恶变的报道多在 40 岁以上患者中发生。

2. 治疗

直肠重复畸形囊肿的治疗手段一般是手术切除或者是肠壁开窗术。根据解剖位置的不同，手术入路可选择经肛门或经骶部进行。如果是较长段的重复畸形或者是复杂的囊肿，可通过较长的后矢状入路切口以获得足够的手术视野的暴露。如果合并其他重复畸形，首要原则是切除全部重复畸形的黏膜层，留肌层于原位。

据文献报道直肠重复畸形合并其他畸形比较常见，如骶前肿瘤（16%），肛门直肠畸形（21%）。这些病变处理起来非常棘手，而且需要在术前详细评估胃肠道及尿生殖道情况。保持消化道和泌尿道的连续性非常重要，所以需要对这些特殊病例进行个体化治疗。

总之，消化道重复畸形代表了一系列种类繁多、分类复杂的先天畸形。对病变范围局限、又比较容易进行干预的重复畸形，手术处理方法相对简单。对部分特殊位置的病变，切除本身会伤及周边结构时，如果重复畸形没有胃黏膜成分，就可以只是简单地将囊肿与正常肠管进行吻合。但如果存在持续性出血，则需要考虑可能存在胃黏膜成分。在不能进行切除时，需要剥离黏膜成分，将部分肌层留在体内。

第五节　十二指肠隔膜

十二指肠梗阻是新生儿时期高位肠梗阻最常见病因，发病率为 1/（5000 ～ 10000）活产儿。导致十二指肠梗阻的因素可分为内在病变、外在病变或者两种因素联合导致。内在病变包括十二指肠闭锁、狭窄、无孔型隔膜、有孔型隔膜或蹼状物呈风带样改变。

蹼状物呈风带样改变是十二指肠隔膜的一种，由于近端肠管蠕动、肠内液体推挤作用，使近端肠管呈气球样扩张。外在病变包括环状胰腺、肠旋转不良、十二指肠前门静脉。尽管环状胰腺在十二指肠降部形成一个缩窄环，通常不认为其直接导致十二指肠梗阻，通常会伴发肠狭窄或者肠闭锁。同样，很少有报道单纯十二指肠前门静脉造成十二指肠梗阻，而常伴发其他造成梗阻的病因，如肠旋转不良或者十二指肠闭锁。

按照学者们的研究，将十二指肠闭锁分为 3 类。①Ⅰ型闭锁：最常见，表现为黏膜及黏膜下隔膜及完整的肌肉壁。胆管在 Vater 壶腹的开口通常位于隔膜近端。②Ⅱ型闭锁：闭锁的两断端为一纤维索带连接。③Ⅲ型闭锁：闭锁两断端分离，伴有肠系膜缺损。据报道，Ⅰ型发病率约为 92%，Ⅱ型 2%，Ⅲ型 7%。十二指肠狭窄发病率约占闭锁的一半。

导致十二指肠梗阻的各种病变类型。十二指肠的近远端分离，相连，或者为一纤维索带，其他分类包括十二指肠狭窄，无孔型隔膜，有孔型隔膜，蹼状物呈风带样改变，环状胰腺。

一、病因

尽管目前已经熟知十二指肠闭锁的病理生理，但其根本病因仍不明确。十二指肠闭锁或狭窄常伴发其他先天畸形，这个现象使研究者倾向于考虑是孕早期的发育异常导致了十二指肠闭锁或狭窄及合并畸形。十二指肠闭锁是一种独立病变，不同于小肠或者结肠闭锁，后者由发育晚期肠系膜血管事件导致。劳温（Lauw）及巴纳德（Barnardc）阐述了经典的血管障碍学说。

产妇的高危因素尚不明确。尽管可达 1/3 十二指肠闭锁患儿伴发唐氏综合征，但这并非发生十二指肠闭锁的独立危险因素。美国加利福尼亚曾对 250 万儿童进行普查，唐氏综合征患儿并发十二指肠闭锁的概率高达 265 倍，相关系数 46，发病率为 1.2/10000 出生儿。十二指肠闭锁并非有家族遗传因素，但仍有少部分家族病例的报道以及少数遗传性多发肠闭锁致死病例的报道。

二、伴发畸形

约 50% 的十二指肠闭锁患儿可伴发其他畸形，其中唐氏综合征占 30% 左右。有研究对 1759 例十二指肠闭锁患儿进行统计分析发现，其相关畸形发生率分别为唐氏综合征（28%）、环状胰腺（23%）、先天性心脏病（22.6%）、肠旋转不良（20%）、食道闭锁（8.5%）、泌尿生殖系统畸形（8%）、直肠肛门畸形（4.4%）及其他肠道闭锁（3.5%）。

十二指肠闭锁患儿合并椎骨畸形的概率报道变化在 2% ～ 37% 之间。而并发肌肉骨骼系统畸形的发病率较低。其他并发少见畸形包括狄兰氏综合征、染色体异常、多发肠道畸形、胆总管囊肿、免疫缺陷病、气管软化症及内脏转位等。

在所有合并畸形中，复杂心脏畸形是造成十二指肠梗阻患儿死亡的主要原因。韦基奥（Vecchia）报道了 25 年中进行的 138 例十二指肠闭锁患儿，其中 4% 的手术病死率是因为复杂先天心脏畸形。另外两个影响十二指肠梗阻患儿病死率和致残率的重要因素是早产及低出生体重。出生伴有 VACTERL 综合征中 3 种及 3 种以上畸形的新生儿病死率相当高，总体存活率仅为 40%～77%。施皮茨（Spitz）等人报道，同时出现食管及十二指肠闭锁的患儿病死率相当高，从 67% 到 94% 不等。杰克逊（Jackson）等人认为造成死亡的主要原因是术前未能诊断和发现其他伴发畸形。

三、临床表现及诊断

（一）临床表现

50% 的十二指肠梗阻患儿为早产、低出生体重。呕吐为最常见的症状，通常在出生后第 1 天出现。由于 80% 以上的梗阻位于十二指肠 Vater 壶腹以下，因此大多数患儿的呕吐物含有胆汁。梗阻位于壶腹部近端，则呕吐物不含胆汁。胃肠减压可引流出大量含胆汁胃液。由于是高位梗阻，通常不会出现全腹部的膨隆，而可表现为上腹部膨隆。部分患儿生后 24 小时解胎粪，然后出现便秘。如果没有及时诊断或者没有足够补充丢失的水电解质，将很快出现进行性体重减轻、脱水及电解质紊乱，以低血钾和（或）低血氯性碱中毒为主。十二指肠不完全性梗阻情况下，症状出现可延迟。

（二）诊断

十二指肠梗阻的诊断依赖于影像学检查。腹部平片显示扩张的胃及十二指肠，以及特征性"双泡征"胃及近端十二指肠充气，十二指肠远端肠道无气体充盈。在不完全梗阻情况下，腹部平片除表现为"双泡征"外，远端小肠可见部分、少量气体充盈。环状胰腺腹部平片通常很难与十二指肠闭锁或狭窄区分。

部分十二指肠不完全性梗阻患者的腹部 X 线检查可无异常发现，而通常需要进行上消化道造影检查，以明确不完全性肠梗阻的原因。如造影检查显示十二指肠狭窄段伴有近端扩张、扩张段后是急剧缩小的远端，常提示有孔型隔膜闭锁。

不完全性肠梗阻症状出现常延迟。有孔型十二指肠隔膜闭锁的诊断可延迟至数月甚至数年。

（三）鉴别诊断

临床上十二指肠梗阻最重要的鉴别诊断是肠旋转不良或中肠扭转造成的肠梗阻。肠旋转不良主要是由 Ladd's 索带形成外源性压迫性梗阻，其常为非完全性梗阻。一旦发生中肠扭转，即使扭转为间隙性，或症状轻微，也可在数小时内造成全小肠坏死，因此诊断比较紧迫。肠旋转不良腹部 X 线较少表现为"双泡征"，且远端肠管充气多；多数患儿钡餐造影检查表现为小肠呈螺旋圈样扭转。然而，塞缪尔（Samuel）报道认为十二指肠闭锁或狭窄患儿可并发肠旋转不良，不会并发肠扭转。

十二指肠前门静脉临床上少见，且症状不典型。其很少造成十二指肠梗阻，往往与其他的肠道畸形并发存在。十二指肠前门静脉很难在术前做出诊断。

十二指肠梗阻可能合并其他各种先天畸形，尤其可能合并严重心脏畸形，急需在术前做出诊断。此外，需要脊柱正侧位片检查整个脊椎，排除有无脊椎畸形。另外，常规进行心超声、肾超声检查。对超声发现泌尿生殖系统异常或者合并直肠肛门畸形的患儿，应再行排泄性膀胱输尿管造影检查。对于合并便秘或唐氏综合征的患儿，需进行直肠黏膜活检，以排除巨结肠。

四、术前处理

十二指肠闭锁是相对急诊，在确保患儿血流动力学和水、电解质平衡稳定之前，不应急于手术。在病史询问和体格检查过程中，患儿无呼吸窘迫表现，X 线显示十二指肠闭锁的常见表现，即上腹部"双泡征"、其他肠道无充气（除外肠旋转不良），可以择期进行手术。

患儿生后早期应经鼻放置胃肠减压、静脉液体复苏。持续呕吐会导致低钾血症、低氯血症代谢性碱中毒，因此需积极采血进行电解质检查，并纠正电解质紊乱。同时，放置经鼻胃管可排除食道闭锁，仔细检查肛门以排除各种形式的肛门闭锁。

由于很多十二指肠闭锁的患儿是早产儿或低出生体重儿，因此所有操作过程均应注意保暖，并避免低血糖发生。对于极低出生体重儿、合并呼吸窘迫综合征或严重先天心脏畸形等的十二指肠梗阻患儿，需要心肺复苏或机械通气等相关特殊准备。

五、手术

十二指肠与十二指肠吻合是治疗十二指肠闭锁、狭窄和环状胰腺可供选择的术式之一。十二指肠与十二指肠吻合包括菱形吻合（近端横向切口、远端纵向切口）和十二指肠侧侧吻合。有报道认为菱形吻合术后能较早进食和出院，有利于改善远期预后。

近年来，巴克斯（Bax）和罗森博格（Rothenberg）分别报道了首例和首批腹腔镜手术治疗十二指肠梗阻。报道认为腹腔镜手术安全有效，可作为又一备选术式。但他们强调这类腹腔镜手术仅应该在条件允许的治疗中心，同时手术者必须掌握腹腔镜操作技巧情况下进行。

（一）十二指肠与十二指肠吻合

1. 切口

患儿取仰卧位，上腹部稍垫高，手术台上铺有保暖热毯，气管插管麻醉。事先预热的碘伏消毒腹部皮肤。取右上腹横切口，脐上 2cm、腹部中线向右、水平延伸做 5cm 皮肤切口。电刀横向切开腹肌、腹膜，进入腹腔。

2. 腹腔探查，明确病因

进腹后，术者应探查整个肠道以除外其他肠道畸形。可能的疾病包括环状胰腺、肠旋转不良（约占1/3）和十二指肠前门静脉（极为少见）。如果结肠位置正常便可除外肠旋转不良。十二指肠梗阻患儿的胃和十二指肠球部常表现为肥厚且扩张。

小心将肝向上方牵拉，游离升结肠和结肠肝区并向下方牵拉，即可暴露扩张的十二指肠。打开 Kocher 韧带，游离固定十二指肠的侧腹膜。游离过程中应尽量减少对十二指肠中部的解剖和操作，避免损伤 Vater 壶腹和胆总管。将胃管向远端插入扩张的十二指肠以准确定位梗阻部位，并确定有无盲袋状结构存在。

术中必须明确十二指肠闭锁的类型及有无环状胰腺引起的梗阻。对于环状胰腺患儿，切勿切开胰腺组织，而应行消化道旁路手术治疗。梗阻远端的十二指肠细小、萎瘪。根据闭锁位置和闭锁近端之间距离，决定是否需要游离远端十二指肠。必须游离远端十二指肠者，应在肠系膜上动静脉后方切断 Treitz 韧带，游离远端肠道后拉向近端，与近端十二指肠无张力吻合。

3. 十二指肠菱形吻合

探查游离十二指肠后，在十二指肠近端置两根牵引线，将近端十二指肠向下牵引，确保近、远端十二指肠可以相互重合。横向切开近端十二指肠的远端肠壁，纵向切开远端十二指肠的近端肠壁，以供吻合。这种切开方式可以使吻合口在无张力的情况下保持开放状态。轻柔挤压胆囊，观察胆汁流出的位置，以确认十二指肠乳头开口部位。

另外，术中向远端小肠灌注温热生理盐水，以排除远端小肠合并存在其他闭锁、隔膜或盲袋状结构。吻合口采用 5-0 或 6-0 的可吸收线单层缝合，后壁采用内翻缝合，前壁采用外翻缝合。完成前壁吻合前，可置入 5F 的鼻空肠营养管或胃空肠营养管，跨过吻合口直达屈氏韧带远端空肠，以方便术后早期实施肠内营养。也有术者认为，放置鼻空肠营养瞥会延缓术后经口喂养时间，而不建议采用。

十二指肠菱形吻合后，将右侧结肠复位，结肠系膜覆盖吻合口。对于肠旋转不良患儿，实施 Ladd's 术后需切除阑尾，回盲部应置于左下腹以防止中肠扭转。逐层关闭切口，4-0 可吸收线连续缝合腹膜、腹肌后方筋膜和腹肌前方筋膜。5-0 Vicryl 可吸收线皮内缝合关闭皮肤切口。

4. 十二指肠侧侧吻合

在近端扩张和远端萎瘪的十二指肠适当位置缝 2 针牵引线固定（5-0 Vicryl），于牵引线之间、近远端十二指肠分别做 1cm 长的横向平行切口。必须同样排除远端小肠隔膜、盲袋状结构或远端多发肠闭锁等情况的发生。后壁采用 5-0 Vicryl 可吸收线间断缝合，同样置入 5F 鼻空肠营养管跨过吻合口，再用 5-0 Vicryl 可吸收线间断缝合前壁完成吻合。按照前述方法逐层关闭切口。

对于肠旋转不良的患儿，同样行 Ladd's 术和阑尾切除术。对于早产儿，部分外科医师倾向于通过胃造瘘置入跨过吻合口的空肠营养管。空肠营养管的末端应确保进入屈氏韧带下的空肠，以减少可能的位置变动。

5. 十二指肠隔膜的手术技巧

十二指肠隔膜多位于降部，少数位于水平部。在十二指肠扩张与缩窄的移行处纵行切开肠壁。隔膜可为完全型隔膜或带孔的隔膜。解剖上，Vater 壶腹可能开口于隔膜的中部或位于隔膜后方靠近隔膜基底部的肠壁。由于 Vater 壶腹与隔膜关系密切，因此在切除隔膜以前必须确认壶腹开口的位置。切除隔膜应从十二指肠侧壁开始，保留中间 1/3 隔膜组织，以避免损伤奥狄（Oddi）括约肌和十二指肠乳头，并保留隔膜周围 1～2mm 的环形边缘。隔膜切缘用 5-0 Vicryl 连续或间断缝合，最后将十二指肠切口横行缝合。

有时松弛的隔膜会凸向十二指肠远端，呈风袋现象，因此在关闭十二指肠切口前，检查十二指肠远端，以避免遗漏其他隔膜。

经验证明，十二指肠镜可用于十二指肠隔膜的诊断和非手术治疗。然而考虑到有关胰胆管异常开口的报道，在内镜干预前应行内镜下逆行胰胆管造影（ERCP），以明确胰胆管的走形及开口位置。在考虑胰管和胆管损伤的风险时，多数外科医师仍倾向于采用十二指肠切开的手术方法。

（二）十二指肠梗阻的腹腔镜治疗

近十年来，微创手术技术在治疗先天性畸形中的应用明显增多。精细解剖和腔镜下体内吻合技术的掌握使腹腔镜的应用范围扩大到新生儿十二指肠梗阻。对于大多数的新生儿肠梗阻，由于肠管扩张和腹腔空间狭小，难以实施腹腔镜手术。而对于十二指肠梗阻的患儿，由于梗阻远端的小肠和大肠都是萎瘪的，因此非常有利于十二指肠的暴露和手术操作。

患儿仰卧于手术台脚端，术者站立于患儿脚端。采用新生儿腹腔镜操作器械和套管针。胳部通过 5mm 穿刺孔置入 30° 镜。右下腹和左上腹分别做 3mm 和 5mm 穿刺口。其中左上腹穿刺口主要用于缝合器械操作。

探查十二指肠梗阻类型，确认扩张近端和萎瘪远端。近端横行切开，远端纵行切开。和开放手术一样，在十二指肠切口两端各缝一根牵引线以固定吻合口，方便进一步吻合。菱形吻合可以用 5/0 可吸收线将前后壁分别连续缝合或间断全层单层缝合。吻合过程采用腹腔内打结。可在右上腹另行穿刺孔，用于牵引肝脏和固定吻合口。也可以在十二指肠吻合口处牵引，通过腹壁拉出行体外牵引，从而使吻合口对齐以方便缝合。所有患儿均应探查远端肠道，排除其他肠闭锁存在。吻合结束后，拔出套管针，可吸收线缝合伤口。

第六节　肠旋转不良

先天性肠旋转不良是一组胚胎发育中肠管不完全旋转和固定的解剖异常，指胚胎期肠管以及肠系膜上动脉为轴心的旋转运动发生障碍，导致肠管位置发生变异及肠系膜附着不全，易引起上消化道梗阻和肠扭转肠坏死。

一、病因

在胚胎期肠发育过程中，肠管以肠系膜上动脉为轴心，按逆时针方向从左向右旋转。正常旋转完成后，升结肠、降结肠由结肠系膜附着于后腹壁，盲肠降至右髂窝，小肠系膜从 Treitz 韧带开始，由左上方斜向右下方，附着于后腹壁。如果肠旋转异常或中止于任何阶段均可造成肠旋转不良。当肠管旋转不全，盲肠位于上腹或左腹，附着于右后腹壁至盲肠的宽广腹膜系带可压迫十二指肠第二部引起梗阻，也可因位于十二指肠前的盲肠直接压迫所致。

另外，由于小肠系膜不是从左上至右下附着于后腹壁，而是凭借狭窄的肠系膜上动脉根部悬挂于后腹壁，小肠活动度大，易以肠系膜上动脉为轴心，发生扭转。过度扭转造成肠系膜血循障碍，可引起小肠的广泛坏死。

二、临床表现

肠旋转不良有四种不同形式的临床表现，包括急性发作的肠扭转、亚急性的十二指肠不全梗阻、慢性的和反复发作的腹痛和呕吐。部分患儿可长期无症状，仅在进行其他疾病检查时无意中发现。新生儿突发胆汁性呕吐，呕吐尚与十二指肠折叠成角及腹膜束带压迫导致十二指肠梗阻有关。除胆汁性呕吐外，患儿可有腹胀、脱水、激惹等。

绞窄性肠梗阻患儿则有意识淡漠、感染性休克表现。其他临床表现包括腹壁潮红、腹膜炎、酸中毒、血小板减少、白细胞计数升高或降低，以及由肠黏膜局部缺血所致肠道出血和黑便。

中肠扭转也可出现间歇性的症状，主要见于年长患儿。包括慢性腹痛、间歇性呕吐（有时为非胆汁性）、食欲缺乏、体重减轻、生长发育不良、肠道吸收障碍、腹泻等。肠部分扭转者肠系膜静脉和淋巴回流受阻，可致营养素吸收障碍、肠腔内蛋白质丢失。动脉供血不足致黏液缺血，出现黑便。

三、辅助检查

（一）血液检查

外周血可有白细胞计数升高或降低，血小板减少，血生化检查可有代谢性酸中毒等。

（二）腹部直立位 X 线片

每个有胆汁性呕吐的新生儿都应立即接受影像学检查，通常为前后直立位及侧卧位腹部 X 线片，往往显示下腹部只有少数气泡或仅显示一片空白。中肠扭转影像学表现包括胃出口梗阻，可见扩张的胃泡，远端气体减少。典型的双泡征提示十二指肠梗阻。

（三）上消化道造影

肠扭转最典型表现是十二指肠第二段、第三段出现"鸟嘴样"改变。十二指肠部分梗阻则可呈"螺旋样"改变。需要指出的是，怀疑急性肠扭转时不宜行此检查。腹部 X线片中未能显示的充满液体的扩张肠段也可使十二指肠空肠连接部下移，造成旋转不良假象，此时可经肛门注入造影剂，以确定回盲部位置。

（四）腹部 CT 和超声检查

肠扭转患者，腹部CT或超声检查可探及扭转的小肠系膜呈螺旋状排列，又称漩涡症，对诊断有决定作用。在发生肠绞窄时可提示肠管血流异常，应紧急进行手术。

四、治疗

（一）肠扭转

新生儿可见到色泽发紫和细小尚未充气的小肠，须迅速将全部小肠用手托出至切口外，首先使肠扭转复位至肠系膜根部完全平坦，小肠色泽转为红润，肠腔内充气膨大。

此时可见盲肠位于右上腹或上腹中部压迫十二指肠,结肠也可位于小肠后的左侧腹腔内。

如扭转肠袢已经坏死,应予以切除,进行小肠端吻合术。如绞窄的肠段过长,难以确定能否成活,可将肠管纳入腹腔内,以热敷料外敷腹壁及腹腔,观察 10 分钟后仔细辨认肠管的生活力,再切除坏死肠段,尽可能多保留一些可疑的坏死肠段。新生儿期至少应保存 40% 以上的小肠,方有可能使患儿发育成长。

(二)压迫在十二指肠上的腹膜带

自腹上区的盲肠、升结肠,有一层薄膜跨越十二指肠第 2 段、第 3 段与后腹壁粘连,需将此膜及粘连带切断并剥离,松解十二指肠,并检查高位空肠。将粘连处全部剪开松解,解除肠管的扭曲后将小肠纳入右侧腹腔,使盲肠和结肠纳入左侧腹腔。若盲肠及升结肠位置正常而有十二指肠梗阻,应切开右侧结肠旁沟腹膜,游离右半结肠,探查十二指肠,尤其是第 3 段、第 4 段。常规切除阑尾,以免今后发生误诊。

(三)中肠反方向旋转病例的处理方法

十二指肠及肠系膜上动脉在横结肠前压迫引起横结肠梗阻,可切除右半结肠,再行横结肠吻合术。也可考虑升结肠与左侧横结肠吻合或回肠与横结肠吻合术。

(四)内疝

确诊的病例应及时手术,可疑的病例也应行开腹探查术。切开右侧结肠旁与侧腹壁间的腹膜,彻底切开 Ladd 纤维带。松解回肠末端以防扭转。解脱被包裹的小肠,封闭腹内可形成疝的孔隙。

第七节　新生儿坏死性小肠结肠炎

一、基本概念

新生儿坏死性小肠结肠炎(NEC)是指由多种因素导致的急性小肠结肠坏死性出血性炎症,在活产新生儿发生率为 0.3% ~ 2.4%,在极低出生体重儿发生率 5% ~ 10%,发生率与出生体重呈负相关。虽然大多数 NEC 发生在早产儿,但约 13% 的病例发生在足月儿。足月儿发生 NEC 通常存在原发病,包括严重感染、窒息缺氧、红细胞增多症、严重胎儿宫内生长受限,高凝状态等。

二、病因机制

目前 NEC 的具体发病机制尚不明确,往往是多种原因激活炎症级联反应而导致发病。目前,一般认为是由多种因素综合作用所致。其中涉及多个"I",包括早产(immaturity)、感染(infection)、进食(ingestion)、缺血(ischemia)、氧合不足(insufficient oxygenation)、损伤(injury)、血管内置管(intravascular catheter)和免疫因素(immunological factor)等。

(一) 早产

极早产和极低出生体重是最重要的危险因素,早产儿消化道发育未成熟,胃酸形成和消化酶不成熟、肠道屏障功能和运动不成熟。

(二) 缺血再灌注损伤

许多危险因素包括肠系膜灌注降低和肠缺血,如窒息、宫内生长发育迟缓和动脉导管未闭等。

(三) 感染

肠道感染包括细菌性或病毒性感染时可发生 NEC,早产儿严重全身感染时也可发生 NEC。

(四) 肠内喂养

尽管大多数患儿在诊断 NEC 之前已经喂奶,喂奶过多或加奶过快可能会增加 NEC 发生,适当的喂养方式可能减少 NEC。母乳喂养和早期微量喂养方法可减少 NEC 发生率。

三、诊断标准

病理检查为 NEC 诊断的金标准,但在实际工作中没有可操作性,目前常规结合临床表现和 X 线表现使用 Bell 分级法进行诊断和评价病情的严重程度(表 2-1)。

表 2-1 新生儿坏死性小肠结肠炎修正 Bell 分期标准

分期		全身症状	胃肠道症状	影像学检查	治疗
Ⅰ:疑诊期	A 疑似 NEC	体温不稳定、呼吸暂停、心动过缓	胃潴留,轻度腹胀,便潜血阳性	正常或轻度肠管扩张	绝对禁食,胃肠减压,抗生素治疗 3 天
	B 疑似 NEC	同ⅠA 期	肉眼血便	同ⅠA	同ⅠA
Ⅱ:确诊期	A 确诊 NEC(轻度)	同ⅠA	同ⅠA 和ⅠB,肠鸣音消失,腹部触痛	肠管扩张、梗阻、肠壁积气征	同ⅠA,绝对禁食,应用抗生素 7～10 天
	B 确诊 NEC(中度)	同ⅡA,轻度代谢性酸中毒、轻度血小板减少	同ⅡA,肠鸣音消失,腹部触痛明显 ± 腹壁蜂窝织炎或右下腹部包块	同ⅡA,门静脉积气,± 腹水	同ⅡA,绝对禁食,补充血容量,治疗酸中毒,应用抗生素 14 天
Ⅲ:进展期	A NEC 进展(重度,肠壁完整)	同ⅡB,低血压、心动过缓、严重呼吸暂停、混合性酸中毒、DIC、中性粒细胞减少、无尿	同ⅡB,弥散性腹膜炎、腹膨隆和触痛明显,腹壁红肿	同ⅡB,腹水	同ⅡB,液体复苏,应用血管活性药物,机械通气,腹腔穿刺
	B NEC 进展(重度,肠穿孔)	同ⅢA,病情突然恶化	同ⅢA,腹胀突然增加	同ⅡB,气腹	同ⅢA,手术

腹部 X 线检查作为 NEC 的诊断标准之一,可出现肠腔扩张、肠袢固定、肠壁积气、门静脉积气、腹水、气腹等征象,具有确诊意义的 X 线表现包括肠壁间积气和门静脉积气。

腹部 X 线评分量表评分有一定价值（表 2-2）。

表 2-2　腹部 X 线评分量表

分值	X 线腹部影像学表现	临床意义
0 分	肠腔充气正常	基本正常，警惕 NEC
1 分	肠腔轻度扩张	
2 分	肠腔中度扩张或正常充气伴有粪便样球状透明影	轻度异常，结合临床考虑 Bell Ⅰ 期
3 分	局部肠袢中度扩张	
4 分	局部肠间隙增厚或肠袢分离	
5 分	多发肠间隙增厚	中度异常，结合临床考虑 Bell Ⅱ 期
6 分	肠壁积气可能伴有其他异常表现	
7 分	肠袢固定或持续扩张	评分≥7 分，提示可能发生肠坏死；评分越高病
8 分	肠壁积气（高度怀疑或肯定）	情越重，结合临床考虑 Bell Ⅲ 期，需请外科会
9 分	门静脉积气	诊，必要时进行手术治疗
10 分	气腹	

评分越高病情越严重，评分＞17 分，提示已发生肠坏死，需要手术治疗。通过腹部 X 线评分量表，将腹部 X 线表现进一步细化和量化，有助于判断 NEC 的严重程度。

四、治疗原则

NEC 的治疗分为内科治疗和外科治疗，NEC 治疗方法和目的见表 2-3。

内科治疗原则：禁食，积极抗感染，纠正水、电解质紊乱和酸中毒，维持内环境稳定等综合治疗。绝大多数患儿的病情可以得到控制。病程进展，治疗手段、疗程、治疗方案的复杂程度也将相应增加。NEC 应请小儿外科会诊，决定是否有外科手术指征并为内科医师提供诊疗参考意见。

表 2-3　NEC 的治疗方法和目的

异常	干预措施	干预目的或评价指标
怀疑感染	广谱抗生素	清除感染、减轻肠道产气
腹膜炎/肠穿孔	抗生素和外科治疗（腹腔穿刺和引流）	清除感染灶、切除坏死肠管、消除腹水
肠管扩张/肠梗阻	绝对禁食、胃管引流	减少产气，胃肠减压、改善通气
低血压	扩容、缩血管药	恢复适龄正常血压
低灌注/低氧合	扩容、血管活性药、机械通气、供氧、输浓缩红细胞	血红蛋白为 120～140g/L；血氧饱和度＞95%；血乳酸正常；心脏指数正常
器官功能不全	扩容、血管活性药、机械通气、供氧、输浓缩红细胞、血小板、新鲜冻干血浆、利尿剂	纠正器官功能异常。肾：尿量、血尿素氮（BUN）、铬（Cr）；肝：胆红素、凝血功能、清蛋白；肺：PA-aDO$_2$、高碳酸血症；心：血压、心脏指数；中枢神经系统：意识水平；血液系统：贫血、DIC（若有活动性出血）
营养摄入不足	胃肠外营养（经中心静脉或外周静脉）	减少分解作用，促进氮平衡和病变愈合，防止发生低血糖

五、临床重点和难点解析

NEC 临床重点在于早期识别，鉴别诊断要注意和喂养不耐受、消化道发育异常、食物蛋白过敏及自发性肠穿孔鉴别。

（一）喂养不耐受

早产儿喂养不耐受（FI）是指在肠内喂养后出现奶汁消化障碍，导致腹胀、呕吐、胃潴留等情况。FI 病因不清，可能与早产致肠道发育不成熟有关，也可能是 NEC 或败血症等严重疾病的早期临床表现。注意和 NEC（疑似期）鉴别。

（二）消化道发育异常

消化道畸形占先天性畸形的首位，以新生儿期发病率最高，多由于胎儿期 4～8 周因某种原因引起消化道的发生、发育障碍而造成，种类多，临床表现易出现腹胀、呕吐、呕血、便血等，应积极完善相应辅助检查，必要时消化道造影确诊。

（三）食物蛋白过敏

食物蛋白过敏临床症状不典型，临床表现轻重不一，可表现为皮肤、胃肠道和呼吸道症状。新生儿由于消化道屏障功能不成熟，小肠获得性免疫系统处理抗原的能力有限，接触过多的抗原或不适当的抗原破坏了肠黏膜的自身稳定，加之婴儿肠道正常菌群尚未建立，易使胃肠黏膜形成免疫炎症反应，出现相应的胃肠道症状如呕吐、腹泻、腹胀、肠绞痛、消化道出血等。严重者会发生食物蛋白过敏相关的小肠结肠炎。

（四）自发性肠穿孔

好发于回盲部、乙状结肠与直肠交界区，但穿孔部位局限，很少有类似 NEC 的严重临床表现，及时行腹腔引流和穿孔修补术，预后良好。另外，继发性肠穿孔偶可见于应用地塞米松、吲哚美辛治疗的患儿。

（五）肠扭转

常见于足月儿，且多发生于生后较晚期，可伴各种畸形，剧烈呕吐胆汁，X 线检查可发现近端十二指肠梗阻征象，中段肠扭转很少有肠壁积气征，以上特点可与 NEC 鉴别。怀疑肠扭转，可行上消化道造影或 X 线检查，腹部超声对诊断肠扭转也有一定帮助。

六、诊疗误区和争议

NEC 外科治疗指征依然存在争议。

（一）手术目的

手术目的主要是切除坏死肠段，但要尽可能多保留肠段。对极低或超低出生体重 NEC，病情不稳定，不能耐受手术，可在局麻下行腹腔引流术，部分患儿可以争取延迟到病情稳定后进行手术，部分患儿甚至不再需要手术，如果 24～72 小时病情未得到改善则仍需要手术治疗。

（二）手术指征

1. 肠穿孔和气腹

肠穿孔和气腹是外科手术的绝对指征，一般 NEC 发生 12 ～ 48 小时有 20% ～ 30% 出现肠穿孔。

2. 相对指征

内科治疗 24 ～ 48 小时无效，有血压、少尿、难以纠正的酸中毒，腹部 X 线显示肠袢僵直固定，门静脉积气。

3. 肠道全层坏死

多数会有腹膜炎的体征，如腹水、腹部包块、腹壁红肿、硬化、持续下降。腹穿有助于诊断。

（三）术后并发症

近期并发症包括肠管继续坏死、穿孔肠道吻合口瘘和粘连性肠梗阻等。远期并发症出现肠道狭窄、短肠综合征和生长发育延迟甚至发育缺陷等。

七、研究进展

NEC 是新生儿尤其是早产儿的严重胃肠道疾病，其发病率和病死率均较高，患儿即使存活，也可能存在消化系统和神经系统后遗症。因此，防治 NEC 对提高新生儿存活率及生存质量具有重大意义。《新生儿坏死性小肠结肠炎临床诊疗指南（2020）》如表 2-4。

表 2-4　NEC 诊疗循证指南建议

推荐项目	推荐意见	证据等级
NEC 的预防	推荐有早产风险的母亲产前应用糖皮质激素	A1
	推荐早产儿延迟结扎脐带	B1
	推荐使用布洛芬关闭早产儿合并血流动力学改变的动脉导管未闭	B1
	推荐避免超低出生体重儿持续较低的血氧饱和度	B1
	不推荐母亲哺乳期补充益生菌预防早产儿 NEC	C2
	不推荐常规添加益生菌预防 NEC	B2
	不推荐常规添加乳铁蛋白预防 NEC	C2
	不推荐使用免疫球蛋白预防 NEC	C1
预防 NEC 的喂养策略	推荐首选亲母母乳喂养，当其不足或缺乏时，使用捐赠人乳	B1
	在亲母母乳或捐赠人乳不足或缺乏情况下，推荐使用标准配奶，不推荐常规使用水解蛋白配方奶	C2
	推荐按个体化原则添加母乳强化剂	B1
	推荐根据可获得性，选择人乳或牛乳来源的母乳强化剂	B1
	推荐早期微量喂养	C1
	推荐根据患儿耐受度，按个体化原则积极进行喂养加量	B1
	推荐间断性喂养	B1
	不推荐常规监测早产儿胃残余量	B2

（续表）

推荐项目	推荐意见	证据等级
NEC 的诊断	推荐临床疑似 NEC 患儿行腹部 X 线检查	C1
	推荐超声检查用于动态观察腹部体征改变	C1
	推荐监测血常规、C 反应蛋白、降钙素、白细胞介素 6、血气分析	C1
	推荐疑似肠穿孔伴腹水患儿行诊断性腹腔穿刺	C1
	推荐近红外光谱监测肠道氧合	C2
	不推荐常规检测粪钙卫蛋白	C2
NEC 内科常规治疗	推荐对疑似及确诊 NEC 患儿禁食	D1
	推荐对疑似及确诊 NEC 患儿进行胃肠减压	D1
	推荐对疑似及确诊 NEC 患儿可经验性使用广谱抗生素	C1
NEC 外科手术	推荐外科手术绝对指征：肠穿孔	C1
	推荐外科手术相对指征：内科保守治疗无效或病情进展	C2
	推荐具有手术指征且能耐受手术的 NEC 患儿，首选剖腹探查术，仅对无法耐受剖腹探查术的患儿考虑选用腹腔引流术	C2
NEC 患儿重启喂养策略	推荐 NEC 患儿重启喂养首选人乳	D1
	推荐若人乳缺乏或不足，采用标准配方奶，不能耐受时，可选用深度水解蛋白配方奶	D2

注："证据等级"中 A、B、C、D 分别表示高、中、低、极低质量证据，1、2 分别表示强推荐和弱推荐

NEC 是新生儿常见的胃肠道危急重症。据美国人类发展研究所（NICHD）统计，活产儿 NEC 的发病率为 0.5% ~ 5%，占新生儿重症监护室（NICU）患儿的 2% ~ 5%。90% 以上为早产儿，其中 VLBW 儿发病率为 4.5% ~ 8.7%，病死率占发病人数的 23.5%。据我国报道，在早产儿中 NEC 发病率为 1.29%，极低出生体重儿（VLBW）中发病率高达 11.82%。NEC 病死率占发病人数的 14.93%。

随着禁食、肠外营养时长增加，患儿感染风险、住院时间、救治成本也随之增加。部分患儿可能会迅速发展为肠穿孔、腹膜炎和休克，增加手术和病死风险。而存活出院的 NEC 患儿易合并短肠综合征、肠狭窄、生长发育障碍、神经发育损伤，严重者甚至发生脑瘫等远期不良预后，影响患儿生活质量。因此，早期识别、早期诊断对改善预后极其重要。

目前，NEC 诊断主要依赖 Bell 分级，临床上多依靠医师的经验识别早期 NEC，但根据个人经验容易对患儿病情评估造成偏差，最重要的是需要客观的风险评估工具早期识别 NEC。以下是其中一个早期风险评分工具（表 2-5）。

表 2-5 喂养不耐受和 NEC 风险评分工具

	0分	1分	2分	3分
出生时的胎龄		32 ~ 36 周	28 ~ 31 周	< 28 周
出生时的体重	≥ 2500g	1500 ~ 2499g	1000 ~ 1499g	< 1000g
奶品	亲母母乳	捐献母乳	人乳强化剂	配方奶粉

（续表）

	0 分	1 分	2 分	3 分
新生儿高危因素 先天性心脏病或 PDA		输注红细胞 呼吸窘迫（大于 24 小时 辅助通气）	红细胞增多（HCT > 65%） 败血症 抗生素使用≥ 5 天 宫内生长受限或胎龄过 小	缺氧 / 出生窒息
围生期高危因素		怀孕期间吸烟 临床型绒毛膜羊膜炎 怀孕期间使用毒品 胎膜早破 PROM ≥ 18 小时	胎盘早剥 胎儿舒张末期血流不畅 或血流逆转	产前未用或者少量使用 糖皮质激素

评分风险范围：1 ~ 5，低风险；6 ~ 8，中风险；≥ 9，高风险

每个因素都被赋予了一个数值点值，从 1 ~ 3 不等，范围从 1 ~ 44 反映了每个风险因素的分数之和。

第八节　阑尾炎

在小儿外科中，阑尾炎是指发生在儿童和青少年患者中的阑尾急性炎症，是常见的腹部急症之一。其病理特征表现为阑尾腔的梗阻、细菌增殖和急性炎症反应，引起阑尾壁的水肿、充血及坏死。小儿阑尾炎病程发展迅速，容易穿孔、导致弥漫性腹膜炎，甚至危及生命。因此，小儿阑尾炎通常病情较重，且因症状表现不典型而容易误诊。早期发现和及时手术是减少并发症、降低病死率的重要措施。

一、病史

在小儿阑尾炎的诊断过程中，病史采集至关重要，但由于小儿通常无法准确描述疼痛的性质、部位和强度，因此单靠病史难以确诊，必须结合体格检查和辅助检查结果进行综合分析。

小儿急性阑尾炎的典型病史表现为突然出现的腹痛，通常伴有发热和呕吐。疼痛最初多位于脐周或上腹部，随后逐渐转移至右下腹的麦氏点，并可能逐渐加重。这一"转移性疼痛"常被认为是急性阑尾炎的重要指征，但并非所有小儿阑尾炎都表现出这一特征。年龄较小的患儿，尤其是婴幼儿，阑尾炎症发展更快，常在早期即出现全腹疼痛和其他严重表现，因此在诊断上更具挑战性。

呕吐和食欲下降通常是腹痛后的次发症状，少数情况下可能先于腹痛。发热的程度因炎症扩散情况而异，体温较低时不排除阑尾穿孔可能。对于不典型表现的小儿患者，细致询问病史及观察症状变化尤其重要，能够帮助早期发现急性阑尾炎的可能性，从而

避免误诊或延误治疗。

二、辅助检查

(一) 实验室检查

1. 血常规

（1）白细胞计数及中性粒细胞比例变化：在小儿急性阑尾炎的诊断过程中，血常规是一项基本的检查项目。通常情况下，急性阑尾炎患儿会出现白细胞计数升高，其中中性粒细胞比例增加这一现象尤为明显。这是因为当阑尾发生炎症时，机体的免疫系统会被激活，白细胞作为免疫系统的重要防御细胞，会迅速向炎症部位聚集，以对抗病原体。中性粒细胞作为白细胞的主要成分之一，具有吞噬和杀灭细菌的功能，其比例的增加反映了机体正在积极应对炎症感染。

（2）辅助诊断价值的局限性：然而，需要注意的是，在小儿患者中，由于感染性疾病较为普遍，许多其他感染情况也会导致白细胞计数升高。例如，常见的呼吸道感染、肠道感染等都可能出现类似的血常规变化。因此，单纯依靠白细胞计数和中性粒细胞比例升高来诊断小儿急性阑尾炎是不够准确的，这一结果仅具有辅助诊断的价值。在实际临床诊断中，医生需要结合患儿的症状、体征及其他检查结果进行综合判断。

2. C 反应蛋白（CRP）

（1）炎症反应的指示作用：CRP 是一种急性时相反应蛋白，在机体受到感染或组织损伤时，其血浆浓度会迅速升高。在小儿急性阑尾炎中，CRP 水平升高提示体内存在炎症反应。CRP 的升高程度与炎症的严重程度有一定相关性，对于判断阑尾炎的发展情况具有重要意义。

（2）对复杂性阑尾炎的鉴别价值：特别是在鉴别复杂性阑尾炎，如阑尾穿孔或阑尾周围脓肿时，CRP 具有较高的参考价值。当阑尾发生穿孔或形成脓肿后，炎症反应会更加剧烈，CRP 水平通常会显著升高。通过监测 CRP 的动态变化，医生可以更好地了解炎症的进展情况，为治疗方案的选择提供依据。例如，CRP 持续升高，可能提示炎症未能得到有效控制，需要更积极的治疗措施。

3. 尿常规

在小儿腹痛的鉴别诊断中，尿常规是一项必不可少的检查。它有助于排除泌尿系统感染等其他可能导致腹痛的原因。例如，泌尿系统感染时，尿常规中可能会出现白细胞、红细胞计数升高，细菌计数升高等异常情况。通过尿常规，医生可以区分腹痛是由阑尾炎引起还是由泌尿系统问题引起，从而避免误诊，为准确诊断和治疗提供依据。

(二) 影像学检查

1. 超声检查

（1）超声检查的优势：腹部超声在小儿急性阑尾炎的检查中是一种非常重要的方法。腹部超声具有无创、易操作的特点，使其在小儿患者中的应用非常方便。对于小儿来说，他们对检查的耐受性相对较低，而超声检查不需要进行侵入性操作，不会给患儿带来额外的痛苦。超声检查能够清晰地显示阑尾的形态、大小等结构信息。正常阑尾在超声图像上通常较难显示，但当阑尾发生炎症时，超声可显示阑尾直径增大、阑尾壁增厚等特征。此外，超声还可以观察到阑尾周围是否有液体渗出，这对于判断阑尾炎症的程度和是否存在并发症具有重要意义。

（2）作为筛查手段的应用：由于其操作简便且能提供有价值的信息，超声检查常被用作小儿急性阑尾炎的筛查方法。在临床实践中，当小儿出现腹痛等可疑症状时，医生首先会考虑进行腹部超声检查。通过超声初步判断阑尾是否存在炎症，对于早期发现和诊断小儿急性阑尾炎起到了关键作用。

2. CT 扫描

（1）CT 的敏感性和特异性：在超声检查结果不明确或者怀疑有阑尾穿孔、阑尾周围脓肿等并发症时，CT 扫描是一种重要的补充检查方法。CT 具有较高的敏感性和特异性，能够更准确地显示阑尾的病变情况，包括阑尾的位置、形态、与周围组织的关系及是否存在脓肿等并发症。CT 可以提供详细的横断面图像，帮助医生更全面地了解病变情况。

（2）辐射风险及应用限制：然而，CT 扫描存在一个明显的缺点，即对儿童的辐射风险较大。儿童的身体组织对辐射更为敏感，过多的辐射可能会增加患癌症等疾病的长期风险。因此，在临床应用中，CT 扫描通常只在必要时使用，如在超声检查无法明确诊断且病情较为复杂的情况下，权衡利弊后才会选择 CT 扫描。

3. MRI

（1）MRI 的无辐射优势：MRI 作为一种无辐射的检查方式，在小儿阑尾炎诊断中有其独特的优势。对于那些对辐射敏感的年幼患者，MRI 可以在特定情况下替代 CT 检查。它利用磁场和射频脉冲成像，能够提供清晰的软组织对比度，对于阑尾及其周围组织的病变显示也较为准确。

（2）应用限制：但是，MRI 也存在一些不足之处。一方面，其检查费用相对较高，这在一定程度上限制了它的广泛应用。另一方面，MRI 耗时较长，对于小儿患者来说，长时间保持检查姿势可能会比较困难。因此，在实际临床应用中，MRI 的使用相对较少，通常也是在特殊情况下作为 CT 扫描的替代方法来考虑。

三、治疗

小儿急性阑尾炎一经确诊，通常需要早期积极的手术治疗，这是因为小儿阑尾壁薄，管腔小，且大网膜发育不全，一旦发生炎症，病情进展往往比成人更为迅速，容易出现穿孔、腹膜炎等严重并发症。然而，考虑小儿患者个体差异及阑尾炎的复杂情况，在特定条件下，保守治疗也可作为一种选择。具体治疗方式的确定会因阑尾炎的类型、病程及并发症风险等因素而有所不同。

（一）手术治疗

绝大多数小儿急性阑尾炎需要进行早期阑尾切除术。手术方式主要包括传统开腹手术和微创腹腔镜手术。腹腔镜手术作为一种微创手术，具有诸多优势。它通过在腹部建立数个小切口，插入腹腔镜和手术器械进行操作。这种手术方式创伤小，术后患儿的疼痛感相对较轻，身体恢复也更快。由于创口小，术后感染等并发症的发生率也较低。对于那些没有阑尾穿孔及严重感染的患儿，腹腔镜手术是非常合适的选择。

然而，对于穿孔性阑尾炎或病情比较复杂的患儿，传统开腹手术则具有一定的优势。在这些情况下，阑尾周围组织可能因为炎症的侵蚀而变得粘连严重，或存在脓肿等复杂情况。传统开腹手术能够更直接地暴露手术视野，便于医生彻底清理感染灶，有效去除坏死组织和脓液，从而更好地预防术后腹腔感染等严重并发症的发生。

在进行手术时，无论是开腹手术还是腹腔镜手术，都需要精准地找到阑尾并进行切除。对于小儿患者来说，由于其身体结构较小，手术操作更需要精细和谨慎。在切除阑尾的过程中，要注意结扎阑尾动脉，避免术后出血。同时，要仔细检查阑尾残端是否处理妥善，防止出现粪瘘等并发症。另外，对于腹腔内的渗出液也要进行适当的清理，以减少炎症反应

（二）保守治疗

1. 炎性包块形成

当小儿急性阑尾炎病程较长时，阑尾周围的组织可能会因为炎症的刺激而发生粘连，阑尾被包裹形成炎性包块。在这种情况下，如果强行进行手术分离，很可能会导致出血或肠穿孔等严重并发症。因此，保守治疗是一种较为安全的选择。通常优先采用静脉抗生素控制感染，通过选择合适的抗生素，如针对革兰阴性菌和厌氧菌的抗生素联合使用，能够有效地抑制炎症的发展。在炎症得到控制后，一般可以在病情稳定后的适当时间进行延迟性阑尾切除术，这样可以降低手术的风险。

2. 局部脓肿形成

阑尾周围局部脓肿较大也是一个比较复杂的情况。此时，可以在超声或 CT 等影像学手段的引导下进行穿刺引流。穿刺引流能够将脓肿内的脓液排出体外，避免感染进一步扩散，减轻炎症反应。在穿刺引流后，通常需要密切观察患儿的病情变化，同时继续使用抗生素进行抗感染治疗。经过一段时间的恢复，一般建议在 6～8 周后再行手术切除阑尾，因为此时炎症已经基本消退，周围组织的粘连也会相对减轻，手术的安全性和成功率会更高。

3. 早期或单纯性阑尾炎

对于病程较短、症状较轻的患者，有小部分研究支持早期采用抗生素治疗来控制炎症，从而避免手术。这种方法的理论基础是在炎症早期，通过使用足够剂量和疗程的抗生素，有可能将炎症消除。然而，目前大多数小儿外科医师还是建议尽早进行手术治疗。这是因为小儿急性阑尾炎的病情变化难以预测，即使是早期或单纯性阑尾炎，也有可能在短时间内迅速进展，出现穿孔和其他严重并发症。如果仅依赖抗生素治疗，可能会延误病情，导致不良后果。

（三）手术时机

关于急性阑尾炎的手术时机，在医学界存在一定的争议。部分医师主张延迟至日间

进行手术。他们认为，这样可以有足够的时间对患儿进行充分的补液，纠正可能存在的水、电解质紊乱，使患儿的身体状态更加稳定。通过这种方式，可以在一定程度上降低术后并发症的发生率。有研究表明，对于单纯性阑尾炎，延迟至确诊后的 6～18 小时内进行手术，不会增加阑尾穿孔的风险。

然而，对于穿孔性阑尾炎或者病情复杂的患儿，及时手术是非常关键的。因为这些患儿的病情往往比较危急，炎症已经对周围组织造成了严重的损害，如不及时手术，可能会导致感染性休克、多器官功能衰竭等严重后果。及时手术可以有效清理腹腔内的脓液和坏死组织，减少炎症对机体的进一步损害，从而有效减少并发症的发生。

第九节　包茎

一、概述

包皮环切术的历史可追溯至 5000 多年前。包皮切除在不同历史时期、国家和地区具有各自的文化和社会意义。最早的手术方式主要去除包皮覆盖的部分，仅在阴茎头之前切除。至公元 140 年，包皮切除术得以改进，变为将包皮从阴茎头剥离并完全切除。

包皮切除的临床意义在于降低阴茎头的感染风险，减少尿路感染和性传播疾病的发病率，预防侵袭性阴茎癌，并缓解青春期因包茎导致的勃起困难。具体的手术方式依据包皮过长及是否伴有包茎的情况而异，包括传统的包皮环切术、钳夹全层包皮切除术、袖套状包皮切除术等。近年来，还发展了环扎器械辅助的环扎包皮切除术，以进一步优化手术效果。

（一）适应证

（1）5 岁以后的包茎，经反复包皮口扩张，包皮仍不能上翻者。

（2）包皮过长患者。

（3）包皮口狭小或纤维化，引起排尿困难者。

（4）反复发生的阴茎头或包皮炎，甚至引起尿路感染者。

（5）由于反复感染，包皮口有纤维性瘢痕狭窄环者。

（6）包皮良性肿瘤患者。

（二）禁忌证

1. 血友病患者

血友病作为一种血液凝固机制缺陷性疾病，患者的凝血功能存在异常。对于这类患者，若拟行包皮切除术，术前必须进行详细的病史询问，了解其有无出血性疾病史，并严格检测出凝血功能。这是因为在手术过程中，即使是相对较小的包皮手术，也会造成创面出血。如果患者凝血功能不佳，可能导致出血难以控制，进而引发严重的出血并发症，如局部血肿形成、持续性出血甚至失血性休克等，严重威胁患者的健康和生命安全。因此，在凝血功能未得到有效评估和纠正之前，贸然进行包皮切除术是极其危险的。

2. 先天性尿道下裂患者

先天性尿道下裂患者在手术修复尿道时，常需要包皮作为替代材料。包皮在尿道修补术中具有重要的作用，它可以提供必要的组织支持和覆盖，帮助重建正常的尿道结构。如果在不了解病情的情况下，将尿道下裂患者的包皮贸然切除，那么在后续进行尿道修补术时，就会面临缺乏合适材料的困境，这将极大地增加手术的难度和复杂性，甚至可能影响手术的成功率和患者的预后。因此，对于先天性尿道下裂患者，保护好包皮是为后续可能的尿道修复手术创造有利条件的关键措施。

3. 先天性阴茎下弯患者

先天性阴茎下弯又称先天性短尿道，在其修复过程中，包皮常被用作阴茎腹侧创面的覆盖或尿道的替代材料。这类患者的阴茎结构存在异常，需要利用包皮来改善阴茎的外观和功能。如果贸然切除包皮，将会使手术修复变得更加困难，可能导致阴茎腹侧创面难以有效覆盖，增加感染的风险，同时也会影响尿道的重建，进而对患者的阴茎功能和外观产生长期的不良影响。因此，在考虑对先天性阴茎下弯患者进行治疗时，必须充分认识包皮的重要性，避免不必要的包皮切除。

4. 隐匿阴茎患者

隐匿阴茎患者看似表现为包茎，但实际上是存在阴茎皮肤缺乏的情况。对于这类患者，不应该行包皮切除术。因为其包皮甚至整个阴茎皮肤都不会紧密附着在阴茎体上，在进行手术时，如果不加以仔细辨别，往往会过多地切除包皮甚至整个阴茎皮肤，从而导致其后阴茎体皮肤缺失。阴茎体皮肤的缺失会严重影响阴茎的正常发育和功能，还可能导致外观畸形，给患者带来心理和生理上的双重困扰。因此，对于隐匿阴茎患者，需要采用正确的诊断方法和合适的治疗策略，而不是简单地进行包皮切除术。

5. 蹼状阴茎患者

蹼状阴茎的特点是阴茎腹侧的皮肤从包皮口起与阴囊皮肤连接在一起，包皮、阴茎皮肤与阴囊皮肤之间没有明确的界限。对于这类患者，如果行包皮切除术，将会加重阴茎阴囊融合的情况，严重影响阴茎的外观形态。蹼状阴茎的治疗需要综合考虑阴茎和阴囊的解剖结构关系，通常应行阴茎阴囊皮肤成形术，而不是单纯的包皮切除术。这种成形术旨在通过合理的手术设计和操作，改善阴茎和阴囊的外观，恢复正常的解剖结构和功能，避免因错误的手术方式导致更严重的畸形。综上所述，在考虑包皮切除术时，必须充分了解患者的具体情况，准确判断是否存在上述禁忌证，以确保手术的安全性和有效性，避免给患者带来不必要的伤害和不良后果。

（三）意外事件

1. 阴茎坏疽脱落

在包皮切除术的操作过程中，止血环节是非常重要的，部分止血措施如果使用不当，可能会引发严重的并发症，如阴茎坏疽脱落。

（1）肾上腺素相关因素：为了减少或预防术中出血，部分医生会在局部或阻滞麻醉时加入肾上腺素，或使用肾上腺素溶液湿敷、喷雾创面。然而，这一操作需要谨慎把握肾上腺素的浓度。肾上腺素能使局部血管收缩，从而达到止血的效果。但如果浓度过高，血管长时间处于强烈收缩状态，就会导致局部组织缺血。随着缺血时间的延长，组织得不到足够的血液供应，细胞代谢受到严重影响，进而发生缺血性坏死。这种坏死可能从局部小范围开始，逐渐累及更大的区域，最终导致阴茎体部分甚至全部坏疽脱落。这是一个渐进的过程，初期可能表现为局部皮肤颜色的改变，如变白、发绀等，随着病情进展，组织会逐渐失去弹性，出现干瘪、发黑等坏疽表现。

（2）电凝止血因素：在手术止血过程中，电凝止血也是常用的方法之一。电凝通过高频电流使血管凝固来达到止血目的。但是，电凝止血存在一定风险，尤其是单极电凝，在使用过程中可能会引起局部或邻近组织的血管内栓塞。这是因为单极电凝产生的电流在通过人体组织时，可能会使血液中的成分发生变性，形成血栓。这些血栓一旦脱落，就会随着血流堵塞更细小的血管，导致局部组织缺血。在阴茎部位，由于其血液供应的特殊性，这种缺血情况可能会迅速蔓延，最终导致阴茎体部分或全部坏疽脱落。而且，电凝止血后的组织愈合也可能会受到影响，是由于电凝后的组织损伤可能会引起炎症反应，从而进一步干扰正常的愈合过程。

（3）止血带因素：在阴茎根部上止血带是控制术中出血的一种方法，但如果控制不当，同样会引发严重后果。止血带的压力过高或者使用时间过长，会完全阻断阴茎的血液供应。长时间的血液阻断会使阴茎组织处于极度缺血状态，细胞无法获得氧气和营养物质，代谢废物也无法排出。一旦超过组织耐受的极限，就会导致整个阴茎坏疽脱落。这种情况是极其严重的，对患者的生理和心理都会造成巨大的创伤。

2. 阴茎头横断脱落

阴茎头横断脱落是包皮切除术中另一个令人担忧的并发症，尤其在应用包皮环扎器进行手术时容易出现。包皮环扎器是一种较为简便的包皮切除工具，但如果使用不当，就会产生严重后果。当内环直径过小，在阴茎勃起状态下，阴茎头可能会突出在内环之外。此时，阴茎头就会受到内环的嵌顿。随着时间的推移，嵌顿部位的静脉回流首先受阻，导致阴茎头充血、水肿。如果这种情况不能及时发现和纠正，充血和水肿会进一步加重，动脉血供也会逐渐受到影响，最终导致阴茎头缺血性坏死。这种缺血性坏死可能从阴茎头的边缘开始，逐渐向中心发展，严重时整个阴茎头会发生横断脱落。这不仅会给患者带来巨大的痛苦，还会对其生殖功能和心理健康产生长期的负面影响。

3. 尿道损伤

尿道损伤是包皮切除术可能引发的又一严重并发症，尤其在部分特殊情况下更容易发生。部分包茎患者伴有包皮系带过短的情况。在手术切除内板时，如果医生操作不够谨慎，可能会误切除全部系带，甚至进一步误伤尿道。这种情况在尿道发育不良的患者中更为常见。例如，尿道海绵体发育不足的患者，尿道与皮肤的粘连往往比较紧密。在阴茎下弯患者中，这种解剖结构的异常更为突出，使尿道在手术过程中更容易受到损伤。当采用阴茎体皮肤环切手术时，由于手术范围与尿道较为接近，操作稍有不慎就可能导致尿道损伤。一旦尿道受损，尿液就可能通过损伤处漏出，形成医源性尿道瘘。

此外，在环扎器环扎包皮切除术中，若内环位置不当，也可能会对尿道造成压迫。冠状沟处的尿道相对薄弱，长时间的压迫会导致局部缺血性坏死，进而形成尿瘘。尿道瘘的形成会导致尿液渗漏，引起局部感染，影响伤口愈合，还可能会对患者的泌尿系统功能产生长期的不良影响，如泌尿系统感染、尿道狭窄等并发症。因此，在包皮切除术过程中，必须高度重视尿道的保护，避免因操作失误而导致尿道损伤。

（四）并发症防治

1. 出血

出血是包皮环切术后最常见的并发症，其发生率因诊断标准差异可在 0.1% ～ 35% 之间。大多数情况为轻微出血，通过局部加压即可止血。部分患者可能需要重新拆除缝线并对出血点进行再次结扎，严重者甚至需静脉输血以补充血容量。术后防止出血的关键在于手术过程中仔细止血，尤其对于血管活跃部位要妥善结扎。出血最常发生在系带部位，必要时可通过缝合止血。

2. 感染

包皮环切术后的感染率约为 10%。由于包皮环切术并非无菌手术，加上包皮与阴茎头常有粘连，术中强力剥离易导致黏膜创面，如果术中无菌操作不严格，感染的风险增加。术后感染多为轻微的非特异性感染，通常表现为局部轻度变化，偶尔会导致化脓和溃疡，但一般无后遗症，严重者可引起广泛皮肤坏疽或筋膜坏死，甚至导致脓毒血症。轻度感染通常通过局部处理和适当抗生素控制，术中严格的无菌操作和术后规范护理显得尤为重要。

3. 阴茎勃起性疼痛或弯曲

阴茎勃起性疼痛或弯曲多由过度切除包皮引起，部分患者的阴茎皮肤几乎完全切除，导致冠状沟附近的黏膜与阴茎根部皮肤愈合，阴茎被缩入耻骨上脂肪垫内，出现隐匿阴茎现象。术前过度牵拉包皮至远端，在切除后近端残留包皮向根部退缩，或腹侧包皮与阴茎头粘连未分离彻底，均会导致切除过度。为了防止这一情况，需要在切除前充分分离内板和阴茎头粘连，并保留足够内板。若皮肤缺损不大，可采取保守治疗，完全缺失则需要皮肤移植修复，如带蒂阴囊皮瓣重建阴茎皮肤。

4. 医源性包茎

包皮切除不足常导致医源性包茎，发生率可高达 31%。切口非椭圆形、横断包皮不足，或由于瘢痕缩窄显露不足等原因，可形成环形狭窄，致使阴茎头难以外露。若无包皮口狭窄，包皮能上翻至冠状沟者，可无须再次手术；若因纤维增生或挛缩而不能翻转，则需再次环切术修正。

5. 尿道口溃疡、狭窄

尿道口溃疡或狭窄在包茎患者中较为常见，尤以长期反复感染者多见。术中若强行分离内板与阴茎头粘连，易导致创面渗出并感染溃疡，愈合后纤维化引发尿道口狭窄。轻度狭窄可通过尿道扩张解决，严重者需手术矫正。

二、内外板分层包皮环切术

(一) 原理

包皮环切术的基本原理是通过机械方式切除多余的包皮内、外板，精确控制切除长度，确保在自然状态下，阴茎头有 1/2 ~ 2/3 显露。而在勃起状态下，阴茎头完全显露，无多余包皮遮盖。在手术操作中，通常会精确保留距离冠状沟约 0.5cm 的内、外板，以及适量的包皮系带，以保证手术效果和术后功能的恢复。

(二) 优点

1. 准确的定位

包皮环切术中可以精准控制保留的包皮长度，手术切口位置可通过术前标志线标记，降低误伤尿道及包皮系带的风险。

2. 恢复快

手术时间较短、创伤较小，术后恢复较快。术后多能迅速恢复正常生活，对日常生活影响较小。

3. 术后效果好

内外板分层包皮环切术可以改善阴茎的外观，使其在自然状态下显露阴茎头的适度长度，避免勃起时阴茎头受到束缚，起到一定的保护作用，同时可降低感染风险。

(三) 缺点

1. 切口边缘不整齐

由于剪切时操作难度较高，可能会导致切口边缘不平整，影响美观。

2. 丝线结扎引起皮下残留

术中止血多通过丝线结扎，容易在皮下留下线结，可能引发轻微的炎症反应。

3. 针道皮桥形成

缝合过程中若切口对合不良，易引起针道皮桥，影响术后外观。

4. 皮样囊肿

若缝合不紧密，术后可能形成皮样囊肿，影响局部愈合，需要再次治疗。

(四) 术前特殊准备

包皮环切术前须进行严格的准备，确保手术顺利进行并减少术后并发症。

1. 控制感染

若患者并发包皮感染，必须在术前进行抗感染治疗，确保炎症完全消退后方可手术，以避免术后感染风险。

2. 清洁准备

若患者为年长儿且已有阴毛，应常规剃去阴毛，以确保手术区域清洁，防止感染。应清洁外阴区域，以便术中操作方便。

3. 手术前指导

向患者及其家属说明手术流程、术后可能出现的情况及护理事项，确保患者心理状态平稳，配合手术及术后护理。

4. 麻醉方式选择

小儿包皮环切术一般选择局部麻醉或阻滞麻醉。术前根据具体情况判断是否需要额外用药以减轻疼痛和焦虑。

三、内外板钳夹包皮全层切除术

（一）原理

同内外板分层包皮环切术的手术原理。

（二）优点

准确定位保留包皮的长度，不易误伤尿道及包皮系带。术中控制出血少。不残留皮下线结，不易形成皮样囊肿。

（三）缺点

包皮成角或皮下组织剪除过多，切口不整齐。其腹侧皮肤往往有一尖状皮瓣，使之与两侧皮肤切口直线相连。如果不做修剪，该处与系带缝合后，局部因血液淋巴回流障碍，水肿往往经久不消，外观极差。由于术中未结扎切断的血管，术后易出血，甚至出现皮下血肿。

（四）手术要点

先仔细分离包皮内板与阴茎头之间的粘连，翻出阴茎头。清除包皮垢，还纳阴茎头。认清包皮内板和外板的转折处，用镊子提起。先用一把直血管钳的一叶从阴茎背侧插向冠状沟，受阻后，退回约 0.5cm，略向一侧移动并夹住包皮全层。同法用另一把直血管钳毗邻夹住另一侧包皮全层。在系带稍远处用两把直血管钳，分别夹住腹侧包皮全层。

同法分别在两侧之 3 点和 9 点处，各用两把直血管钳夹住全层包皮。沿每组的两把直血管钳之间切开包皮，将包皮分为四瓣。沿冠状沟外 0.5cm 处，在两把直血管钳之间，用弯血管钳横形夹住四瓣包皮，切除多余的包皮。在每把弯血管钳下穿过 3 针缝线，暂不打结，只将缝线交叉。在交叉线上垫上油纱布，然后打结，如此处理一圈创口缝线。伤口愈合后折线。

四、袖套状包皮切除术

（一）原理

同内外板分层包皮环切术的手术原理。本术式尤其适宜包皮可完全上翻的包皮过长者，但不宜在小儿中应用。

（二）优点

（1）能够准确确定保留的覆盖阴茎的皮肤或包皮的长度，避免切除太多导致的勃起性疼痛。

（2）包皮系带可得到完整地保留。

（3）避免钳夹法的包皮成角或皮下组织剪除过多及切口不整齐及创面须结扎止血的不足。

（4）可完全避免其深面的血管损伤。

（三）缺点

容易导致阴茎皮肤切除过多，包皮内板保留过多，术后包皮内板被摩擦水肿。余同剪切法包皮环切术。

（四）术前特殊准备

同本节内外板分层包皮环切术中术前特殊准备。

（五）手术要点

麻醉前，手淫或用男性负压助勃器使阴茎勃起，术者右手在远端沿阴茎背侧向近端推包皮，左手拇指、示指捏起根部背侧皮肤牵拉致阴茎头使冠状沟外露，先在阴茎近端距冠状沟 0.5～1.0cm 处画线，再标出与远端标志线相对应的近端标志线，两环切线背宽腹窄。麻醉成功后，沿两条环切线用小圆刀片切开皮肤，深度以切至皮下浅筋膜、不损伤皮下静脉为宜，

在两条环切线之间选血管走行最少处，纵行剪开皮肤至浅筋膜。用齿镊提起纵切开之皮肤，沿纵切口用小圆刀锐性分离皮肤和皮下组织，分离过程中尽量不伤及血管，分离切除多余皮肤。两条环切线背侧用 10 丝线或 5-0 可吸收缝线间断缝合切口如遇系带过短的阴茎行冠状沟水平横行切断过紧的包皮系带，以 5-0 可吸收缝线横行缝合切口使阴茎头伸直。

五、包皮环扎切除术

（一）原理

包皮环扎术是在包皮腔内放置塑料或金属环扎器，利用弹力线阻断远端包皮内外板远端的血供，使其缺血、坏死、自行脱落，达到去除过多包皮的目的。适用于各年龄段。

（二）优点

（1）较传统背侧切开包皮环切术、袖套式包皮环切术、分层包皮环切术切缘更整齐，手术时间短（3～10分钟）。

（2）出血少或不出血。

（3）局部水肿较轻，无须缝线、拆线及残留线结造成不良影响，术后护理方便，无须包扎纱布及换药。

（4）手术瘢痕小，外形美观。

（三）缺点

（1）如果环扎器的放置位置不当，环扎器就会压迫系带致缺血，甚至断裂而出血，

如果合并尿道海绵体发育不良，就会导致尿瘘，同时可因压迫系带致术后疼痛剧烈。

（2）环扎器放置位置不当易压迫尿道口，影响排尿，甚至术后尿道口狭窄。

（3）在放置环扎器时，如果牵拉包皮的力度不恰当，就会导致包皮切除过多。

（4）如果环扎器过大，就会容易损伤系带，环过小，易出现术后包皮口缩窄，甚至医源性包茎。

（四）术前特殊准备

备环扎器，余同本节内外板分层包皮环切术中术前特殊准备。

（五）手术要点

扩张包皮口。用止血钳扩张包皮口，上翻包皮，上翻困难者可先在包皮口背侧剪开缩窄环。用四把蚊式血管钳分别于 1、5、7、11 点处钳夹包皮内外板交界处，牵引包皮，并于背侧 12 点处纵行剪开包皮，分离包皮内板与阴茎头的粘连至冠状沟，清洗、去除包皮垢，恢复包皮正常位置。

根据阴茎头大小选择相应型号环扎器，将内环放入阴茎头和内板之间，内环套在距冠状沟 0.5cm 处，内环应向阴茎背侧倾斜约 15°，以保留足够系带长度。用固定钳在外板外卡住内环，并调整包皮使其分布均匀，阴茎头无偏斜，检查系带有无内环压迫，在包皮外沿内环凹槽以弹力线结扎，去除固定钳。在结扎线的远端切除多余包皮，内环留在包皮腔内 7～10 天，伤口愈合，内环自动脱落。

包皮环切术是一种外科手术，每种术式均有其优点和缺点。包皮不是病变组织，而且还有其自身的功能。包皮环切术切忌信手剪去。

治疗包茎和包皮过长的手术方法很多，并不是单纯一种术式是最好的，不同术式有不同的适宜对象，可以根据包茎的严重程度，是否伴有包皮过长，甚至合并系带过短，阴茎的显露状态等选择适宜的手术方式。

第三章 小儿呼吸系统疾病

第一节 慢性咳嗽

小儿慢性咳嗽是指在儿童（通常年龄为 14 岁及 14 岁以下）中，咳嗽症状持续 4 周以上的一种常见临床表现。慢性咳嗽不是一种独立的疾病，而是多种呼吸系统或非呼吸系统疾病的症状表现，常见病因包括感染后咳嗽、咳嗽变异性哮喘（CVA）、上气道咳嗽综合征（UACS）、胃食管反流性咳嗽（GERC）及支气管异物等。小儿慢性咳嗽的发病机制可能涉及气道炎症反应、气道高反应性、黏膜屏障受损及神经反射机制异常等。诊断时需结合病史、体格检查及必要的辅助检查，以明确病因并给予相应的治疗。

一、慢性咳嗽的病因

（一）感染后咳嗽（AC）

1. 发病机制及病毒感染类型

上呼吸道或支气管感染后，机体的呼吸道黏膜受到病原体的侵袭，导致黏膜损伤和炎症反应。在感染恢复过程中，呼吸道黏膜的修复需要一定时间，同时炎症介质的释放和气道感受器的敏感性增加，均可引起咳嗽并持续数周。其中，病毒感染是常见的病因之一，如呼吸道合胞病毒、腺病毒等。呼吸道合胞病毒是引起婴幼儿毛细支气管炎和肺炎的主要病原体之一，感染后可导致气道黏膜的充血、水肿和分泌物增多，进而刺激咳嗽感受器。腺病毒感染则可引起呼吸道的广泛炎症，包括上呼吸道和下呼吸道，导致咳嗽症状持续存在。

2. 临床特点及病程

感染后咳嗽一般不伴其他明显症状，如发热、咳痰等，但咳嗽时间较长，通常可持续 3～8 周甚至更长时间。咳嗽的性质多为刺激性干咳，有时可能伴有少量白色黏液痰。咳嗽的程度轻重不一，可在夜间或清晨加重，这可能与体位变化、呼吸道分泌物的积聚以及气道的高反应性在此时段相对增强有关。在感染后的恢复期，随着呼吸道黏膜的逐渐修复和炎症的消退，咳嗽症状通常会逐渐减轻直至消失。然而，如果咳嗽持续时间过长或伴有其他异常表现，如呼吸急促、喘息、发热反复等，应警惕是否存在其他并发症或其他病因导致的慢性咳嗽。

3. 诊断与鉴别诊断

诊断感染后咳嗽主要依据病史和临床表现。近期有明确的上呼吸道或支气管感染病史，在感染症状缓解后咳嗽持续存在，且无其他明显病因可循，一般可考虑为感染后咳嗽。同时，需要与其他引起慢性咳嗽的疾病进行鉴别，如咳嗽变异性哮喘、上气道咳嗽综合征等。支气管激发试验或舒张试验有助于排除咳嗽变异性哮喘，而鼻部检查和相关症状评估可帮助鉴别上气道咳嗽综合征。此外，如果咳嗽伴有发热、咳痰增多、呼吸音异常等表现，还应考虑是否存在肺部感染未完全控制或继发其他感染的风险，此时需要进行胸部影像学检查和痰液检查等进一步明确诊断。

（二）咳嗽变异性哮喘（CVA）

1. 发病机制及气道高反应性特点

CVA 是一种特殊类型的哮喘，其发病机制与典型哮喘相似，主要涉及气道的慢性炎症和气道高反应性。气道慢性炎症导致气道黏膜肿胀、分泌物增加，以及气道平滑肌的敏感性增高。在接触到各种诱发因素（如变应原、冷空气、运动等）后，气道发生痉挛和狭窄，从而引起咳嗽症状。与典型哮喘不同的是，CVA 患者以持续咳嗽为主要表现，而无明显的喘息或呼吸困难症状。气道高反应性是 CVA 的重要特征，即气道对各种刺激因素的敏感性增加，对冷空气、烟雾、化学气味等刺激的反应增强，容易引发咳嗽。这种高反应性可能与气道炎症导致的神经调节功能紊乱、气道上皮损伤及炎症介质的释放等因素有关。

2. 临床症状特点及咳嗽特点

CVA 患者的咳嗽常在夜间或运动后加重。夜间咳嗽加重可能与人体的生理节律有关，夜间迷走神经兴奋性增高，导致气道平滑肌收缩，气道阻力增加，同时呼吸道分泌物在夜间容易积聚，刺激气道感受器，从而引起咳嗽发作。运动后咳嗽加重是因为运动过程中呼吸频率加快，气道水分和热量丢失，使得气道黏膜的渗透压改变，气道敏感性增加，诱发咳嗽。咳嗽的性质多为刺激性干咳，有时可伴有少量白色黏液痰。咳嗽持续时间较长，一般超过 4 周，且呈慢性反复发作过程。在咳嗽发作期间，患者可能无明显的喘息、呼吸困难或胸闷等症状，但部分患者可能在病情进展或接触强烈诱发因素时出现喘息症状。

3. 诊断方法及支气管扩张剂治疗反应

诊断 CVA 主要依据以下两点，一是慢性咳嗽病史，尤其是夜间或运动后加重的咳嗽；二是支气管激发试验阳性或支气管舒张试验阳性。支气管激发试验通过给予一定的刺激物（如组胺、乙酰甲胆碱等），诱发气道痉挛，观察气道的反应性，若气道阻力增加达到一定程度，提示气道高反应性存在，支持 CVA 的诊断。

支气管舒张试验则是在使用支气管扩张剂（如沙丁胺醇）后，观察咳嗽症状是否缓解以及肺功能指标 [如第一秒用力呼气量（FEV_1）等] 是否改善，若咳嗽明显减轻且肺功能指标有显著改善，也有助于诊断 CVA。此外，呼出气一氧化氮（FeNO）检测也可作为辅助诊断指标，CVA 患者的 FeNO 水平通常升高，反映了气道炎症的存在。

对于 CVA 患者，通常对支气管扩张剂治疗有较好反应。在使用支气管扩张剂后，咳嗽症状可迅速缓解，这不仅是诊断的重要依据之一，也是治疗有效的表现。但需要注意的是，支气管扩张剂治疗有效的咳嗽不一定都是 CVA，还需结合其他诊断标准进行综合判断。

(三) 上气道咳嗽综合征 (UACS)

1. 病因及鼻后滴流机制

UACS 是由慢性鼻炎、鼻窦炎、变应性鼻炎、腺样体肥大等上呼吸道疾病引起的一种慢性咳嗽综合征。其主要发病机制是鼻后滴流现象，即鼻腔或鼻窦的分泌物倒流至咽喉部，刺激喉部的咳嗽感受器，从而引发咳嗽。慢性鼻炎时，鼻腔黏膜的炎症导致分泌物增多，且黏膜肿胀可影响鼻腔的正常引流，使分泌物向后倒流至咽喉部。鼻窦炎则是鼻窦黏膜的炎症性疾病，鼻窦内的脓液可通过鼻窦开口流入鼻腔，再倒流至咽喉部。

变应性鼻炎患者在接触变应原后，鼻腔黏膜发生变态反应性炎症，分泌物增多且稀薄，也容易出现鼻后滴流。腺样体肥大可阻塞后鼻孔，导致鼻腔分泌物引流不畅，同时腺样体本身也可能分泌一些炎性物质，刺激咽喉部引起咳嗽。

2. 临床症状及鼻部伴随症状

UACS 通常伴有鼻塞、流涕等鼻部症状。鼻塞可为间歇性或持续性，可单侧或双侧发生，严重程度不一。流涕的性质多样，可为清水样涕、脓性涕或黏脓性涕，取决于病因和病情的不同阶段。慢性鼻炎患者的流涕一般为黏液性或黏脓性，鼻窦炎患者的流涕常为脓性，且量较多，可伴有异味。变应性鼻炎患者的流涕多为清水样涕，伴有鼻痒、打喷嚏等症状。

除鼻部症状外，咳嗽是 UACS 的主要表现，咳嗽一般为持续性，可在白天或夜间发生，但以晨起或体位改变时（如平卧后坐起）咳嗽较为明显。咳嗽的性质多为刺激性干咳，有时可伴有少量咳痰，痰液常为白色黏液性，是由于咽喉部受到分泌物刺激后产生的。部分患者还可能感到咽喉部有异物感、瘙痒感或灼热感，频繁清嗓等。

3. 诊断方法及相关检查

诊断 UACS 主要依据病史、临床症状和相关检查。详细的病史询问包括咳嗽的特点、时间、伴随症状，以及有无鼻部疾病史、变态反应史等。体格检查时应重点检查鼻部，观察鼻腔黏膜的颜色、肿胀程度、有无分泌物，以及鼻窦区有无压痛等。

鼻内镜检查是诊断 UACS 的重要方法之一，它可以直接观察鼻腔和鼻窦的内部情况，了解鼻腔黏膜的病变、腺样体的大小以及鼻窦开口是否通畅等。鼻窦 X 线检查、CT 扫描等影像学检查可帮助发现鼻窦炎的病变范围和程度，但对于儿童患者，应谨慎选择 CT 扫描，以减少辐射暴露。变应原检测（如皮肤点刺试验、血清特异性 IgE 检测）有助于明确是否存在变应性因素。此外，对怀疑有腺样体肥大的患者，可进行鼻咽部侧位 X 线检查或电子鼻咽镜检查，以明确腺样体的大小和阻塞程度。

4. 治疗原则及针对病因的治疗措施

UACS 的治疗原则是针对病因进行治疗，同时缓解咳嗽症状。对于慢性鼻炎、鼻窦炎等感染性疾病，应根据病原体的类型选择合适的抗生素进行治疗，如细菌性鼻窦炎可选用阿莫西林或克拉维酸钾等抗生素，治疗时间一般为 10 ～ 14 天。同时，可使用鼻用糖皮质激素（如糠酸莫米松鼻喷雾剂等）减轻鼻腔黏膜炎症，改善鼻腔通气和引流。

对于变应性鼻炎，应避免接触变应原，使用抗组胺药（如氯雷他定、西替利嗪等）、鼻用抗组胺药（如氮卓斯汀鼻喷雾剂等）和鼻用糖皮质激素进行治疗。对于腺样体肥大引起的 UACS，若保守治疗无效，且腺样体肥大程度严重，影响呼吸和睡眠等，可考虑手术切除腺样体。此外，可使用止咳药物缓解咳嗽症状，如右美沙芬等，但止咳治疗只是对症处理，关键在于治疗原发疾病，去除鼻后滴流的病因，才能从根本上缓解咳嗽。

（四）胃食管反流性咳嗽（GERC）

1. 发病机制及反流原因

GERC 是由于胃内容物反流至食管甚至咽喉部，刺激咽喉及气道，引发反射性咳嗽。其发病机制主要涉及食管下括约肌功能障碍、食管清除能力下降和胃排空延迟等因素。食管下括约肌是食管和胃之间的一道高压屏障，正常情况下可以防止胃内容物反流至食管。当食管下括约肌功能减弱或松弛时，胃内容物容易反流进入食管。

食管的清除能力主要依靠食管的蠕动和唾液的中和作用，如果食管蠕动功能异常或唾液分泌减少，反流至食管的胃内容物不能及时被清除，就会在食管内停留较长时间，增加了对食管黏膜和咽喉部的刺激。胃排空延迟使得胃内压力升高，也容易导致胃内容物反流。此外，不良的生活习惯和饮食习惯，如暴饮暴食、进食后立即平卧、食用辛辣、油腻、酸性食物等，也可能诱发或加重胃食管反流。

2. 临床症状特点及与体位和消化道症状的关系

GERC 相关的咳嗽常在夜间或平卧时加重。夜间睡眠时，平卧位使胃食管之间的压力梯度减小，更容易发生反流。同时，睡眠状态下吞咽动作减少，唾液分泌也相对减少，食管的清除能力进一步减弱，导致反流物对咽喉和气道的刺激增加，从而引起咳嗽发作。咳嗽的性质多为刺激性干咳，有时可伴有少量白色黏液痰，或感觉有痰液在咽喉部难以咳出。

除咳嗽外，患者常伴有反酸、胃灼热等消化道症状。反酸是指胃内容物反流至口腔，患者可感觉到口中有酸味；胃灼热是指胸骨后或剑突下的烧灼感，通常在进食后或平卧时加重。部分患者还可能出现胸痛、恶心、呕吐、嗳气等症状。这些消化道症状与咳嗽症状往往同时存在或相继出现，且症状的严重程度可能与咳嗽的发作频率和程度相关。

3. 诊断方法及相关检查

诊断 GERC 主要依据临床症状、食管 pH 监测和食管阻抗 -pH 监测等检查。详细的病史询问对于诊断非常重要，了解咳嗽的特点、与体位和进食的关系、是否伴有消化道症状等。食管 pH 监测是诊断 GERC 的金标准，通过将 pH 电极放置在食管内，可以连续监测食管内的 pH 变化，了解食管内的酸碱度情况。当食管内 pH 低于一定阈值且持续时间较长时，提示存在胃食管反流。食管阻抗 -pH 监测则可以同时监测食管内的阻抗变化和 pH 变化，能够更准确地判断反流物的性质（液体、气体或混合性）和反流的高度，对于诊断非酸性反流和弱酸反流有重要意义。

此外，上消化道内镜检查可以直接观察食管和胃黏膜的病变情况，了解是否存在食管炎、食管溃疡、胃炎等病变，但内镜检查正常并不能排除 GERC。对于部分不典型的病例，还可以进行试验性治疗，即给予质子泵抑制剂（如奥美拉唑、兰索拉唑等）进行治疗，若咳嗽症状在治疗后明显缓解，则支持 GERC 的诊断。

（五）支气管异物

1. 常见原因及吸入机制

气道异物吸入在儿童中较为常见，尤其是 3 岁以下的婴幼儿。常见的异物包括食物颗粒（如坚果、瓜子、果冻等）、小玩具零件、纽扣电池等。儿童在玩耍、进食或哭闹时，由于注意力不集中、吞咽功能不完善或口腔防御机制不健全，容易将异物误吸入气道。异物吸入的机制主要是在吸气过程中，异物随着气流进入气道。当异物进入气道后，可嵌顿在气管、支气管或细支气管内，导致气道阻塞，引起不同程度的通气障碍和炎症反应。

2. 临床症状表现及与异物位置和大小的关系

支气管异物常导致顽固性咳嗽，这是由于异物刺激气道黏膜引起的反射性咳嗽。咳嗽的程度轻重不一，取决于异物的大小、位置和气道阻塞的程度。如果异物较大且完全阻塞气道，就会导致突然发生的剧烈呛咳、呼吸困难、发绀甚至窒息，这是一种紧急情况，需要立即进行抢救。如果异物较小，部分阻塞气道，咳嗽可能就会相对较轻，但呈持续性或反复发作，伴有喘鸣或呼吸困难。喘鸣音是由于气流通过狭窄的气道时产生的湍流声音，可在胸部听到高调的哮鸣音，尤其是在异物所在部位的相应肺叶或肺段更为明显。

此外，患者可能还伴有发热、咳痰等症状，这是由于异物刺激气道黏膜引起炎症反应，导致分泌物增多和感染。异物在气道内停留时间较长时，还可能引起局部肺不张、肺炎等并发症，进一步加重病情。

3. 诊断方法及影像学检查的作用

诊断支气管异物主要依据病史、临床症状和影像学检查。详细询问病史是关键，了解异物吸入的时间、当时的情况以及可能吸入的异物种类。对于有明确异物吸入史且出现咳嗽、喘鸣、呼吸困难等症状的患者，应高度怀疑支气管异物的可能。胸部 X 线检查是常用的影像学检查方法之一，但对于部分非金属异物（如塑料、食物等），X 线可能无法直接显示异物，此时可能仅表现为肺不张、肺气肿、纵隔摆动等间接征象。胸部 CT 具有更高的分辨率，能够更清晰地显示异物的位置、形态和大小，以及气道的阻塞情况和肺部的并发症，对于诊断支气管异物具有重要价值。

支气管镜检查是诊断支气管异物的金标准，不仅可以直接观察到异物的存在，还可以在直视下将异物取出。对于高度怀疑支气管异物但影像学检查不能明确诊断的患者，应及时进行支气管镜检查，以避免延误治疗。

二、慢性咳嗽的病理生理机制

（一）气道炎症

1. 炎症细胞与炎性介质的作用

气道炎症是慢性咳嗽的核心机制之一。在多种儿童慢性咳嗽相关疾病中，炎症性细胞如嗜酸性粒细胞、肥大细胞、淋巴细胞等在气道内浸润，发挥着关键作用。嗜酸性粒细胞在变应性疾病中较为突出，当机体接触到变应原后，免疫系统被激活，嗜酸性粒细胞聚集到气道。它们释放多种毒性蛋白和炎性介质，如主要碱性蛋白、嗜酸性粒细胞阳离子蛋白等，加重气道炎症反应。

肥大细胞则在接触特定刺激物后迅速脱颗粒，释放组胺、白三烯、前列腺素等炎性介质。组胺可引起气道平滑肌收缩、血管通透性增加，导致气道黏膜充血、水肿；白三烯具有强烈的支气管收缩作用，并能促进黏液分泌；前列腺素则可调节血管张力和炎症反应。淋巴细胞在慢性炎症中也扮演重要角色，不同亚型的 T 淋巴细胞通过调节免疫反应参与气道炎症的发生和发展。例如，Th2 淋巴细胞分泌的细胞因子可促进嗜酸性粒细胞的活化和募集，进一步加重气道炎症。

2. 对气道黏膜及咳嗽感受器的影响

这些炎症细胞释放的炎性介质共同作用，导致气道黏膜充血、水肿及分泌物增多。气道黏膜的充血和水肿使气道管腔变窄，影响气流通过，增加气道阻力。增多的分泌物不仅会进一步阻塞气道，还会刺激咳嗽感受器。咳嗽感受器广泛分布于气道黏膜上皮细胞之间，当受到刺激时，它们将信号传递给迷走神经传入纤维，进而触发咳嗽反射。

在咳嗽变异性哮喘、上气道咳嗽综合征等疾病中，这种气道炎症机制尤为显著。在咳嗽变异性哮喘中，气道的慢性炎症以 Th2 淋巴细胞介导的免疫反应为主，导致气道高反应性和咳嗽症状。上气道咳嗽综合征则是由于上呼吸道的炎症，如慢性鼻炎、鼻窦炎等，引起鼻后滴流，刺激咽喉部的咳嗽感受器，从而引发咳嗽。

(二) 气道高反应性

1. 气道敏感性增加的原因

部分儿童由于炎症或感染后，气道敏感性增加，对冷空气、烟雾、粉尘等刺激反应过度，易引发咳嗽反射。这种气道高反应性的产生与多种因素有关。一方面，炎症导致气道黏膜受损，上皮细胞的完整性被破坏，使气道内的神经末梢暴露，从而增加了咳嗽反射的敏感性。另一方面，炎症细胞释放的炎性介质可直接作用于气道平滑肌、神经末梢等，使气道的反应性升高。例如，白三烯等炎性介质可引起气道平滑肌收缩，增加气道阻力，使气道对刺激更加敏感。此外，感染后气道上皮细胞的修复过程可能异常，导致气道的功能和结构发生改变，也会增加气道的高反应性。

2. 常见疾病中的表现及特征

气道高反应性通常见于咳嗽变异性哮喘及感染后咳嗽。在咳嗽变异性哮喘中，患者的气道对各种刺激因素高度敏感，咳嗽对环境或体位变化敏感。例如，夜间气温较低、空气相对干燥，患者的气道容易受到冷空气的刺激，从而引发咳嗽发作。运动后，由于呼吸频率加快，气道水分和热量丢失，气道黏膜的渗透压改变，也容易诱发咳嗽。在感染后咳嗽中，虽然感染已经得到控制，但气道的炎症反应并未完全消退，气道高反应性持续存在。此时，患者可能对轻微的刺激，如冷风、异味等，产生强烈的咳嗽反应。这种咳嗽通常持续数周甚至数月，给患者带来很大的痛苦。

（三）黏膜屏障受损

1. 炎症对气道上皮细胞的破坏

慢性咳嗽伴随的炎症会破坏气道上皮细胞的黏膜屏障。正常情况下，气道上皮细胞形成一道紧密的防线，阻止外界病原及刺激物侵入气道。然而，在炎症状态下，上皮细胞受到损伤，其完整性被破坏。炎症细胞释放的炎性介质、感染病原体的直接侵袭及咳嗽时的机械性损伤等因素，都可能导致气道上皮细胞受损。受损的上皮细胞不仅失去了对病原的阻挡作用，还会使气道更容易受到外界因素的刺激。例如，空气中的粉尘、花粉等变应原更容易进入气道，引发变态反应和炎症加重。

2. 对咳嗽反射敏感性的影响

上皮细胞的损伤还会暴露气道中的神经末梢，增加咳嗽反射的敏感性。气道中的神经末梢包括感觉神经纤维和迷走神经传入纤维等，它们对刺激非常敏感。当上皮细胞受损后，神经末梢直接暴露在气道环境中，受到各种刺激物的刺激，如炎症介质、酸性物质、冷空气等。这些刺激会使神经末梢兴奋，将信号传递给咳嗽中枢，从而引发咳嗽反射。此外，受损的上皮细胞还可能释放一些化学物质，如细胞因子、神经肽等，进一步刺激神经末梢，加重咳嗽反射。因此，黏膜屏障受损在慢性咳嗽的发生和发展中起着重要作用。

（四）神经反射异常

1. 咳嗽反射的神经控制机制

咳嗽是一种复杂的神经反射，受迷走神经和中枢神经系统控制。迷走神经的传入纤维分布在气道黏膜中，当受到刺激时，将信号传递给延髓的咳嗽中枢。咳嗽中枢整合这些信号后，发出指令，通过迷走神经的传出纤维和运动神经，引起气道平滑肌收缩、声门关闭、膈肌和肋间肌收缩等一系列动作，产生咳嗽。中枢神经系统也参与咳嗽反射的调节，例如，大脑皮层可以抑制或增强咳嗽反射，根据不同的情况进行调节。

2. 反复炎症和刺激对咳嗽反射的影响

反复炎症和刺激会使迷走神经敏感化，降低其阈值，导致咳嗽反射过度敏感和持续性激活。在慢性咳嗽的过程中，炎症细胞释放的炎性介质、气道黏膜的损伤以及外界刺激物等持续刺激迷走神经传入纤维。这种反复的刺激使迷走神经的敏感性逐渐增加，即使是轻微的刺激也能引起咳嗽反射。例如，在胃食管反流性咳嗽中，酸性物质的反流可通过迷走神经引起反射性咳嗽。当胃内容物反流至食管甚至咽喉部时，酸性物质刺激食管和咽喉部的迷走神经感受器，信号传递至咳嗽中枢，引发咳嗽反射。此外，长期的咳嗽还可能导致中枢神经系统对咳嗽反射的调节失衡，进一步加重咳嗽症状。

（五）免疫异常

1. 免疫系统对炎症调节失衡的影响

在慢性咳嗽的儿童中，免疫系统的异常可能导致机体对炎症的调节失衡。正常情况下，免疫系统能够识别和清除病原体，同时控制炎症反应，避免过度炎症对机体造成损伤。然而，在某些情况下，免疫系统可能出现异常，如免疫功能低下、免疫调节紊乱等。

免疫功能低下的儿童容易反复发生呼吸道感染，感染引起的炎症持续存在，导致慢性咳嗽难以消退。

例如，免疫缺陷病患儿由于免疫系统的先天发育缺陷或后天损伤，对病原体的抵抗力减弱，容易发生反复的呼吸道感染，咳嗽症状持续存在。免疫调节紊乱则可能导致炎症反应过度或持续时间过长。例如，在某些变应性疾病中，免疫系统对变应原过度反应，产生大量的炎性细胞和炎性介质，加重气道炎症，引起慢性咳嗽。

2. 对黏膜修复及咳嗽症状的作用

免疫异常还可能影响黏膜修复，使得咳嗽症状持续存在。气道黏膜的修复需要免疫系统的参与，包括炎症细胞的清除、上皮细胞的再生和胶原蛋白的沉积等过程。如果免疫系统异常，这些修复过程可能受到干扰。例如，在某些慢性炎症性疾病中，免疫细胞持续释放炎性介质，抑制上皮细胞的再生和修复，导致气道黏膜长期处于受损状态。此外，免疫系统还可以通过调节细胞因子的分泌来影响黏膜修复。部分细胞因子如转化生长因子-β等，在黏膜修复中起着重要作用。如果免疫系统异常导致这些细胞因子的分泌失调，也会影响黏膜修复，使咳嗽症状持续存在。

三、慢性咳嗽的诊断

（一）病史采集

1. 全面了解咳嗽相关信息

详细询问咳嗽的持续时间对于判断慢性咳嗽的病因至关重要。不同病因导致的咳嗽持续时间可能有所不同，如感染后咳嗽通常持续数周，而咳嗽变异性哮喘、上气道咳嗽综合征等可能持续数月甚至更长时间。明确咳嗽的特点也是关键环节，包括咳嗽在白天或夜间加重的情况。若咳嗽主要在夜间加重，可能提示咳嗽变异性哮喘、胃食管反流性咳嗽等；若白天咳嗽较为明显，可能与上气道咳嗽综合征、环境因素等有关。此外，区分干咳或湿咳也具有重要意义。干咳常见于咳嗽变异性哮喘、上气道咳嗽综合征等，湿咳则可能与呼吸道感染、支气管扩张等疾病相关。

2. 关注伴随症状及诱发因素

询问是否伴有其他症状对于确定病因范围非常重要。喘息是咳嗽变异性哮喘的常见伴随症状，呼吸困难可能提示严重的呼吸道疾病如支气管异物、重症肺炎等。发热可能意味着存在感染性疾病，反酸则提示胃食管反流性咳嗽。鼻塞、流涕等症状往往与上气道咳嗽综合征相关。了解病史中的诱发因素能为诊断提供线索。冷空气刺激可诱发咳嗽变异性哮喘和感染后咳嗽；运动可能诱发咳嗽变异性哮喘和运动诱发性哮喘；进食后咳嗽可能与胃食管反流性咳嗽有关。既往史也不容忽视，反复呼吸道感染可能导致气道损伤，增加慢性咳嗽的风险。过敏史提示变应性疾病的可能，如咳嗽变异性哮喘、变应性鼻炎等。家庭中是否有哮喘等遗传病史也需要了解，因为遗传因素在哮喘等疾病的发病中起着一定作用。

（二）体格检查

1. 评估整体状况与生长发育

对患儿进行体格检查时，首先要评估其整体状况和生长发育情况。慢性咳嗽可能影响患儿的食欲和睡眠，进而影响生长发育。如果患儿出现生长发育迟缓，可能提示存在严重的慢性疾病，如支气管扩张、囊性纤维化等。同时，观察患儿的精神状态、面色等，了解是否存在缺氧等表现。

2. 检查上气道及呼吸系统

检查上气道有无分泌物、扁桃体肥大等上呼吸道异常。上气道分泌物增多可能是上气道咳嗽综合征、鼻窦炎等疾病的表现。扁桃体肥大可能导致气道狭窄，引起咳嗽、打鼾等症状。检查呼吸系统时，注意听有无干啰音、湿啰音或哮鸣音。干啰音通常提示气道狭窄或分泌物黏稠，湿啰音可能与肺部感染、支气管扩张等有关，哮鸣音则是气道痉挛的表现，常见于咳嗽变异性哮喘、支气管哮喘等疾病。必要时还需检查有无胸廓畸形、指端杵状指、腹部反流性症状等其他异常表现。胸廓畸形可能与先天性心脏病、肺部发育不良等疾病有关；指端杵状指可能提示慢性肺部疾病或先天性心脏病；腹部反流性症状如反酸、呕吐等可能提示胃食管反流性咳嗽。

（三）辅助检查

1. 胸部 X 线检查

胸部 X 线检查是一种常用的辅助检查方法，可以发现支气管异物、支气管扩张、支气管淋巴结肿大或肺部炎症等。支气管异物在 X 线片上可能表现为局部肺气肿、肺不张或纵隔摆动等间接征象；支气管扩张可显示为支气管管径增粗、卷发样阴影等；支气管淋巴结肿大可能提示感染或肿瘤性疾病；肺部炎症则表现为斑片状或大片状阴影。胸部 X 线检查对于排除严重的肺部疾病具有重要意义，但对于小的支气管异物或早期的肺部病变可能不敏感。

2. 肺功能检查

肺功能检查适用于 6 岁及 6 岁以上患儿，可评估气道反应性。咳嗽变异性哮喘（CVA）患儿常表现为气道反应性增加。肺功能检查包括肺活量、第一秒用力呼气容量（FEV_1）、最大呼气流量（PEF）等指标的测定，以及支气管激发试验或舒张试验。支气管激发试验通过给予一定的刺激物，如组胺、乙酰甲胆碱等，观察气道的反应性，若气道阻力增加达到一定程度，提示存在气道高反应性，支持 CVA 的诊断。支气管舒张试验则是在使用支气管扩张剂后，观察肺功能指标是否改善，若咳嗽明显减轻且肺功能指标有显著改善，也有助于诊断 CVA。肺功能检查对于评估慢性咳嗽患儿的气道功能、判断病情严重程度和指导治疗具有重要价值。

3. 支气管激发试验或支气管舒张试验

支气管激发试验或支气管舒张试验主要用于帮助鉴别是否为咳嗽变异性哮喘。支气管激发试验如前所述，是通过激发气道痉挛来判断气道的反应性。支气管舒张试验则是使用支气管扩张剂如沙丁胺醇等，观察咳嗽症状是否缓解以及肺功能指标是否改善。对于慢性咳嗽患儿，如果支气管激发试验阳性或支气管舒张试验阳性，结合临床症状，高度提示咳嗽变异性哮喘的可能。但需要注意的是，这两项试验也可能出现假阳性或假阴性结果，因此需要结合其他检查和临床表现进行综合判断。

4. 呼气一氧化氮检测

呼气一氧化氮检测用于评估气道炎症，特别是哮喘。一氧化氮是一种由气道上皮细胞和炎症细胞产生的气体分子，在气道炎症时其水平会升高。呼气一氧化氮检测具有无创、快速、可重复等优点，对于判断气道炎症的程度和指导哮喘的治疗具有一定的参考价值。在咳嗽变异性哮喘和哮喘患者中，呼气一氧化氮水平通常升高，但其他疾病（如变应性鼻炎、鼻窦炎等）也可能导致呼气一氧化氮水平升高，因此需要结合临床症状进行综合分析。

5. 鼻窦 X 线检查或 CT 扫描

当怀疑鼻窦炎时，鼻窦 X 线检查或 CT 扫描可以帮助明确上气道是否为病因。鼻窦炎可引起鼻后滴流，刺激咽喉部咳嗽感受器，导致上气道咳嗽综合征。鼻窦 X 线片可以显示鼻窦的密度增高、黏膜增厚等改变，但对于轻微的病变可能不敏感。鼻窦 CT 具有更高的分辨率，可以更清晰地显示鼻窦的解剖结构和病变范围，但对于儿童患者应谨慎使用，以减少辐射暴露。此外，还可以进行鼻内镜检查，直接观察鼻腔和鼻窦的内部情况，了解是否存在炎症、息肉等病变。

6. 24 小时食管 pH 监测

24 小时食管 pH 监测用于怀疑胃食管反流的患儿，观察反流是否与咳嗽有关。24 小时食管 pH 监测是诊断胃食管反流性咳嗽的金标准，通过将 pH 电极放置在食管内，可以连续监测食管内的 pH 变化。当食管内 pH 低于一定阈值且持续时间较长时，提示存在胃食管反流。同时，可以记录咳嗽发作的时间与食管 pH 变化的关系，以确定反流是否为咳嗽的原因。但这项检查需要患儿配合，且可能会给患儿带来不适，因此在临床应用中需要根据具体情况选择。

7. 纤维支气管镜

用于怀疑气道异物、气道结构异常或慢性感染的情况。纤维支气管镜检查可以直接观察气道内的情况，发现异物、狭窄、肿物等病变，并可以在直视下进行异物取出、活检等操作。对于反复咳嗽、常规检查不能明确病因的患儿，纤维支气管镜检查具有重要的诊断价值。但纤维支气管镜检查是一种有创检查，需要在专业医生的操作下进行，并严格掌握适应证和禁忌证。

（四）鉴别诊断

根据检查结果及咳嗽特点，鉴别常见慢性咳嗽的病因。感染后咳嗽通常在呼吸道感染后出现，咳嗽持续时间较长，但一般不伴有其他明显症状；咳嗽变异性哮喘以慢性咳嗽为主要表现，常在夜间或运动后加重，伴有气道高反应性；上气道咳嗽综合征由上呼吸道疾病引起，伴有鼻塞、流涕等鼻部症状；胃食管反流性咳嗽与反流相关，咳嗽常在夜间或平卧时加重，伴有反酸、胃灼热等消化道症状；支气管异物有明确的异物吸入史，咳嗽呈顽固性，可伴有喘鸣或呼吸困难。通过对这些疾病的临床表现、辅助检查结果进行综合分析，可以初步判断慢性咳嗽的病因。

（五）试验性治疗

1. 依据可疑病因进行治疗尝试

对于可疑的慢性咳嗽病因，可在确诊前进行试验性治疗。如对咳嗽变异性哮喘患儿试用支气管扩张剂及吸入激素疗法，若咳嗽症状明显缓解，支持咳嗽变异性哮喘的诊断。对 UACS 试用抗组胺药和鼻用激素，若鼻部症状和咳嗽均改善，提示上气道咳嗽综合征的可能性较大。对 GERC 试用抗反流药物，如质子泵抑制剂等，若咳嗽减轻，说明胃食管反流可能是咳嗽的原因。试验性治疗应在医生的指导下进行，并密切观察患儿的症状变化。如果治疗后症状无改善或出现不良反应，应及时调整治疗方案或进一步检查以明确病因。

2. 根据治疗反应明确诊断

根据试验性治疗的反应判断病因，有助于进一步明确诊断。试验性治疗不仅可以为诊断提供依据，还可以在一定程度上缓解患儿的症状，提高患儿的生活质量。但需要注意的是，试验性治疗不能替代准确的诊断，对于部分复杂的病例，可能需要综合多种检查方法和长期的观察才能明确病因。同时，在试验性治疗过程中，应密切关注患儿的病情变化，及时调整治疗方案，以确保治疗的安全和有效。

四、慢性咳嗽的治疗

（一）儿童慢性咳嗽诊断与治疗指南（2013）治疗原则

1. CVA 治疗

可予以口服 B_2 受体激动剂（如丙卡特罗、特布他林、沙丁胺醇等）作诊断性治疗 $1 \sim 2$ 周，也有使用透皮吸收型 B_2 受体激动剂（妥洛特罗），咳嗽症状缓解者则有助诊断。一旦明确诊断 CVA，则按哮喘长期规范治疗，选择吸入糖皮质激素或口服白三烯受体拮抗剂或两者联合治疗，疗程至少 8 周。

2. UACS 治疗

根据引起患儿慢性咳嗽的上气道不同疾病，采取不同的治疗方案。

（1）变应性鼻炎：予以抗组胺药物、鼻喷糖皮质激素治疗，或联合鼻黏膜减充血剂、白三烯受体拮抗剂治疗。

（2）鼻旁窦炎：予以抗菌药物治疗，可选择阿莫西林或阿莫西林＋克拉维酸钾或阿奇霉素等口服，疗程至少 2 周，辅以鼻腔灌洗，选用鼻腔局部减充血剂或祛痰药物治疗。

（3）增生体肥大：根据增生体肥大程度，轻度至中度者可鼻喷糖皮质激素联用白三烯受体拮抗剂，治疗 $1 \sim 3$ 个月并观察等待，无效可采取手术治疗。

3. PIC 治疗

PIC 通常具有自限性，症状严重者可考虑使用口服白三烯受体拮抗剂或吸入糖皮质激素等治疗。

4. GERC 治疗

主张使用 H_2 受体拮抗剂西咪替丁和促胃动力药多潘立酮，年长儿也可以使用质子泵抑制剂。改变体位取半卧位或俯卧前倾30°，改变食物性状，少量多餐等对 GERC 有效。

5. 非支气管哮喘性嗜酸性粒细胞性支气管炎（NAEB）治疗

支气管舒张剂治疗无效，吸入或口服糖皮质激素治疗有效。

6. 变应性咳嗽（AC）治疗

主张使用抗组胺药物、糖皮质激素治疗。

7. 药物诱发的咳嗽

最好的治疗方法是停药观察。

8. 心因性咳嗽治疗

心因性咳嗽可给予心理疗法。

9. 迁延性细菌性支气管炎（PBB）治疗

予以抗菌药物口服，可优先选择 7∶1 阿莫西林一克拉维酸制剂或第 2 代以上头孢菌素或阿奇霉素等口服，通常疗程需 2～4 周。

（二）病因导向治疗

基于不同位置的咳嗽传感器和传入神经受到刺激均可以引起咳嗽，Irwin 等 1981 年提出了慢性咳嗽的解剖学诊断方案，主要内容包括：①病史和查体，提出对慢性咳嗽患者不仅要注意呼吸系统，还要注意消化系统、耳鼻咽喉系统的病史询问和查体。②胸部 X 线检查。③肺通气功能和气道激发试验。④鼻窦摄片、鼻咽镜检查。⑤纤维支气管镜（简称纤支镜）检查。⑥针对病因进行治疗，治疗有效后明确诊断。

1990 年对此方案进行了修正，增加了 24 小时食管 pH 测定。艾尔文（Irwin）等诊断方案建立以来，美国、日本和我国相继制订了慢性咳嗽方面的诊治指南，大大提高了病因导向的诊治水平。

1. 先全面检查，后针对性治疗；诊治时间短，费用较昂贵

先全面辅检，如鼻窦 X 线检查、支气管舒张或激发试验、诱导痰细胞分析、食管 24 小时 pH 监测、纤维支气管镜和胸部 CT 等，推出可能病因，再针对性治疗来确诊。

2. 边检查，边治疗；费用相对少，诊治时间长

先对某一病因进行辅助检查，建立疑似诊断，通过疗效明确或排除该病因。然后再对其他病因进行检查治疗，直至所有病因明确并控制咳嗽。

（三）经验性治疗

无病因诊断依据时，根据症状及体征和可能病因给予相应治疗措施，通过治疗反应来确立或排除诊断，以尽快控制咳嗽症状和治疗疾病。

1. 经验性治疗的策略

经验性治疗策略又分为三种：临床线索导向策略、常见病因导向策略、诊断流程和经验性治疗相结合策略。

（1）临床线索导向策略：根据病史和临床表现，推测慢性咳嗽的可能病因，并给予针对性治疗。UACS 以慢性咳嗽、鼻后滴流感或清嗓动作为典型临床表现；CVA 以干咳为主，运动时或夜间咳嗽明显，不伴有喘息或呼吸困难为典型临床表现；嗜酸性粒细胞性支气管炎（EB）以干咳为主或伴有少量黏痰为典型临床表现；GERC 以慢性咳嗽，伴或不伴反流症状（反酸、胃灼热、声嘶和胸骨后疼痛等）为典型临床表型。

（2）常见病因导向策略：综合考虑病因分布频率、治疗方法特异性、起效时间和疗程等因素，确定经验性病因治疗的先后顺序。优先考虑最常见、治疗措施简单及见效快的病因，最后考虑相对少见、疗程长和起效慢的病因。

（3）诊断流程和经验性治疗相结合策略：应用慢性咳嗽诊断流程时，如缺乏病因诊断的部分辅助检查，可用经验性治疗弥补，经支气管激发试验和诱导痰细胞分析检查排除 CVA 和 EB 后，即使缺乏食管 24 小时 pH 监测，也可经抗反流治疗大致明确 GERC 是否存在。

2. 经验性治疗实施的基础

常见病因较明确，常见病因有相应治疗措施（UACS—抗组胺药物，CVA—支气管扩张剂和糖皮质激素，EB—糖皮质激素，GERC—质子泵抑制剂）。

3. 经验治疗的关键点

经验治疗前充分评估治疗的利弊，根据患者经济状况和医院条件选择合适的治疗方案，治疗方案尽量减少不良反应，但同时要避免因药物剂量不足导致的治疗效果不佳，在排除感染性咳嗽后尽早治疗，可以开始于亚急性咳嗽而不必拘泥于慢性咳嗽的定义，根据治疗效果修改治疗方案，注意激素的不良反应，如加重感染等。

（四）镇咳药治疗

咳嗽的药理学治疗可分为两大类：直接镇咳和间接镇咳。其中吗啡直接作用于咳嗽反射，能减轻自发性咳嗽患者咳嗽的严重性，但由于不良反应和依赖性而限制应用。另外，可待因也是一种直接镇咳药物，在一项包含了 1923 例患者的统计慢性咳嗽的药物使用情况的研究中，发现阿片类药物和某些非阿片类或非麻醉性镇咳药在成年慢性咳嗽患者中最有效，特别是，可待因，右美沙芬减少咳嗽的严重程度和频率；间接镇咳药物包括抗感染症（白细胞三烯拮抗剂等）的间接抑制咳嗽反射的药物。未来的镇咳药物更多的还是集中在直接途径，尤其是气道神经方向。

目前，对慢性咳嗽患者采取了许多随机化的对照试验，其中正常对照组在研究中也起着重要的作用，已知原因（哮喘或慢阻肺）的慢性咳嗽患者会因为不同发病机制而采取不同的治疗措施，而理想组是为了评估那些不明原因的慢性咳嗽患者，该类患者在临床的研究前景巨大。相对于安慰剂，类罂粟碱，右旋甲氧甲基吗啡喃，莫吉司坦对咳嗽的严重性有显著效果，黏液溶解剂没有显著效果。

有学者在 2012 年的一项研究中，首次使用随机安慰剂对照试验来研究加巴喷丁对慢性咳嗽的治疗效果，62 例患者被随机分配到加巴喷丁组（n=32）或安慰剂组（n=30），结果发现加巴喷丁较安慰剂可显著改善咳嗽特异性的生活质量，可见加巴喷丁治疗难治性慢性咳嗽是有效的且耐受性良好。

有研究表明，CBL-D 通过触发以咽喉高反应以及增加 CBL-D 患者咽部神经生长因子的表达为特征的神经病变导致慢性咳嗽。当咳嗽触发因子不能确定时，应考虑到因素之间的相互作用对维持慢性咳嗽的贡献。基于解剖学诊断方法进行言语病理干预可能是一个有效治疗难治性慢性咳嗽的方法。其原因是咽喉是慢性难治性咳嗽病理进程的参与者。言语病理学干预的疗效已进行单盲随机对照试验，在这项试验中，治疗组 87% 的患者有改善，而安慰剂组有 14% 的患者得以改善。

（五）常见慢性咳嗽病因的药物治疗及存在的问题

临床上通常将慢性咳嗽定义为以咳嗽为唯一症状或主要症状、时间超过 8 周、胸部 X 线检查无明显异常者称为不明原因慢性咳嗽，简称慢性咳嗽。慢性咳嗽的常见病因包括咳嗽变异性哮喘、上气道咳嗽综合征、EB 和胃食管反流性咳嗽，这些病因占呼吸内科门诊慢性咳嗽患者的 70% ～ 95%。根据病因治疗是慢性咳嗽治疗的关键，临床上 80% ～ 95% 的慢性咳嗽可获得明确的病因诊断，从而获得有效的治疗。针对慢性咳嗽常见病因的药物治疗方法，各国指南均有明确阐述，但是，实际的临床应用与指南尚存在一些差距和有待探讨的问题。

1. 上气道咳嗽综合征

UACS 是慢性咳嗽的最常见病因之一，除鼻部疾病外，还常与咽喉部疾病有关，如变应性或非变应性咽炎、喉炎、咽喉部新生物、慢性扁桃体炎等。治疗需依据导致 UACS 的基础疾病而定。

对于非变应性鼻炎和普通感冒患者，治疗首选第一代抗组胺药和减充血剂。变应性鼻炎患者首选鼻腔吸入糖皮质激素和口服抗组胺药，丙酸倍氯米松（每次每鼻孔 50μg）或等同剂量的其他吸入糖皮质激素（如布地奈德、莫米松等），每天 1 ～ 2 次。各种抗组胺药对变应性鼻炎的治疗均有效果，首选无镇静作用的第二代抗组胺药，如氯雷他定等。必要时可加用白三烯受体拮抗剂，短期鼻用或口服减充血剂等。症状严重，常规药物治疗效果不佳者，特异性变应原免疫治疗可能有效，但起效时间较长。

细菌性鼻炎多为混合感染，抗感染是重要治疗措施，抗菌谱应覆盖革兰阳性菌、革兰阴性菌及厌氧菌，急性不少于 2 周，慢性建议酌情延长使用时间，常用药物为阿莫西林或克拉维酸、头孢类或喹诺酮类。有证据显示，长期低剂量大环类酯类抗生素对慢性鼻窦炎具有治疗作用。同时联合鼻用糖皮质激素，疗程 3 个月以上。减充血剂可减轻鼻黏膜充血水肿，有利于分泌物的引流，鼻喷剂疗程一般 < 1 周。建议联合使用第一代抗组胺药加用减充血剂，疗程 2 ～ 3 周。

2. 咳嗽变异性哮喘

CVA 是一种特殊类型的哮喘，治疗原则与支气管哮喘相同，主要用药为吸入激素和支气管扩张剂，CVA 应用支气管扩张剂治疗有效，能部分缓解咳嗽，而吸入激素能减轻气道炎症，研究显示联合用药比单用支气管扩张剂或吸入激素更能有效缓解咳嗽，目前各国咳嗽指南均推荐联合用药。大多数患者吸入小剂量糖皮质激素联合支气管扩张剂（β_2 受体激动剂或氨茶碱等）即可，或两者的复方制剂如布地奈德或福莫特罗、氟替卡松或沙美特罗，必要时可短期口服小剂量糖皮质激素治疗。治疗时间不少于 8 周。多数患者对治疗有非常好的反应，病情缓解后可数年不复发。但部分患者停药后复发，需要长期使用预防治疗。

对于采用 ICS 和支气管扩张剂治疗无效的难治性 CVA 咳嗽，排除依从性差和其他病因后，可加用白三烯受体拮抗剂，有报道抗白三烯受体拮抗剂治疗 CVA 有效，但观察例数较少。对于明确是哮喘引起的严重和（或）难治性咳嗽，可以短期（1～2 周）使用全身糖皮质激素治疗。

3. 嗜酸性粒细胞支气管炎

EB 是一种以气道嗜酸性粒细胞浸润为特征的非哮喘性支气管炎，通常采用吸入糖皮质激素治疗，指南提倡采用二丙酸倍氯米松（每次 250～500μg）或等效剂量的其他糖皮质激素，每天 2 次，持续应用 4 周以上。初始治疗可联合应用泼尼松口服每天 10～20mg，持续 3～5 天。EB 对糖皮质激素反应良好，治疗后很快咳嗽消失或明显减轻，痰 Eos 数明显下降至正常或接近正常。个别患者需要长期吸入糖皮质激素，甚至系统应用糖皮质激素治疗，才能控制痰 Eos 增高。

4. 胃食管反流性咳嗽（GERC）

治疗胃食管反流性咳嗽的药物主要包括制酸药、促胃动力药及胃黏膜保护剂。制酸药有两种类型：H_2 受体阻断药及质子泵受体抑制剂，我国咳嗽指南提倡首选质子泵抑制剂（PPIs），如奥美拉唑、兰索拉唑、雷贝拉唑及埃索美拉唑等。部分患者单用抑酸治疗有效，制酸效果不佳时联用促胃动力药可能有效（如多潘立酮，莫沙必利等）。

对于 GERC，在药物治疗的同时必须注意饮食控制及改变不良生活习惯。内科治疗时间要求 3 个月以上，一般 2～4 周方显疗效。对上述治疗疗效欠佳时，应考虑治疗的剂量和疗程是否足够，或是否存在复合病因。必要时咨询相关专科医师共同研究治疗方案，少数内科治疗失败的严重反流患者，抗反流手术治疗可能有效。

第二节　急性上呼吸道感染

小儿急性上呼吸道感染（AURI）是指由病毒、细菌或其他病原体引起的鼻腔、鼻咽、咽部等上呼吸道部位的急性炎症性疾病。其主要表现包括流涕、鼻塞、咳嗽、咽喉痛、发热等症状，病程通常为 7～10 天。AURI 在儿童中十分常见，是引起咳嗽和呼吸道症状的主要原因，多由病毒感染（如鼻病毒、冠状病毒、呼吸道合胞病毒等）引起，少数由细菌继发感染。该病通常自限性，绝大多数患儿可在数天至一周内自愈，但婴幼儿及免疫力较低者可能并发中耳炎、鼻窦炎等，少数发展为下呼吸道感染。

一、病因

小儿急性上呼吸道感染多由病毒感染引起，细菌感染少见，但在病毒感染后易发生继发性细菌感染。

（一）病毒感染

1. 高发性及季节特征

约80%的AURI由病毒引起，这凸显了病毒在小儿急性上呼吸道感染中的主导地位。不同的病毒在不同的季节具有不同的流行趋势。鼻病毒是儿童AURI最常见的病因，尤其在秋冬季高发。在这个季节，气温下降，人们更多地待在室内，通风不良的环境为病毒的传播提供了有利条件。鼻病毒主要通过呼吸道飞沫传播，也可以通过接触被污染的物体表面而感染。冠状病毒常引起感冒样症状，较多见于冬春季节。此时，天气寒冷，人们的户外活动减少，社交接触相对较为频繁，增加了冠状病毒的传播风险。

呼吸道合胞病毒（RSV）易引发鼻炎、喉炎，也可能引起下呼吸道感染。RSV在婴幼儿中的感染率较高，特别是在冬季和早春季节，是导致婴幼儿毛细支气管炎和肺炎的主要病原体之一。腺病毒可导致严重的咽炎、扁桃体炎，伴发热、咽喉痛等症状。腺病毒感染全年均可发生，但在夏季和秋季相对较为常见。流感病毒和副流感病毒常引起较明显的全身症状，如高热、乏力等，且流感病毒具有高度传染性。流感病毒在冬季流行，可迅速在人群中传播，引起大规模的疫情暴发。

2. 不同病毒的致病机制

不同的病毒具有不同的致病机制。鼻病毒主要感染鼻腔和咽喉部的上皮细胞，引起炎症反应。冠状病毒通过与呼吸道上皮细胞表面的受体结合，进入细胞内进行复制，导致细胞损伤和炎症。呼吸道合胞病毒主要感染呼吸道的上皮细胞，尤其是细支气管和肺泡上皮细胞，引起炎症和气道阻塞。腺病毒感染后，可在呼吸道上皮细胞和淋巴组织中复制，引起严重的炎症反应。

流感病毒和副流感病毒通过与呼吸道上皮细胞表面的受体结合，进入细胞内进行复制，释放出大量的病毒颗粒，引起强烈的免疫反应和炎症。这些病毒感染后，会导致呼吸道黏膜充血、水肿，分泌物增多，从而引起咳嗽、流涕、鼻塞等症状。在严重的情况下，病毒还可能侵犯下呼吸道，引起肺炎等并发症。

（二）细菌感染

1. 继发感染的条件及常见细菌

虽然细菌引起的AURI较少，但在病毒感染后常继发细菌感染。这是因为病毒感染会破坏呼吸道黏膜的屏障功能，使细菌更容易侵入呼吸道。尤其是免疫力低下或鼻腔、鼻窦引流不畅的患儿，更容易发生继发性细菌感染。常见的细菌包括肺炎链球菌、溶血性链球菌和流感嗜血杆菌。

肺炎链球菌容易引起急性中耳炎、鼻窦炎等并发症。肺炎链球菌是一种革兰阳性球菌，广泛存在于自然界中，可通过呼吸道飞沫传播。溶血性链球菌主要导致化脓性咽炎，典型表现为咽喉痛、发热。溶血性链球菌是一种革兰阳性球菌，具有较强的致病性，可引起多种疾病。流感嗜血杆菌可能引起急性咽喉炎或中耳炎。流感嗜血杆菌是一种革兰阴性杆菌，常寄生于呼吸道黏膜表面，在机体免疫力下降时容易引起感染。

2. 细菌感染的临床表现及危害

细菌感染引起的 AURI 临床表现与病毒感染有所不同。细菌感染通常伴有高热、咽喉痛、脓性分泌物等症状。例如，肺炎链球菌感染引起的急性中耳炎表现为耳痛、听力下降、耳道流脓等；鼻窦炎表现为鼻塞、流涕、头痛等。溶血性链球菌感染引起的化脓性咽炎，咽部疼痛剧烈，吞咽困难，可伴有高热、寒战等全身症状。流感嗜血杆菌感染引起的急性咽喉炎或中耳炎，也会出现咽喉痛、耳痛、发热等症状。如果不及时治疗，细菌感染可能会引起严重的并发症，如肺炎、脑膜炎、败血症等，对儿童的健康造成严重威胁。

(三) 其他因素

1. 季节变化对 AURI 的影响

季节变化是 AURI 的重要影响因素之一。秋冬季是 AURI 的高发期，低温和干燥的气候易使病毒存活时间延长并传播。在寒冷的季节，人们更多地待在室内，通风不良，空气不流通，增加了病毒传播的风险。此外，低温还会降低人体的免疫力，使儿童更容易感染病毒。干燥的气候会使呼吸道黏膜干燥，降低其屏障功能，容易受到病毒和细菌的侵袭。

2. 免疫力低下与 AURI 的关系

婴幼儿和免疫系统尚未发育完善的儿童更易感染 AURI。这是因为他们的免疫系统还在发育过程中，对病毒和细菌的抵抗力较弱。此外，部分患有先天性免疫缺陷病、营养不良、慢性疾病等的儿童，也容易发生 AURI。这些儿童的免疫系统功能受损，无法有效地抵御病毒和细菌的入侵，容易反复感染。

3. 环境因素对 AURI 的作用

环境因素也可增加 AURI 的发病风险。空气污染、过度拥挤的生活环境、接触感染源（如托幼机构）等因素均会增加 AURI 的风险。空气污染中的有害物质，如颗粒物、二氧化硫、氮氧化物等，会刺激呼吸道黏膜，降低其屏障功能，使儿童更容易感染病毒和细菌。过度拥挤的生活环境会增加病毒和细菌的传播机会，尤其是在托幼机构、学校等场所，儿童之间的密切接触容易导致病毒和细菌的传播。此外，接触感染源，如患有 AURI 的家庭成员、同学等，也会增加感染的风险。

二、流行病学

急性上呼吸道感染全年均可发生，冬春季较为常见，幼儿期的发病率最高。5 岁以下儿童每人每年平均发病 4～6 次，学龄儿童的发病次数逐渐减少。病毒主要通过飞沫传播和直接接触传播，偶尔经肠道传播，可呈流行或散发形式。传染期在轻症患儿中通常仅限于最初数天，重症患者则持续较长时间，若继发细菌感染则传染期进一步延长。人体对这些病毒的免疫力通常较短，为 1～2 个月或稍长，但也有免疫力可持续数年的情况。

三、病理变化

急性上呼吸道感染的早期病理变化主要表现为上呼吸道黏膜下的水肿，伴随血管扩张和单核细胞浸润，导致较多浆液性和黏液性炎性渗出。此阶段的分泌物通常呈清稀状，主要是由病毒感染引起。若感染进一步发展，继发细菌感染后，炎症反应加剧，中性粒细胞浸润增多，分泌物变为黏稠、呈脓性，这时表现为典型的细菌性感染特征。

上呼吸道的上皮细胞在感染过程中受损、剥脱，导致局部黏膜屏障受到破坏，但在进入恢复期后，上皮细胞开始重新增生，逐渐修复受损组织，恢复正常的黏膜结构和功能，直至症状完全消失。整个病理过程反映了病毒感染的初期变化、继发细菌感染的加重及最终的自我修复机制。

四、临床表现

小儿急性上呼吸道感染的临床表现通常为发热、咳嗽、鼻塞、流涕、咽喉痛等症状，具体表现可随感染病原体及年龄而有所不同。

（一）全身症状

小儿急性上呼吸道感染时，患儿多表现出明显的全身症状。发热是常见的症状之一，体温通常在 38 ～ 39℃之间，这是由于病原体入侵机体后，免疫系统被激活，产生内生致热原，导致体温调节中枢紊乱。发热一般持续 1 ～ 3 天，在此期间，患儿常感到乏力，身体疲倦，活动量明显减少。食欲下降也较为普遍，这是因为身体不适以及发热等因素影响了消化系统的功能。婴幼儿由于免疫系统尚未完全发育成熟，更容易出现全身症状。

严重者可出现寒战，表现为身体不自主地颤抖，这是机体为了提高体温而产生的一种反应。高热也是婴幼儿常见的症状，体温可超过 39℃，甚至达到 40℃以上，对婴幼儿的身体健康带来较大威胁。个别患儿可能伴有头痛、肌肉酸痛等症状，这是由于炎症介质的释放及体温升高导致身体代谢加快，酸性代谢产物堆积，刺激神经末梢引起。

（二）呼吸道症状

1. 鼻部症状

鼻塞、流涕是小儿急性上呼吸道感染最常见的早期表现。在感染初期，由于炎症刺激鼻黏膜，导致血管扩张，腺体分泌增加，从而出现清水样鼻涕。随着病情的发展，尤其是在继发细菌感染后，鼻涕逐渐转为黏稠、黄绿色的分泌物。这是因为细菌感染引起炎症加重，白细胞等免疫细胞参与抵抗感染，导致分泌物的性质发生改变。

2. 咽部症状

患儿通常会有咽喉痛、咽部不适、吞咽困难等表现。检查可见咽部充血，这是由于炎症导致咽部血管扩张、黏膜肿胀。扁桃体稍增大也是常见现象，部分患儿扁桃体表面有白色渗出物，这提示可能存在细菌感染，细菌在扁桃体表面繁殖，引起脓性分泌物的产生。

3. 咳嗽

咳嗽可在病程中期出现，通常为干咳或轻微的湿咳。在感染初期，咳嗽症状可能不明显，但随着病情的进展，呼吸道黏膜受到刺激，咳嗽反射被激活。病程后期可能伴有少量黏液痰，这是因为呼吸道炎症导致黏液分泌增加。部分患儿的咳嗽症状可持续数周，这可能与呼吸道黏膜修复缓慢以及气道高反应性有关。

（三）其他症状

部分患儿可能会出现声音嘶哑，这是由于喉部炎症导致声带充血、水肿，影响了声带的正常振动。耳痛也是常见症状之一，尤其是当感染累及中耳时，容易引发中耳炎，导致耳痛。婴幼儿可能伴有呕吐、腹泻等消化道症状，这可能是由于感染引起的全身炎症反应影响了消化系统的功能，或者病毒直接侵犯胃肠道所致。少数患儿若继发中耳炎、鼻窦炎等并发症，可能表现出耳痛、头痛、面部疼痛等症状。中耳炎引起的耳痛较为剧烈，鼻窦炎可导致头痛和面部疼痛，主要是由于鼻窦内压力增高以及炎症刺激神经末梢引起。

五、并发症

小儿急性上呼吸道感染（AURI）通常为自限性疾病，但在婴幼儿及免疫力较低的儿童中易引发并发症。常见并发症包括：①中耳炎，因感染扩散至咽鼓管，表现为耳痛、听力下降。②鼻窦炎，因鼻黏膜充血导致引流受阻，症状有鼻塞、头痛和脓性鼻涕。③气管炎和支气管炎，感染蔓延至气道下部，导致频繁咳嗽、痰多。④扁桃体炎和咽炎，加重扁桃体肿大、疼痛甚至化脓。⑤肺炎，少数感染蔓延至肺部，出现发热、咳嗽加重和呼吸急促。⑥颈部淋巴结炎，表现为颈部淋巴结红肿、疼痛或化脓。

部分患儿还可能发展为下呼吸道感染，如急性支气管炎、细支气管炎和支气管肺炎。AURI并发症较为常见且风险高，尤其在年幼和免疫力低下的儿童中更易出现，需早期监测和及时干预，以防病情进展和病程延长。

六、诊断及鉴别诊断

（一）诊断

1. 病史采集

详细询问患儿的发热、咳嗽、鼻塞、流涕、咽喉痛等典型症状，了解发病的持续时间、家庭成员或周围人群中是否有相似病史，以排除其他感染途径。

2. 体格检查

检查鼻腔、咽部和扁桃体是否充血、肿大，观察有无咽后壁淋巴滤泡增生、分泌物等。评估呼吸音和胸部是否有啰音、干湿啰音等，避免误诊为下呼吸道感染。

3. 辅助检查

一般无须特殊检查，若需排除细菌感染，可行血常规；病毒感染时白细胞总数正常或偏低，淋巴细胞增多。X线检查仅用于排除肺部病变。

（二）鉴别诊断

AURI需与其他可引起类似症状的疾病鉴别。

1. 流感

流感起病急，伴高热、头痛、肌痛等全身症状，病情较 AURI 更严重。

2. 支气管炎和肺炎

AURI 主要表现为上呼吸道症状，支气管炎和肺炎则伴有下呼吸道症状，如咳嗽加剧、呼吸急促、肺部啰音。

3. 急性细菌性咽炎

如由溶血性链球菌引起，常伴剧烈咽喉痛、发热、扁桃体白色渗出物，可通过快速链球菌检测或咽拭子培养确诊。

4. 鼻窦炎

需与上感引起的鼻塞、流涕鉴别，鼻窦炎多表现为持续性黏稠脓性分泌物及面部压痛。

七、预后

在小儿急性上呼吸道感染的临床评估中，全身症状（如精神状态、食欲等）往往比体温和白细胞计数更具临床意义。患儿的精神状态和饮食状况是衡量病情严重程度和判断预后的重要指标。若患儿精神状态良好、食欲正常，通常预示预后良好，即使有轻微的发热或白细胞数增多，也多为自限性疾病，经过适当护理可逐渐恢复。

反之，若患儿出现精神萎靡、乏力、多睡或烦躁不安，伴随面色苍白、食欲下降，则需提高警惕，这可能提示病情较为严重，需进一步观察和监测。有些患儿在早期病程中表现出烦躁、易哭闹，或反应迟钝等情况，家长和医务人员需注意这些非特异性表现，及时干预，避免病情加重。尤其在婴幼儿和免疫功能低下的患儿中，若出现上述异常表现，应考虑可能并发重症感染（如中耳炎、支气管炎或肺炎）或其他系统性问题。综上所述，患儿的精神和饮食状况对于判断病程进展和预后有重要指导意义。

八、预防

（一）积极锻炼

利用自然环境锻炼身体是预防上呼吸道感染的重要手段，经常进行户外活动和适当的体育锻炼，有助于增强体质，减少感染的发生。坚持锻炼，能有效提高免疫力。

（二）保持卫生，避免诱因

上呼吸道感染的常见诱因包括穿衣不当、室温过高或过低、天气骤变、空气污染和被动吸烟等，保持适宜的生活环境、注意个人卫生有助于减少发病风险。

（三）预防交叉感染

与感染患者接触后需及时洗手，家庭内应注意保持通风换气，并维持适宜的温湿度。患儿的床铺和衣物应定期清洁和消毒，成人和患病儿童也应尽量避免接触健康儿童，以降低传播风险。

（四）药物预防

可适量服用匹多莫德、泛福舒等增强免疫功能的药物，对反复上呼吸道感染的儿童有助于减少复发次数。适量补充微量元素和维生素也有帮助，但更重要的是保持均衡饮食、适度锻炼、充分日照和合理用药。

（五）疫苗接种

使用减毒疫苗通过鼻腔滴入或雾化吸入，可增强呼吸道黏膜的分泌型 IgA 抗体的产生，提高对上呼吸道感染的防御力。研究表明，分泌型 IgA 在抵御呼吸道感染方面效果显著。然而，肠道病毒和鼻病毒的种类繁多，疫苗预防仍存在挑战。

九、治疗

（一）对因治疗

大多数上呼吸道感染由病毒引起，除部分流感病毒外，多数情况下无特效药。若确诊为细菌性感染则可使用青霉素或其他抗生素。

急性上呼吸道感染多为病毒性，单纯病毒感染通常为自限性疾病，主要通过休息和观察病情变化来管理。临床中常用抗病毒药物包括如下。

1. 利巴韦林

利巴韦林具有广谱抗病毒作用，推荐剂量为每天 10mg/kg，疗程 3～5 天。由于其对呼吸道病毒的疗效有限且不良反应较多，不建议儿童常规使用。

2. 奥司他韦

奥司他韦为神经氨酸酶抑制剂，有效针对甲型和乙型流感病毒。推荐 1 岁以上儿童按体重服用 5 天；体重 ≤ 15kg，剂量为每天 2 次，每次 30mg；体重 15～23kg，每次 45mg；体重 23～40 kg，每次 60mg；体重＞40kg，每次 75mg。

3. 抗菌药物

抗生素对病毒感染无效，滥用抗生素可引起菌群失调。只有在病情较重、合并细菌感染或出现并发症时才考虑使用抗生素，常选青霉素、头孢菌素或大环内酯类，疗程 3～5 天。若 2～3 天后疗效不佳，应考虑其他病原体的可能。

（二）对症治疗

1. 退热

高热时可用冷毛巾湿敷前额和头部，每 10 分钟更换一次以降低体温，预防高热惊厥。常用退热药包括对乙酰氨基酚或布洛芬，按需每 4～6 小时服用，但避免用量过大以防体温骤降、大量出汗和虚脱。

2. 止咳

对轻度咳嗽的患儿，尤其是小婴儿，避免使用大量中西药止咳。若出现高热惊厥，可使用镇静和止惊药物。

3. 局部治疗

如伴有鼻炎，为保持呼吸道通畅并帮助睡眠，可在进食或睡前适量使用滴鼻药，但婴儿禁用油剂，以防吸入下呼吸道引发类脂性肺炎。年长患儿若有咽喉炎或扁桃体炎，可使用淡盐水或复方硼酸溶液漱口。

第三节　急性支气管炎

小儿急性支气管炎是指由感染或其他因素引起的支气管黏膜急性炎症性疾病，通常发生在婴幼儿及学龄前儿童中。其主要表现为咳嗽、咳痰，常伴有发热和呼吸音改变。急性支气管炎多由病毒感染引起，常见病原体包括呼吸道合胞病毒、腺病毒、流感病毒等，少数可继发细菌感染。该病通常为自限性，症状一般在 1～3 周内缓解。

一、诊断标准

小儿急性支气管炎的诊断主要基于病史、临床表现和体格检查，结合必要的辅助检查，以排除其他呼吸系统疾病。

（一）病史

急性发病，患儿通常有近期上呼吸道感染病史，如感冒、鼻炎等；多为冬春季发病，伴随受凉、环境因素或流行性因素。

（二）临床表现

1. 咳嗽

咳嗽是小儿急性支气管炎的主要症状。在疾病早期，多表现为干咳或轻咳，此时主要是由于气道受到刺激，尚未有明显的分泌物产生。随着病情的进展，炎症反应加重，气道黏膜分泌增多，逐渐转为湿咳或咳痰，且咳痰量可随病情的进一步发展而增多。这一变化反映了疾病从初期的气道刺激阶段逐渐向炎症渗出阶段转变。

2. 发热

部分患儿会出现发热症状。通常为低至中度发热，体温一般不超过 38.5℃，这是机体免疫系统对感染的一种反应。少数患儿可能出现高热，表明感染较为严重，机体的免疫反应更为强烈。

3. 其他症状

除咳嗽和发热外，患儿可能伴有咽喉痛、鼻塞、流涕等症状，这与上呼吸道感染的症状有一定相似性，提示疾病可能由上呼吸道感染蔓延而来。严重者可能表现为气喘、呼吸急促，这是由于气道狭窄、通气功能障碍所致，往往提示病情较为严重。

（三）体格检查

1. 听诊

听诊是小儿急性支气管炎体格检查的重要方法之一。可听到呼吸音粗糙，这是由于气道炎症导致气道黏膜肿胀、分泌物增多，影响了气流的正常通过。同时，可伴有湿啰音或散在干啰音，尤以肺底部明显。湿啰音是由于气道内有液体存在，气流通过时产生的水泡破裂音；干啰音则是由于气道狭窄或痉挛，气流通过时产生的异常声音。深吸气或咳嗽后啰音可有减轻，这是因为深吸气或咳嗽可以促使气道内的分泌物移动，暂时改善气道的通畅性。

2. 咽部检查

咽部检查常可见咽部充血或扁桃体轻度肿大。这是因为急性支气管炎往往与上呼吸道感染相关，炎症可蔓延至咽部，引起咽部的充血反应。扁桃体作为人体的免疫器官，在感染时也可能出现轻度肿大，以应对病原体的入侵。

二、治疗方案

（一）一般治疗

1. 休息和饮食

患者应注意充分休息，避免过度劳累，增加营养，摄入富含维生素、易消化的食物，以增强身体抵抗力。应多饮温水，有助于稀释痰液，促进痰液排出。

2. 保持良好的环境

保持空气清洁和适宜的温湿度，避免吸入冷空气、烟雾和其他刺激性气体。环境过于干燥时，可使用加湿器增加空气湿度，减少对呼吸道的刺激。

3. 护理

若出现发热症状，可进行物理降温，如冷湿敷、温水擦浴等。对患儿应观察咳嗽、呼吸和精神状态变化，及时采取措施，以防并发症。

（二）药物治疗

1. 止咳祛痰药

祛痰药如氨溴索、乙酰半胱氨酸等能稀释痰液，帮助排出，适用于痰液较多者。轻症咳嗽通常不推荐使用强效镇咳药，以免抑制咳嗽反射，影响痰液排出。对咳嗽严重影响休息或工作者，可酌情使用镇咳药物如右美沙芬，但避免过度使用。

2. 支气管扩张剂

对伴有明显喘息的患者，可选用支气管扩张剂，如短效 β_2 受体激动剂（沙丁胺醇）或口服氨茶碱，以减轻气道痉挛，缓解气促、喘息等症状。

3. 解热镇痛药

当患者出现发热且影响生活质量时，可酌情使用解热镇痛药，如对乙酰氨基酚或布洛芬，退热的同时能缓解头痛、肌肉酸痛等不适。

4. 抗菌药物

急性支气管炎多为病毒感染，通常不需要抗菌药物。但若病程超过 7 天且出现细菌感染迹象，如高热、脓痰或白细胞计数升高，可酌情使用抗生素，如头孢菌素类、大环内酯类药物，疗程通常为 5 ～ 7 天。

三、疗效观察与随访

（一）一般治疗后的观察与管理

治疗后需观察患儿的精神状态、体温及咳嗽变化情况。若伴有细菌感染的白细胞计数升高，应定期复查。如体温恢复正常、咳嗽消失，则表明病情好转。如咳嗽加重、持续发热 4 ～ 5 天，则需考虑感染是否已向下蔓延至肺部并导致肺炎，必要时进行胸部 X 线检查，因部分肺炎患儿可能无明显湿啰音。密切监测体温变化，预防高热惊厥的发生。对痉挛性咳嗽的患儿，需排除百日咳。

（二）哮喘性支气管炎的症状监测

对哮喘性支气管炎的患儿，需注意其精神状况及面色变化，观察有无呼吸困难及缺氧表现，如呼吸急促、鼻翼扇动、三凹征和发绀等。严重者可能进展为心力衰竭或呼吸衰竭，应密切监测呼吸及心功能变化。必要时可采取吸氧、镇静，并辅以强心、利尿及血管活性药物等治疗措施。

四、治疗经验与解析

（一）慎用镇咳药和镇静剂

对于咳嗽较重的患儿，应避免使用镇咳药，而烦躁不安者也不宜使用镇静剂。镇咳药或镇静剂可能抑制咳嗽反射，甚至影响咳嗽中枢的功能，削弱气道纤毛的正常作用，从而使炎性分泌物难以排出，影响肺部通气功能，导致咳嗽加重，病情恶化。

（二）促进痰液排出的护理措施

当患儿出现咳嗽、咳痰时，表明支气管内分泌物增多。为帮助分泌物顺利排出，可采用雾化吸入疗法并进行叩背，以促进排痰。对于婴幼儿，还可通过定时翻身（每 1 ～ 2 小时 1 次）来协助排痰，同时保持半卧位，以利于痰液排出。

第四节　支气管哮喘

支气管哮喘是一种较为常见且复杂的呼吸系统疾病，具有显著的特征和特定的发病机制。其核心特征是气道慢性炎症，这是一种异质性的炎症状态。在这种炎症过程中，涉及多种细胞类型的参与。肥大细胞作为关键的效应细胞之一，当受到刺激时，会迅速释放如组胺等炎性介质。嗜酸性粒细胞则在气道炎症中大量聚集，通过释放多种毒性蛋白和炎性介质，加重气道炎症反应。T 淋巴细胞也在其中发挥重要作用，不同亚型的 T 淋巴细胞通过调节免疫反应，参与气道炎症的发生和发展。这些细胞在接触到特定的致敏原，如花粉、尘螨等，或受到刺激，如寒冷空气、运动或化学性物质刺激后，会释放一系列炎性介质，进而引发一系列病理生理变化。

这些变化包括气道收缩，使气道管腔狭窄，气体流通受阻；气道分泌增多，导致痰液积聚，进一步影响通气；气道壁水肿，增加气道阻力；气道重构。这是一个长期的病理过程，会导致气道结构的永久性改变，使气道狭窄更加难以逆转。

临床上，支气管哮喘主要表现为反复发作的症状。喘息是患者常感受到的呼吸急促、呼吸困难伴有哮鸣音的症状；气促则使患者在日常活动中感到呼吸不畅；胸闷给患者带来胸部压迫感；咳嗽也是常见症状之一，且通常在夜间或清晨加重。这是因为夜间人体的神经内分泌调节变化及睡眠时呼吸道的生理状态改变,使气道更容易受到刺激和痉挛。

哮喘的诊断主要依赖于症状表现的特点。周期性发作提示疾病的反复性,可逆性意味着症状在使用支气管扩张剂等治疗后可得到缓解。而支气管扩张试验的阳性结果是重要的诊断依据之一,通过给予支气管扩张剂后观察肺功能指标的变化,如第一秒用力呼气量(FEV_1)等的改善情况,来判断气道的可逆性狭窄程度,从而辅助诊断支气管哮喘。准确的诊断对于制定有效的治疗方案和改善患者的生活质量至关重要。

一、病因

儿童哮喘是在环境暴露、个体固有生物学特性与遗传易感性共同作用下产生的。环境暴露因素涵盖了多种生物学和化学因子,像是呼吸道病毒感染、吸入变应原,以及环境烟雾等。具有易感体质的个体在接触这些普通暴露物后,身体会产生免疫反应,这种反应会致使气道出现持续性的病理性炎症变化,并且在气道组织受损后,其修复过程也会出现异常。

(一) 支气管收缩

气道狭窄及其引发的气流受限是导致哮喘临床表现的关键病理生理学改变。在哮喘急性发作阶段,各种各样的刺激因素都能够使支气管平滑肌迅速收缩。当变应原引发支气管收缩时,主要是通过 IgE 作为介导,促使肥大细胞释放(如组胺、类胰蛋白酶和白三烯等)递质,这些递质会直接作用于支气管平滑肌,使其收缩。

(二) 气道肿胀和分泌物增加

在哮喘患者持续存在气道炎症的情况下,气道黏膜和黏膜下组织会出现明显的肿胀现象,而且部分上皮细胞会脱落。与此同时,气道黏膜上的分泌细胞会分泌过量的黏液,这使得气道腔进一步狭窄,气流受限更加严重。这种病理变化在幼龄儿童喘息症状中更为常见。由于黏液分泌过多而造成的气道阻塞,对于支气管舒张剂的治疗反应相对较弱,这也在一定程度上解释了为什么婴幼儿在喘息时,单独使用支气管舒张剂的治疗效果往往不如年长儿童那么显著。

(三) 气道高反应性

哮喘的一个主要特征是气道对不同刺激因素的反应性增强。在临床诊断中,可以利用支气管激发试验来评估气道反应性的强弱,而气道反应性的强度与哮喘临床症状的严重程度密切相关。气道反应性增高是由多种因素共同造成的,包括炎症、神经调节功能异常及气道结构改变等。其中,气道炎症在这个过程中发挥着至关重要的作用。针对气道炎症进行直接治疗,能够有效降低气道的高反应性。

(四) 气道重构

在部分哮喘患者中,气流受限可能只是部分可逆的。哮喘作为一种慢性疾病,随着病程的推进,气道会发生不可逆的组织结构改变,进而导致肺功能逐渐下降。气道重构涉及许多结构细胞,这些细胞的活化与增生会使气流受限和气道高反应性进一步加剧,在这种情况下，患者对常规哮喘治疗的反应会明显减弱。气道重构的结构变化包含基膜增厚、上皮下纤维化、气道平滑肌肥厚和增生、血管增生和扩张，以及黏液腺的增生和高分泌状态。

二、临床表现

（一）反复发作的喘息

喘息作为儿童哮喘最常见的临床表现，是一种具有特征性的呼吸音异常。在呼气过程中，会出现明显的哮鸣音，这是由于气道狭窄和气流通过狭窄气道产生的湍流所导致的。这种声音类似于吹哨声或拉风箱的声音，其强度和持续时间因个体差异和病情严重程度而异。

哮喘患儿的喘息症状常在夜间和凌晨加重，这主要是因为在这些时段，人体的生理机能发生了一系列变化。夜间人体的迷走神经兴奋性相对较高，会导致支气管平滑肌收缩，使气道更加狭窄。同时，睡眠过程中呼吸道的分泌物可能在气道内积聚，进一步加重气道阻塞。此外，运动、接触变应原、呼吸道感染也是诱发喘息发作的常见因素。运动诱发的喘息是由于运动过程中呼吸频率加快、气道水分和热量丢失，导致气道反应性增高。当接触到变应原，如花粉、尘螨、动物毛发等，免疫系统会被激活，引发炎症反应，导致气道狭窄和喘息。呼吸道感染则会加重气道的炎症状态，使原本敏感的气道更容易出现痉挛和狭窄。

（二）咳嗽

咳嗽也是哮喘儿童极为常见的症状之一。尤其在夜间或清晨，这种阵发性咳嗽可能会比较明显。夜间咳嗽可能会影响患儿的睡眠质量，导致睡眠中断，进而影响身体的正常发育和日常生活。部分儿童哮喘以咳嗽为主要表现，这种特殊类型称为咳嗽变异性哮喘。咳嗽变异性哮喘的咳嗽症状通常较为顽固，持续时间较长，可能会被误诊为普通的呼吸道感染或支气管炎。其咳嗽的特点是刺激性干咳，少痰或无痰，咳嗽剧烈时可能会伴有恶心、呕吐等症状。这种咳嗽在接触冷空气、刺激性气味、运动后可能会加重，其发病机制与典型哮喘相似，也是由于气道炎症和高反应性导致的。

（三）呼吸急促和胸闷

儿童哮喘发作时，呼吸急促和胸闷是经常伴随出现的症状。患儿会感到胸口有紧缩感，呼吸不畅，仿佛有重物压在胸口。这种呼吸急促表现为呼吸频率明显加快，为了获取足够的氧气，身体会本能地加快呼吸节奏。胸闷的感觉则是由于气道狭窄和肺部通气功能受限，导致胸部的压力感觉异常。症状的严重程度会随着病情的变化而波动，在哮喘急性发作期，呼吸急促和胸闷会更加严重，甚至可能会导致患儿出现呼吸困难、端坐呼吸（即患儿被迫采取端坐位或半卧位以减轻呼吸困难）等情况。

（四）活动耐受性差

哮喘儿童在进行体力活动时，很容易出现呼吸急促、胸闷或咳嗽等症状，这严重影响了他们的活动耐受性。正常儿童在进行运动时，呼吸和循环系统能够有效地协调工作，以满足身体对氧气的需求。然而，哮喘患儿由于气道的高反应性和炎症状态，在运动过程中，气道更容易受到刺激而发生痉挛和狭窄，从而出现呼吸功能障碍。体力活动后的症状加重可以作为哮喘的一个重要提示。例如，在跑步、玩耍等活动后，哮喘患儿可能会出现咳嗽加剧、喘息明显、呼吸急促难以缓解等情况，这与健康儿童在运动后能够较快恢复正常呼吸状态形成鲜明对比。

（五）急性加重和缓解期交替

哮喘的症状具有明显的周期性，通常表现为急性发作与缓解期交替出现。在缓解期，患儿的症状可能会消失或者明显减轻，他们可以像正常儿童一样生活、学习和玩耍。然而，一旦进入急性发作期，就会出现明显的呼吸困难、咳嗽等症状。这种交替出现的模式与气道炎症的动态变化密切相关。在缓解期，气道炎症可能处于相对较低的水平，气道功能相对正常。而在急性发作期，各种诱发因素导致气道炎症迅速加重，气道平滑肌收缩、黏膜肿胀、分泌物增多等病理变化同时出现，从而引起严重的呼吸困难和咳嗽症状。了解这种交替出现的规律对于哮喘的诊断、治疗和病情监测都具有重要的意义。

三、辅助检查

（一）肺通气功能测定

肺通气功能测定是哮喘诊治中最关键的检测手段，通过这一测定能够客观了解并评估哮喘患儿气流受限的可逆性情况，这也是确认哮喘诊断的重要客观依据。所有年满5岁、能配合肺通气功能检测的哮喘儿童都应定期接受此项检查。肺通气功能测定需遵循技术规范，通常应由专职技术人员操作，检测结果则需由儿科呼吸专科医师评估后做出判断。

1. 用力肺活量（FVC）

即从深吸气至肺总量状态后，以最大用力、最快速度所能呼出的总气量，用以反映肺容量的大小。

2. 第一秒用力呼气量（FEV_1）

即用力呼气的第一秒内呼出的气量。通过计算 FEV_1 占 FVC 的百分比（即 FEV_1/FVC%），能够评估气流受限的情况，这是判断气流受限的重要指标之一。通常情况下，儿童呼吸频率与年龄成反比，年龄越小，呼吸频率越快，单个呼吸周期的时间越短。因此，对于幼儿评估气流受限时，$FEV_{0.5}$（第一秒呼气量的 0.5 秒值）更为敏感。

3. 呼气峰流速（PEF）

在用力呼气过程中达到的最高流速，直接反映气道的通气功能情况。

4. 最大呼气中段流量

通过 FVC 曲线计算的平均流量（呼出肺活量 25% ～ 75% 之间的平均流量），是评估小气道阻塞的重要指标，尤其在检测小气道病变方面比 FEV_1 更为敏感。

如果条件不允许进行全面的肺通气功能检测，建议使用简易峰流速仪监测通气情况。

通过连续的峰流速测量可了解肺通气状况，利于哮喘控制的评估及治疗反应的观察。通常要求每天早晚各检测一次，若变异率小于20%则为正常。实际应用时建议在患者无哮喘症状时连续检测两周，建立个人最佳值，日后根据该最佳值评估病情。

对于3岁以上儿童的哮喘肺功能检测，脉冲震荡（IOS）技术是一种配合度要求较低的选择。目前已有国际相关的IOS检测及判读标准，并得到哮喘防治指南的认可。然而在具体应用中需注意，目前国内尚缺乏统一的正常预计值标准，评估时仍应谨慎。

对于幼儿，可以考虑使用潮气通气肺功能检测。然而，除了缺少中国人口的正常参考值外，潮气通气检测的非用力呼吸方式决定了其对哮喘气流受限程度的评估价值有限，目前未被哮喘指南作为推荐检测指标。

（二）激发试验

当临床症状提示哮喘，但肺通气功能检测结果正常时，进行气道反应性激发试验可有助于进一步诊断。激发试验方法包括通过吸入乙酰甲胆碱或组胺等支气管收缩剂的直接激发，以及通过吸入甘露醇或一定强度运动等刺激的间接激发。通常的激发试验是逐步增加吸入刺激物的浓度或提升运动强度，直至出现支气管收缩（FEV_1下降20%为标准），或达到最大累积吸入剂量或运动强度来评估气道反应性。当吸入激发剂量或运动强度越小即引起FEV_1下降20%时，表明气道反应性越高。

激发试验的结果通常以FEV_1下降20%时所需的刺激剂量（PD20）或浓度（PC20）表示。例如，在乙酰甲胆碱激发试验中，PC20低于8mg/mL则判定为阳性，提示存在气道高反应性，支持哮喘诊断。然而，激发试验阳性并非哮喘特有的表现，变应性鼻炎等其他疾病中也可能出现，因此激发试验的价值更多在于排除哮喘。如果症状存在但未接受抗炎治疗的儿童在激发试验中为阴性，基本可以排除哮喘的可能性。激发试验可能诱发严重的哮喘急性发作，因此必须严格遵循操作规范，且配备处理急性支气管收缩的医疗设备和急救药物。

（三）无创气道炎症标志物测定

气道炎症标志物测定是近年逐渐在临床中开展的无创检测手段，目前临床常用的方法如下。

1. 诱导痰液检测

通过超声雾化吸入高渗盐水（一般为3%浓度）诱导出痰液，再进行分析。痰液的细胞学分析和炎症相关因子的检测可以帮助判断气道炎症的性质和严重程度。然而在哮喘患者中，诱导痰液时可能会引发支气管痉挛，因此在诱导之前应预防性吸入β_2受体激动剂。在学龄儿童中，痰液诱导的成功率可达到80%左右，但幼龄儿童由于难以有效咳出痰液，成功率较低，通常需借助吸引管获取痰液。尽管诱导痰液检测方法已有规范的质控标准，但此过程较复杂且耗时，在儿童哮喘的诊断和监测中尚未普遍应用，主要用于哮喘等疾病的临床研究中。

2. 呼出气一氧化氮分数

作为迄今研究较深入的无创气道炎症评估方法，FeNO检测已经广泛应用于儿童哮喘检测中。通过标准化检测，可以从口部呼出气体中稳定测量 FeNO 浓度，测量结果以十亿分之一（ppb）表示。此项检测技术要求较高，需精确评估，且不同仪器和检测单位间的结果通常无法直接比较。

FeNO 检测通常采用在线方法，要求受试者通过口器以 50mL/s 的恒定流速呼出气体，检测儿童时要求呼气持续 6 秒。此外，应避免鼻腔气体干扰检测结果，因为鼻腔和鼻窦产生的一氧化氮水平远高于下呼吸道。对于较小年龄的儿童可采用离线方法，将呼出气体收集于密闭容器再进行分析，但此法可能受到多种因素的干扰，精确度不如在线检测。

FeNO 检测的结果可能受多种因素影响。过度用力呼气会导致 FeNO 水平暂时降低，如需同时进行肺功能检测，应先进行 FeNO 测定再进行肺功能检查。吸烟会降低 FeNO 水平，而高硝酸盐或精氨酸摄入会使其升高。此外，感染对 FeNO 检测结果也有显著影响，检测时应加以考虑。通过不同流速时的 FeNO 评估，可能进一步计算支气管或肺泡来源的 FeNO，但其精确性仍待验证，目前仅限于研究应用。

根据我国最新全国性研究数据，国内儿童 FeNO 水平略高于国际报道，平均值为 12ppb（95% 可信区间，5～24ppb），且男女性别差异不明显。FeNO 水平明显升高（如达 40～50ppb 以上或超出正常上限 20%）时，提示气道可能存在嗜酸性细胞性炎症。

FeNO 检测在变应性哮喘的诊断中有重要作用，尤其是在哮喘症状不明显的情况下。与儿童哮喘多表现正常的肺功能检测不同，无症状的哮喘儿童的 FeNO 水平通常持续升高。FeNO 检测主要反映嗜酸性细胞性炎症水平，而在中性粒细胞性炎症中其水平并不增加，因此不能仅凭 FeNO 值确诊或排除哮喘。吸入糖皮质激素（ICS）能显著降低 FeNO 水平，这一作用在治疗开始后数天内即可显现。

在实际诊疗中，对于已接受 ICS 治疗的患者，FeNO 对诊断的参考价值有限，且不推荐仅根据 FeNO 水平来调整 ICS 剂量。但另一方面，FeNO 检测可以帮助评估患者对 ICS 治疗的依从性及病情控制状况。接受 ICS 治疗的患者中，若 FeNO 水平下降，表明治疗有效；若 FeNO 再次上升，可能提示因停药或剂量减少导致哮喘控制不佳。反复进行 FeNO 检测比单次检测更有临床价值，有助于动态监测病情并预判急性发作的风险。

（四）过敏状态检测

尽管变应原检测结果不能直接作为哮喘的诊断依据，但它在评估哮喘儿童的过敏状态、预测疾病远期发展及识别可能触发因素方面具有重要作用。同时，它为环境控制措施的制定提供了客观依据，也有助于个体化免疫治疗方案的设计。常用的变应原检测方法包括皮肤点刺试验和血清特异性 IgE 测定，前者是体内试验，后者为体外试验，两者在临床上的意义相近并可互为补充。目前有些机构还采用变应原特异性 IgG 检测，但此项检测的阳性结果仅反映机体对某一物质的接触情况，不能作为评价过敏状态的标准，对哮喘儿童的过敏状态评估意义有限。

（五）血气分析

血气分析对于判断哮喘急性发作的严重程度具有重要价值，建议在中、重度哮喘急性发作时进行血气分析。哮喘急性发作通常伴随不同程度的低氧血症，机体在初期会通过增加通气量来代偿，以缓解低氧状态，此时可见一过性的低碳酸血症，pH 接近或略高于正常水平。当病情进一步恶化，低氧加重，酸性代谢产物增加，呼吸肌逐渐疲劳，有效通气量下降，从而导致二氧化碳潴留甚至严重的高碳酸血症，最终血气分析可显示混合性酸中毒。当血气分析结果显示二氧化碳水平从低转向正常时，表明病情正恶化，应立即采取紧急治疗措施。

（六）放射学检查

作为一种可逆性的气流受限疾病，哮喘一般不需要放射学检查。然而，对于诊断不明确或治疗效果不佳的年幼喘息儿童，胸部放射学检查有助于排除其他可能导致喘息的病因。在哮喘急性发作难以控制或病情恶化时，须考虑气胸、纵隔气肿或右肺中叶综合征等并发症的可能性，此时放射学检查可能是确诊所必需的手段。

（七）支气管镜检查

随着儿科支气管镜技术的普及，对于部分喘息症状不明或难以控制的儿童，支气管镜检查逐渐成为一种可选方法，但须严格掌握指征。气道内镜检查可直接观察气道的解剖结构，排除异物吸入，并帮助了解黏膜炎症及黏膜下组织增生的情况，同时可通过支气管肺泡灌洗液的分析获取气道炎症的相关信息。选择具体的镜检类型应根据病情特点进行，如硬质喉气管镜因视野较大，可便于观察喉后方及气管上端并便捷地移除异物；而纤维支气管镜在评估气道动力学方面效果更好，可在观察呼吸及咳嗽时气道的稳定性，发现气管或支气管软化等病变。检查过程中应仔细观察整个气道，即使在喉部发现可能引起喘鸣的病因，仍有 15% 的患儿可能合并下气道病变。对于迁延性喘息患儿，早期行支气管镜检查可提供准确诊断，避免不必要的检查和治疗。

四、诊断

（一）儿童哮喘诊断标准

（1）反复发作喘息、咳嗽、气促、胸闷，其发作多与接触变应原、冷空气、物理及化学性刺激、呼吸道感染及运动等因素相关。这些症状常在夜间和（或）清晨发作或加剧。这是由于夜间人体生理机能变化，迷走神经兴奋性增高，气道易痉挛，且睡眠中呼吸道分泌物易积聚；清晨时，呼吸道对刺激更为敏感。同时，变应原、刺激因素及感染等可诱发免疫系统反应，导致气道炎症和狭窄。

（2）发作时在双肺可闻及散在或弥散性、以呼气相为主的哮鸣音，呼气相延长。这是因为哮喘发作时气道狭窄，气流通过受阻，产生湍流而发出哮鸣音，且呼气时气道阻力更大，故呼气相哮鸣音更明显，呼气相延长。

（3）上述症状和体征经抗哮喘治疗有效或自行缓解。抗哮喘治疗通常包括使用支气管扩张剂、糖皮质激素等药物，可缓解气道痉挛和炎症。

（4）排除其他疾病所引起的喘息、咳嗽、气促和胸闷。须与其他呼吸道疾病如支气管炎、肺炎等进行鉴别诊断。

（二）咳嗽变异性哮喘的诊断

咳嗽变异性哮喘（CVA）在儿童中较为常见，其临床表现具有一定特殊性，主要以咳嗽为唯一或主要表现，而无明显喘息症状。

（1）咳嗽持续＞4周：这是一个重要的时间节点。CVA的咳嗽通常具有慢性、持续性的特点，与普通咳嗽相比，持续时间较长，不易自行缓解。常在夜间和（或）清晨发作或加重，且以干咳为主。夜间和清晨人体的生理状态发生变化，如迷走神经兴奋性升高，气道敏感性增加，容易导致咳嗽发作。干咳无痰或少痰的表现也与典型哮喘的咳嗽特点有相似之处，提示可能存在气道的非特异性炎症。

（2）临床上无感染征象，或经较长时间抗生素治疗无效：这表明咳嗽并非由常见的细菌感染引起，因为如果是细菌感染导致的咳嗽，在合理使用抗生素后症状通常会有所改善。而CVA是一种与气道高反应性和过敏因素相关的疾病，抗生素对其病因无针对性治疗作用，所以治疗无效进一步提示需要考虑其他病因，如CVA。

（3）抗哮喘药物诊断性治疗有效：当使用支气管扩张剂、糖皮质激素等抗哮喘药物后，咳嗽症状得到明显缓解，这是支持CVA诊断的重要依据之一。因为这些药物可以缓解气道痉挛、减轻气道炎症，从而改善咳嗽症状，说明咳嗽与气道的病理生理改变有关，符合哮喘的发病机制。

（4）排除其他原因引起的慢性咳嗽：是诊断CVA的关键步骤。需要与其他可能导致慢性咳嗽的疾病进行鉴别，如上气道咳嗽综合征、胃食管反流病、呼吸道感染后咳嗽等。通过详细的病史询问、体格检查、相关实验室检查及影像学检查等，排除这些疾病后，才能更准确地诊断CVA。

（5）支气管激发试验阳性：通过给予一定的刺激，诱发气道痉挛，观察气道的反应性。如果试验结果为阳性，说明气道具有高反应性，存在哮喘的病理生理基础，支持CVA的诊断。PEF每天变异率（连续监测1～2周）≥20%。最大呼气流量（PEF）的变异率反映了气道的稳定性。当变异率达到一定程度时，提示气道功能存在波动，可能与气道炎症和痉挛有关，也是诊断CVA的重要参考指标之一。

（三）幼龄儿童哮喘的诊断

1. 临床表现

幼龄儿童哮喘的典型症状包括反复发作的喘息、咳嗽、呼吸急促和胸闷。哮喘症状多在夜间或清晨加重，症状可因接触变应原、运动、气候变化或感冒等因素而诱发。症状在缓解期通常消失，患儿表现为无明显不适，这种症状的反复发作和缓解是哮喘的重要特点。

2. 喘息病史

幼龄儿童若出现3次及3次以上的喘息发作并伴有典型哮喘症状，应引起高度重视。喘息发作次数是判断哮喘可能性的一个重要指标，多次发作表明气道存在反复出现的狭窄和通气障碍情况。每次喘息发作可能伴有不同程度的咳嗽、呼吸急促和胸闷等症状，这些症状的组合出现进一步增加了哮喘的诊断可能性。而且，随着喘息发作次数的增加，哮喘的诊断可能性也逐渐增大。然而，需要注意的是，单纯的喘息发作次数并不能确诊哮喘，还需要结合其他因素进行综合判断。

3. 评估气道反应性和可逆性

对于 5 岁以下的幼龄儿童，由于其配合能力有限，进行常规的肺功能检查存在较大困难。肺功能检查是评估气道功能的重要手段之一，但在幼龄儿童中难以实施。因此，临床需要寻找其他方法来评估气道的反应性和可逆性。在实际临床工作中，可以通过观察患儿在喘息发作时对支气管扩张剂的反应来间接评估气道的功能状态。支气管扩张剂能够迅速扩张支气管，缓解气道痉挛，从而改善通气功能。

如果患儿在使用支气管扩张剂后，喘息症状明显减轻，呼吸急促得到缓解，哮鸣音减弱或消失，这表明气道具有可逆性，即气道在受到刺激收缩后能够在药物的作用下恢复正常的通气功能。这种气道可逆性的表现是哮喘的一个重要特征，对于确立哮喘诊断具有重要意义。

4. 排除其他疾病

幼龄儿童的喘息症状可能由多种疾病引起，因此在诊断哮喘前需要仔细排除其他可能导致喘息的原因。呼吸道感染是常见的引起喘息的疾病之一，如病毒性支气管炎、肺炎等。在感染期间，病原体感染呼吸道，引起气道炎症和分泌物增加，导致气道狭窄，从而出现喘息症状。上呼吸道感染引起的喘息通常在感染得到控制后会逐渐缓解，且一般不会呈现出哮喘那样反复发作和缓解交替的特点。

先天性心脏病也是需要排除的疾病之一，某些先天性心脏病会导致心功能异常，引起肺循环淤血和肺动脉高压，进而影响气道的通畅性，导致喘息和呼吸困难。气道异物是另一个常见的原因，异物进入气道后会堵塞气道，引起局部的炎症和气道痉挛，导致喘息和咳嗽。胃食管反流病患者，胃酸反流至食管和咽部，可能刺激呼吸道，引起咳嗽和喘息，尤其是在平卧时更容易发作。免疫缺陷病患儿由于免疫系统功能低下，容易反复发生感染，也可能出现喘息等呼吸道症状。

5. 治疗反应评估

对于哮喘的初步诊断，可通过短期低剂量吸入激素和支气管扩张剂的试验性治疗评估。如果在使用药物后，患儿喘息或咳嗽症状显著改善，而停药后症状复发，这一药物反应支持哮喘的诊断。

6. 过敏状态评估

通过皮肤点刺试验或血清特异性 IgE 测定可帮助判断患儿是否对常见变应原敏感。若检测结果显示变应原阳性，且症状与该变应原接触相关，这进一步支持哮喘诊断，为环境控制及特异性免疫治疗的制订提供依据。

五、鉴别诊断

小儿支气管哮喘是一种常见的儿童慢性呼吸道疾病，其临床表现主要为喘息、咳嗽和呼吸困难等。然而，这些症状并非哮喘所特有，在临床诊断中，需要与其他多种可引起类似症状的疾病进行鉴别，尤其是对于幼龄儿童，准确的鉴别诊断更为重要，以避免误诊和误治。

（一）呼吸道感染

1. 临床表现特点

支气管炎、细支气管炎和肺炎等感染性疾病在儿童中极为常见，是需要首先考虑鉴别的疾病之一。这些感染性疾病可出现喘息、咳嗽和呼吸困难等症状，在幼龄儿童中更为突出。其中，支气管炎通常伴有咳嗽，可伴有或不伴有喘息，咳嗽可为干咳或有痰咳嗽，症状的严重程度因感染的病原体和患儿的个体差异而异。细支气管炎主要见于婴幼儿，以喘息和呼吸急促为主要表现，常伴有咳嗽，肺部可闻及广泛的哮鸣音和湿啰音。肺炎的症状相对较重，除喘息、咳嗽和呼吸困难外，还常伴有发热、咳嗽咳痰加重、胸痛等症状，肺部听诊可闻及固定的湿啰音。

急性感染时，常伴有发热、白细胞增多等炎症表现。实验室检查可见外周血白细胞计数升高，中性粒细胞比例增加，C 反应蛋白（CRP）、降钙素原（PCT）等炎症指标也可能升高。而哮喘患者虽然在发作时也可能出现轻度的白细胞计数升高，但一般不伴有典型的感染性炎症指标的显著改变，发热也相对少见，除非合并感染。

2. 鉴别要点及方法

详细的病史询问对于鉴别至关重要。了解患儿的发病急缓、症状的持续时间、伴随症状等信息。呼吸道感染通常起病较急，病程相对较短，一般在数天到数周内，经过抗感染治疗后症状会逐渐缓解。而哮喘的发作往往具有反复发作的特点，病程较长，可能持续数月甚至数年。

体格检查时，注意肺部听诊的特点。感染性疾病的肺部啰音多为固定性的，且随着病情的好转逐渐消失；而哮喘的哮鸣音多为弥漫性，且在发作与缓解之间变化较大。实验室检查方面，血常规、CRP、PCT 等炎症指标有助于判断是否存在感染。病原学检查，如痰液培养、病毒抗原检测等，可以明确感染的病原体，为治疗提供依据。胸部 X 线检查或 CT 扫描在肺炎的诊断中具有重要价值，可显示肺部的炎症浸润阴影，而哮喘患者在非发作期胸部影像学检查通常无明显异常，发作期可能仅表现为肺过度充气。

（二）先天性心脏病

1. 发病机制及症状表现

某些先天性心脏病，如动脉导管未闭和左向右分流性心脏病，由于心脏结构异常，导致肺循环血流量过多，增加了肺部的负担，从而可能引发喘息、咳嗽和呼吸急促等症状。患儿可能在出生后不久或数月内出现症状，随着年龄的增长，症状可能逐渐加重。除呼吸道症状外，还可能伴有心脏杂音、发绀（尤其是在活动后或哭闹时）、生长发育迟缓等表现。

2. 诊断方法及鉴别意义

超声心动图是鉴别先天性心脏病导致的症状的关键检查方法。通过超声心动图可以清晰地显示心脏的结构和血流动力学变化，明确是否存在心脏畸形以及分流的方向和程度。对于怀疑有先天性心脏病的患儿，应尽早进行超声心动图检查，以明确诊断。与哮喘的鉴别在于，哮喘主要是气道的慢性炎症和高反应性导致的呼吸道症状，心脏结构和功能通常正常，超声心动图检查无异常发现。

六、治疗

（一）治疗目标

哮喘是一种慢性炎症性疾病，目前尚无药物能够完全治愈或改变儿童哮喘的病程。治疗的主要目标在于实现并维持哮喘的有效控制，预防气道重塑，并降低远期健康风险。具体的治疗目标包括：实现并维持症状的有效控制；保持正常的日常活动和运动能力；维持接近正常的肺功能水平；预防哮喘急性发作；尽量减少药物治疗引发的不良反应；以及预防哮喘引发的严重并发症和死亡。

（二）防治原则

儿童哮喘的把控应当尽早展开，遵循长期、持续、规范以及个体化的治疗准则。其治疗内容涵盖，在急性发作期，要通过平喘与抗感染治疗迅速缓解相关症状；在慢性持续期和临床缓解期，则要致力于防止症状的加剧和复发，比如避开接触触发因素、进行抗感染治疗、降低气道的高反应性、预防气道重塑，同时培养优良的自我管理能力。药物治疗与非药物治疗应当相互结合，非药物的干预包含哮喘方面的教育、变应原的规避、心理上的支持、生活质量的提升以及药物经济学等，在哮喘的长期管理当中同样不容小觑。

（三）长期治疗方案

对于儿童持续性哮喘，无论年龄大小，均应考虑进行控制性治疗，长期治疗方案通常依据年龄分为 5 岁及以上儿童和 5 岁以下儿童哮喘管理。吸入性糖皮质激素（ICS）为儿童哮喘首选的长期控制药物；对于无法或不愿使用 ICS 的患儿可使用白三烯受体拮抗剂。ICS 治疗在低到中剂量下即可达到显著的疗效，大剂量治疗并不能显著提高疗效，而且 ICS 长期使用可能影响儿童生长发育，因此建议起始治疗时选择小剂量 ICS，如效果不佳再考虑联合其他药物或增加剂量。

初始控制治疗方案应根据哮喘病情严重程度而定。在治疗的前 2 ～ 4 周需随访评估疗效，若控制不佳应及时调整治疗方案。此后每 1 ～ 3 个月复查治疗效果，若哮喘控制良好并维持至少 3 个月，可考虑降级方案，逐步确定能够维持控制的最低剂量。若仅部分控制，可升级治疗以达到更佳控制效果，但在升级治疗前需首先检查吸药技术、药物依从性以及是否有效避开变应原和其他诱发因素。若哮喘未被控制，需升级或越级治疗直至达到良好控制。

在长期管理中，除每天规律使用控制性药物外，根据病情需要使用缓解性药物。吸入性速效 β_2 受体激动剂是目前最有效的缓解药物，是所有年龄儿童在哮喘急性发作时的首选，通常每天使用不超过 3 ～ 4 次。缓解性治疗中，也可联合吸入抗胆碱能药物以增强效果。

1. 5 岁及 5 岁以上儿童哮喘的长期治疗方案（表 3-1）

表 3-1　大于或等于 5 岁儿童哮喘的长期治疗方案

治疗分级	第 1 级	第 2 级	第 3 级	第 4 级	第 5 级
非药物干预	哮喘防治教育、环境控制				
应急药物	按需使用速效 β_2 受体激动剂				
控制药物	一般不需要	选用下列一种：低剂量吸入糖皮质激素，白三烯受体拮抗剂	选用下列一种：低剂量 ICS 加 LABA，中高剂量 ICS，低剂量 ICS 加 LTRA，低剂量 ICS 加缓释茶碱	选用下列一种：中高剂量 ICS 加 LA-BA，中高剂量 ICS 加 LTRA 或缓释茶碱，中高剂量 ICS/LABA 加 LTRA 或缓释茶碱	选用下列一种：中高剂量 ICS/LABA 加 LTRA 和（或）缓释茶碱加口服最小剂量的糖皮质激素，中高剂量 ICS/LABA 加 LTRA 和（或）缓释茶碱加抗 IgE 治疗

2. 5 岁以下儿童哮喘的长期治疗方案（表 3-2）

表 3-2　小于 5 岁儿童哮喘的长期治疗方案

治疗分级	第 1 级	第 2 级	第 3 级	第 4 级	第 5 级
非药物干预	哮喘防治教育、环境控制				
应急药物	按需使用速效 β_2 受体激动剂				
控制药物	一般不需要	选用下列一种：低剂量 ICS，LTRA	选用下列一种：中剂量 ICS，低剂量 ICS 加 LTRA	选用下列一种：中高剂量 ICS 加 LTRA，中高剂量 ICS 加缓释茶碱，中高剂量 ICS/LABA 加 LTRA/缓释茶碱	选用下列一种：高剂量 ICS 加 LTRA 与口服最小剂量的糖皮质激素，高剂量 ICS 联合 LABA 与口服最小剂量的糖皮质激素

3. 控制治疗的剂量调整和疗程

对于单用中高剂量吸入性糖皮质激素（ICS）治疗的患者，在哮喘控制维持 3 个月后可考虑将剂量减少 25% ～ 50%。若低剂量 ICS 即可维持控制，可尝试每天给药 1 次。对于联合使用 ICS 和长效 β_2 受体激动剂（LABA）的患者，先将 ICS 减至低剂量后，再考虑停用 LABA。对于使用最低剂量 ICS 且在 1 年内无症状反复的患者，可考虑停药观察。

在 5 岁以下幼龄儿童中，哮喘症状往往会随年龄增长而自然缓解，因此哮喘治疗在此年龄段常具"试验性"性质。指南建议每 3 ～ 6 个月评估疗效，部分患者在数月的控制治疗后即可考虑停药，无须长期持续治疗。最新研究建议，对于急性呼吸道病毒感染相关的轻症反复喘息患儿，可早期停用持续控制治疗，改为症状驱动的间歇性高剂量ICS/β_2受体激动剂方案，单次高剂量ICS疗程一般不超过2周，以减少ICS使用量并保持疗效。

4. 变应原特异性免疫治疗（SIT）

理论上，SIT是目前唯一可能改变变应性疾病进程的疗法。通过逐步增加提纯变应原的剂量，SIT可使机体对致敏原产生耐受性，从而达到临床疗效。由于SIT具有变应原特异性，因此在开始SIT之前必须识别和确认引发哮喘的具体变应原。对于已证实对特定变应原过敏的哮喘患儿，如果难以避免接触变应原且药物治疗控制效果不佳，可考虑开展特异性免疫治疗，如使用尘螨提取物治疗尘螨变应性哮喘。如果患儿对多种变应原敏感，则单一变应原制剂的SIT治疗效果通常有限。目前，SIT可通过皮下注射免疫治疗（SCIT）或舌下含服免疫治疗（SLIT）两种途径实施。SCIT已在临床应用多年，疗效显著，适用于5岁以上儿童。而近年引入临床的SLIT则因操作简便且相对安全，适用范围较广，但其对5岁以下儿童的安全性和有效性尚需进一步验证。

SIT治疗需严格遵循相关指南。哮喘症状必须得到控制，治疗前应评估患者的近期变应原接触情况和肺功能状态。若患儿有变应性症状或近期感染，或肺功能不达标，暂不宜进行SCIT。如出现明显的局部反应，需考虑调整剂量。每次SCIT注射后，患儿需在医院观察至少30分钟；如出现全身反应（如咳嗽、打喷嚏、瘙痒或急性变态反应），应立即使用肾上腺素救治。局部反应通常可通过抗组胺药物进行预防或治疗。实施SCIT的机构必须配备经过急救训练的专业人员，以便及时处理突发情况。SLIT虽可在家庭中进行，但首次治疗需在医院内进行，并留院观察30分钟以上，以确保安全。

（四）急性发作期治疗

治疗儿童哮喘急性发作的原则在于根据急性发作的严重程度和患儿对初始治疗的反应，在既有药物基础上进行个体化调整。如果经过支气管扩张剂和糖皮质激素等哮喘缓解药物的合理应用后，患者仍然出现严重或进行性呼吸困难，则称为哮喘危重状态（又称哮喘持续状态）。在此状态下，如气道阻塞未得到有效缓解，可能迅速发展为呼吸衰竭，直接威胁生命。因此，哮喘急性发作的患儿应置于具备良好医疗条件的环境中，采用相对高流量的供氧方式以维持血氧饱和度在92%～95%，并进行心肺监护，密切监测血气分析和通气功能。对于未行气管插管的患者，应避免使用镇静剂。

儿童哮喘急性发作的治疗目标在于防止病情在短时间内急速恶化，尽量减少并发症的发生，避免哮喘死亡，并帮助患儿掌握自我管理的方法。通常采取联合治疗，通过多途径控制哮喘的发病机制，以最大程度缓解气道痉挛、提高疗效、减少不良反应。

1. 吸入速效β_2受体激动剂

首选药物是氧驱动（氧流量6～8L/min）或空气压缩泵雾化吸入，第1小时内可每20分钟给药1次，之后根据病情每1～4小时重复吸入。剂量为每次沙丁胺醇2.5～5mg或特布他林5～10mg。如无雾化吸入器，可使用压力定量气雾剂（pMDI）

配合储雾罐吸药，每次单剂喷药，连用 4～10 喷，使用间隔与雾化吸入相同。肾上腺素皮下注射仅适用于无条件吸入速效 β_2 受体激动剂者，在严密监护下使用，每次皮下注射 1：1000 肾上腺素 0.01mL/kg，可每 20 分钟 1 次，但不超过 3 次。

2. 糖皮质激素

全身应用糖皮质激素是治疗儿童重症哮喘急性发作的主要药物，早期使用可降低疾病严重程度，疗效通常在给药后 3～4 小时内显现。剂量为口服泼尼松 1～2mg/kg；也可静脉给药，琥珀酸氢化可的松 5～10mg/kg，或甲泼尼龙 1～2mg/kg，根据病情可每 4～8 小时重复。高剂量吸入性糖皮质激素（ICS），如布地奈德雾化吸入 1mg/ 次，每 6～8 小时 1 次，对哮喘发作的治疗有一定帮助，但病情严重时不能替代全身糖皮质激素，以免延误病情。

3. 抗胆碱药

抗胆碱药在儿童危重哮喘的联合治疗中具有明确的安全性和有效性，对 β2 受体激动剂效果不佳的重症患儿应尽早联合使用。剂量为异丙托溴铵每次 125～500μg，使用间隔与 β_2 受体激动剂相同。

4. 氨茶碱

静脉滴注氨茶碱可作为危重哮喘的附加治疗。剂量为负荷量 4～6mg/kg，缓慢静脉滴注 20～30 分钟，维持剂量根据年龄设定为 0.7～1mg/（kg·h），如已用口服氨茶碱者，可直接使用维持剂量进行滴注，也可每 6～8 小时缓慢滴注 4～6mg/kg。

5. 硫酸镁

硫酸镁有助于缓解危重哮喘症状，安全性良好。剂量为 25～40mg/（kg·d），分 1～2 次加入 10% 葡萄糖溶液 20mL 缓慢静脉滴注（20 分钟以上），用药 1～3 天。可能的不良反应包括一过性面色潮红、恶心等，通常在输注过程中发生。如药物过量，可静脉注射 10% 葡萄糖酸钙进行拮抗。

（五）给药方法的选择

在儿童哮喘的治疗中，选择适当的给药方式对临床疗效起着至关重要的作用。目前，吸入疗法是哮喘治疗的首选方法，因其药效快速、剂量小、安全性高且使用方便，受到广泛应用。

1. 吸入治疗

吸入疗法将药物通过不同装置转化为气溶胶形式，药物随呼吸进入气道。气溶胶因其大接触面积能有效作用于气道表面，但也易于凝聚，其流动性取决于初始喷射速度，沉降效果与颗粒质量成正比。药物颗粒在 3～5μm 之间效果最佳，较大颗粒（＞6μm）多被阻留于上呼吸道，而＜1μm 的微粒则可能在呼吸时大部分被呼出体外，难以进入下气道。药物吸入后可通过呼吸道和消化道进入血液循环。大部分吸入药物以原型进入全身血液，仅有约 25% 通过肝首过代谢失活，其余分布于各组织。此外，部分药物残留在口咽部，随后吞咽至消化道吸收并通过肝脏代谢。吸入药物的全身生物利用度取决于药物与装置的组合，不同装置间差异明显。

（1）不同吸入装置的特点。

①压力定量气雾吸入剂（pMDI）：是目前最常用的吸入装置，包括药物、推进剂和表面活性物质。pMDI需充分摇匀后使用，以确保定量准确。pMDI便于携带，药物作用快速，但其喷射气流容易导致药物沉积在口咽部，且使用中需正确的吸药操作，较难被幼龄儿童掌握。氢氟化合物（HFA）取代氟利昂（CFC）作为推进剂，能生成更细小的颗粒，提高药物进入肺部的效果。使用时建议深呼气后同步缓慢深吸气，屏气10秒以增加药物沉积在下气道。

②pMDI＋储雾罐（pMDIs）：为减少pMDI吸药的协同性要求，加装储雾罐能降低药物残留在口咽部的量，并减少气道内的刺激反应。通过储雾罐吸药时，患者可随吸气流速吸入药物，多数药物残留减少，适用于各年龄段。儿童需选用合适的储雾罐规格，并使用去静电处理的塑料或金属储雾罐，以确保药量稳定。

③干粉吸入剂（DPI）：依赖患者的主动吸气流速形成药雾微粒，其颗粒大小相对稳定。DPI具有便携、易操作等优点，吸气阻力略高，需快速深吸气以获得最佳药量，但对婴幼儿及哮喘严重发作者不适用。

④雾化器：因操作简单、患者配合度低而适合所有年龄患者，药物微粒较小且分布均匀。治疗时药池内液体应保持充足（3～4mL），氧气驱动流速应达6～8L/min，雾化吸入时间控制在5～10分钟，建议经口吸药或密封面罩。普通超声雾化器不推荐使用于哮喘，因其雾粒不稳定、可能增加气道阻力。

（2）吸入治疗时不良反应的防治。吸入治疗可能引发一些不良反应，如口咽部霉菌感染和声音嘶哑，可通过改变装置并加用储雾罐来减少。此外，建议每次使用吸入糖皮质激素（ICS）后漱口，以减少药物在口咽部的残留，从而降低不良反应风险。

（3）各年龄适用的吸入装置。临床医师应根据患儿年龄、病情特点选择合适的吸入装置和药物，确保患者正确掌握吸药方法，以最少的剂量实现最佳治疗效果（见表3-3）。

表3-3　各年龄适用的吸入装置

吸入装置	适用年龄	吸入方法	注意点
pMDI	＞7岁	缓慢地深吸气，随后屏气10秒	吸药后必须漱口
pMDIs	各年龄	同上，但可重复吸药数次	同上，避免静电影响，＜4岁者加面罩
DPI	＞5岁	快速深吸气	吸药后必须漱口
雾化器	各年龄	缓慢潮气量呼吸伴间隙深吸气	选用合适的口器

2. 经皮给药

针对儿童用药需求，临床现已有新型透皮吸收剂型，如妥洛特罗贴剂。该贴剂采用结晶储存系统，使药物能持续缓慢释放，通过皮肤吸收，从而减轻全身性不良反应。每天仅需贴敷1次，用药后约14小时药物浓度达到峰值，疗效持续约24小时，使用简便。考虑到药物的作用特点，一般建议夜间使用，使药物峰浓度与儿童哮喘在午夜后症状高发的时间相匹配，有助于控制夜间症状。该贴剂提供0.5mg、1mg、2mg三种剂量规格，以适应不同年龄段儿童哮喘的用药需求。

（六）临床缓解期的处理

为巩固疗效、维持患儿长期病情稳定并提升生活质量，应加强临床缓解期的管理。重点在于提高患者自我管理的能力，包括病情的监测、避免触发危险因素、诊治合并疾病、识别发作先兆以及掌握家庭应对方法。在哮喘的长期管理中，尽量采用客观的哮喘控制评估手段，进行连续监测并提供可重复的评估指标，以便动态调整治疗方案，确定维持哮喘控制所需的最低治疗级别，从而有效控制哮喘并降低医疗成本。

七、预防

哮喘多在儿童期发病，约有 25% 的持续性儿童哮喘始于 6 个月以内，且国内流行病学数据显示，70% 的哮喘性喘息发生在 3 岁前。然而，部分幼年期哮喘可能自然缓解。统计发现，2 岁前因急性喘息住院的儿童中，约 50% 在 5 岁时不再喘息，至 10 岁时该比例增至 70%。但到 17 ～ 20 岁时，无喘息症状的比例降至 57%，显示青少年期哮喘有复发的趋势。此外，7 ～ 10 岁时哮喘的严重程度可以预测其持续至成人的可能性；儿童期中至重度哮喘伴肺功能下降的患儿更易在成年后继续哮喘，而轻度哮喘且肺功能正常的患儿多趋向于缓解，部分则发展为发作性哮喘。

尽管目前尚无有效的治疗方法可预防儿童哮喘的发生，但研究表明部分措施有助于降低哮喘风险，如避免环境中的烟草烟雾，提倡母乳喂养至少 4 个月，以及维持健康的饮食和生活方式。我国对儿童哮喘患者接种疫苗的问题一直存在争议，而现有证据表明，疫苗接种不仅不会加重哮喘，甚至可能有助于预防疾病。因此，几乎所有国际儿童哮喘指南中均明确建议哮喘患儿按时完成疫苗接种。

第五节　呼吸衰竭

呼吸衰竭通常分为低氧性呼吸衰竭和高碳酸性呼吸衰竭两大类。低氧性呼吸衰竭（Ⅰ型）表现为动脉血氧分压（PaO_2）低于正常范围（< 60mmHg），但二氧化碳分压（$PaCO_2$）正常或降低；高碳酸性呼吸衰竭（Ⅱ型）则表现为 PaO_2 降低，伴随 $PaCO_2$ 升高（> 50mmHg）。

呼吸衰竭是由多种病因导致肺部气体交换功能障碍，无法维持正常动脉血氧水平和排出二氧化碳，进而引发低氧血症或伴随高碳酸血症的病理状态。其病因主要包括肺部疾病（如慢性阻塞性肺疾病、肺炎、急性呼吸窘迫综合征等），胸廓及神经肌肉疾病（如胸部外伤、脊髓损伤、重症肌无力等），中枢神经系统病变（如药物过量、脑卒中）及气体交换障碍（如肺动脉栓塞、间质性肺疾病等）。这些病因通过不同的发病机制作用，包括通气／血流比失调、肺泡弥散障碍、低通气和肺泡通气不均衡等，导致氧气供给不足或二氧化碳排出受阻，最终引起呼吸衰竭。

一、诊断标准

呼吸衰竭的诊断标准主要基于动脉血气分析结果和临床症状。根据呼吸衰竭的分型，具体标准如下。

(一) 低氧性呼吸衰竭 (Ⅰ型)

1. 血气指标特征

动脉血氧分压 (PaO_2) 是衡量氧气在血液中含量的重要指标。当 PaO_2 低于 60mmHg 时，提示存在低氧状态。这意味着肺部的氧气交换功能出现障碍，无法将足够的氧气输送到血液中。动脉血二氧化碳分压 ($PaCO_2$) 在Ⅰ型呼吸衰竭中通常正常或降低，一般小于 50mmHg。这表明机体虽然存在缺氧，但二氧化碳的排出功能尚未受到明显影响，可能是由于肺部通气与血流比例失调等原因导致氧气摄取不足，而非二氧化碳潴留。

2. 临床症状表现

伴随的缺氧症状较为明显，患者会出现呼吸困难，表现为呼吸频率加快、呼吸深度加深或变浅，以及呼吸费力等。发绀是另一个常见的症状，由于血液中氧含量降低，导致皮肤和黏膜呈现出青紫色，尤其是在口唇、甲床等部位更为明显。这些症状的出现是身体对缺氧的一种代偿性反应，但也提示了病情的严重性。

(二) 高碳酸性呼吸衰竭 (Ⅱ型)

1. 血气指标特点

同样存在 PaO_2 低于 60mmHg 的情况，表明氧气供应不足。同时，$PaCO_2$ 大于 50mmHg，这是Ⅱ型呼吸衰竭的关键特征，意味着二氧化碳在体内潴留。这通常是由于呼吸中枢抑制、呼吸肌疲劳或呼吸道阻塞等原因，导致二氧化碳排出受阻，从而在血液中积聚。

2. 相关症状体现

患者会出现呼吸浅慢，这是因为体内二氧化碳分压升高抑制了呼吸中枢的兴奋性。随着病情进展，还会出现头痛，这是由于二氧化碳潴留导致脑血管扩张。嗜睡甚至昏迷是高碳酸血症严重时的表现，说明大脑功能受到了明显的抑制，是病情危急的信号。

(三) 其他诊断要点

1. 动脉血氧饱和度 (SpO_2) 降低

SpO_2 是反映血液中氧气与血红蛋白结合程度的指标，通常情况下，当 SpO_2 低于 90% 时，提示存在缺氧情况。它与 PaO_2 密切相关，可作为监测患者氧合状态的重要指标之一，但在某些情况下，如存在严重贫血、一氧化碳中毒等，SpO_2 可能不能准确反映实际的氧合情况，需要结合其他指标综合判断。

2. 酸碱平衡失调

高碳酸性呼吸衰竭常伴有呼吸性酸中毒。由于二氧化碳潴留，体内碳酸含量增加，导致血液 pH 下降。酸碱平衡失调不仅影响机体的生理功能，还会进一步加重病情，对心脏、肾等重要器官产生不良影响，因此在诊断和治疗过程中需要密切关注和纠正。

3. 临床表现综合评估

呼吸急促或困难是呼吸衰竭的常见表现，无论哪种类型都可能出现。重度缺氧时，患者可表现为意识障碍，从精神萎靡到昏迷程度不等，这是大脑缺氧的严重后果。心动过速也是常见的体征之一，是心脏为了代偿缺氧而加快跳动的表现。严重时，可出现循环衰竭，表现为血压下降、四肢湿冷等，提示病情已进入危重阶段，需要紧急救治。综上所述，准确判断呼吸衰竭的类型及掌握其诊断要点，对于及时采取有效的治疗措施、改善患者预后具有重要意义。

二、治疗方案

（一）一般治疗

一般治疗的核心是为患者提供必要的支持来稳定其生命体征，并优化氧合水平。首先，应及时为患者补充氧气，通常使用氧气面罩或鼻导管，根据血氧水平调整供氧浓度，以维持血氧饱和度在 90% 以上。对于需要更多氧合支持的患者，可选择无创正压通气（NIV）或机械通气，以确保气体交换的有效性。适当的体位调整也有助于缓解症状，例如，采取半卧位或端坐位以减少呼吸困难。对于分泌物多的患者，可通过定时翻身拍背和吸痰帮助排出气道分泌物，保持气道通畅。若患者伴有其他基础疾病，应针对性处理，并加强营养支持和水、电解质的平衡维护。

（二）药物治疗

药物治疗的目的是改善肺部通气功能，减少呼吸系统炎症反应，支持患者的氧合需求。根据病因的不同，常用以下六类药物。

1. 支气管扩张剂

在因支气管痉挛引发的呼吸衰竭情况中，例如慢性阻塞性肺疾病急性加重时，支气管扩张剂的应用至关重要。其中，吸入型 β_2 受体激动剂（如沙丁胺醇）和抗胆碱能药物（如异丙托溴铵）是常用的选择。

沙丁胺醇作为一种典型的 β_2 受体激动剂，它能够特异性地与支气管平滑肌上的 β_2 受体相结合。这种结合会激活细胞内的信号传导通路，促使支气管平滑肌舒张，从而有效缓解气道痉挛。沙丁胺醇起效迅速，能在短时间内改善气流受限状况，使患者呼吸更加顺畅。

抗胆碱能药物异丙托溴铵则通过阻断乙酰胆碱与支气管平滑肌上的 M 受体结合，减少胆碱能神经对支气管平滑肌的收缩作用。这有助于降低气道的高反应性，进一步舒张气道，与 β_2 受体激动剂发挥协同作用，增强支气管扩张效果，显著改善气流状况，减轻呼吸困难症状。

2. 糖皮质激素

在因急性炎症导致的呼吸衰竭治疗中，糖皮质激素发挥着关键作用。可选用泼尼松、甲泼尼龙等药物。这些糖皮质激素具有强大的抗炎特性，它们能够通过多种途径来降低气道的炎症反应。

一方面，糖皮质激素可以抑制炎症细胞（如巨噬细胞、中性粒细胞等）的活化和趋化，减少这些细胞在气道和肺部组织中的聚集，从而减轻炎症反应的程度。另一方面，它们能够抑制炎症介质（如组胺、白三烯、前列腺素等）的合成和释放，这些炎症介质在炎症反应中起着重要的放大作用，其减少可有效缓解肺部充血水肿，改善肺部通气功能和气体交换效率。

3. 抗生素

对于由感染因素引发的呼吸衰竭，特别是肺炎所致的情况，合理使用抗生素是控制病情的关键。在用药之前，尽可能依据患者痰液或血液培养结果来选择敏感抗生素，这是确保治疗效果的重要前提。

如果是细菌感染引起的肺炎，常见的病原体包括肺炎链球菌、金黄色葡萄球菌、革兰阴性杆菌等。对于不同的病原体，需要针对性地选择抗生素。例如，对于肺炎链球菌肺炎，青霉素类抗生素可能是有效的选择；而对于耐甲氧西林金黄色葡萄球菌感染，则需要使用万古霉素等特殊抗生素。通过准确选择敏感抗生素，可以有效杀灭病原体，控制感染，减轻炎症对肺部组织的破坏，从而改善呼吸衰竭状况。

4. 利尿剂

在伴有肺水肿的呼吸衰竭患者中，如急性心力衰竭引起的肺水肿，利尿剂是缓解症状的重要药物。呋塞米是常用的利尿剂之一，它主要作用于肾的髓袢升支粗段，抑制氯化钠的重吸收，从而产生强大的利尿作用。

通过增加尿液的排出，呋塞米可以帮助患者排出体内多余的液体，减少循环血量，降低肺毛细血管静水压。这有助于减轻肺部淤血和水肿，改善肺部的通气/血流比例，进而增强肺部的氧合功能，缓解呼吸衰竭症状。同时，减少肺部液体的积聚也有利于降低肺部感染的风险，促进患者康复。

5. 镇静药物

对于那些严重焦虑或极度不安的患者，少量使用镇静剂是一种有效的辅助治疗方法。这些患者由于情绪紧张、焦虑，呼吸肌往往处于过度紧张状态，容易导致呼吸肌疲劳，进一步加重呼吸衰竭。

使用适量的镇静剂可以缓解患者的焦虑情绪，使呼吸肌放松，从而减轻呼吸肌疲劳。然而，在使用镇静药物时必须谨慎监控，因为过度镇静可能会抑制患者的呼吸驱动，导致呼吸频率减慢、潮气量减少，进而加重呼吸衰竭。因此，需要密切观察患者的呼吸、心率、血压等生命体征，根据患者的反应及时调整镇静药物的剂量。

6. 黏液溶解剂

在痰液较多或黏稠的患者中，黏液溶解剂发挥着重要作用。例如，乙酰半胱氨酸，它能够分解痰液中的黏蛋白成分，降低痰液的黏稠度。

黏液中的黏蛋白含有大量的二硫键，乙酰半胱氨酸中的巯基可以与黏蛋白的二硫键相互作用，使黏蛋白分子裂解，从而使痰液变得稀薄。这样便于痰液排出气道，减少气道阻塞的风险，改善通气功能，预防因痰液阻塞导致的肺部感染加重和通气障碍，有助于呼吸衰竭患者的病情改善。

（三）机械通气支持

机械通气是针对严重呼吸衰竭患者的关键治疗手段。当患者的自主呼吸不能满足身体的氧气需求或存在呼吸肌疲劳时，机械通气可以帮助维持气体交换，减轻呼吸肌的负担，为患者的康复争取时间。根据患者的情况，可选择不同的机械通气方式。

1. 无创正压通气（NIV）

（1）具体方式及适用患者：包括双水平气道正压通气（BiPAP）和连续气道正压通气（CPAP）。这些方式适用于意识清醒、气道无明显分泌物阻塞的患者。无创正压通气通过面罩或鼻罩将正压气流送入呼吸道，帮助患者克服气道阻力，增加肺泡通气量。

（2）优势与局限性：具有操作简单、避免气管插管相关并发症等优点。它可以减少患者的痛苦和不适，保留患者的吞咽和说话功能。然而，无创正压通气也有一定的局限性。对于严重呼吸衰竭、气道分泌物较多或意识不清的患者，无创正压通气可能效果不佳，甚至可能导致病情恶化。

2. 有创机械通气

（1）适用情况及方式：对于呼吸衰竭进展严重或无创通气效果不佳的患者，需要使用气管插管或气管切开进行有创机械通气。有创机械通气可以直接将呼吸机与患者的气道连接，提供更有效的呼吸支持。常见的有创机械通气模式包括容量控制通气和压力控制通气。容量控制通气可以保证每次呼吸的潮气量恒定，适用于大多数呼吸衰竭患者。压力控制通气则可以根据患者的气道阻力和肺顺应性自动调整压力，适用于气道阻力较高或肺顺应性较差的患者。

（2）调整依据及注意事项：在使用有创机械通气时，需要根据患者的需求调整通气参数，如潮气量、呼吸频率、吸气压力等。同时，要密切观察患者的生命体征、血气分析结果等，及时调整治疗方案。有创机械通气虽然可以提供有效的呼吸支持，但也存在并发症风险，如呼吸机相关性肺炎、气压伤、心血管功能抑制等。因此，在使用有创机械通气时，要严格遵守操作规程，加强护理，预防并发症的发生。

（四）体外膜肺氧合（ECMO）

1. 极重度呼吸衰竭的最后手段

在极重度呼吸衰竭情况下，体外膜肺氧合（ECMO）可以作为最后的治疗手段。ECMO 通过体外循环支持氧合功能，将患者的血液引出体外，经过氧合器进行氧合后再回输到体内，从而减轻呼吸和心脏的负担。

2. 适用患者及作用

ECMO 适用于药物和机械通气均无效的患者，尤其是多器官功能衰竭的重症患者。它可以有效缓解低氧血症，为患者的治疗提供宝贵的时间。然而，ECMO 操作复杂，需要专业的团队进行操作和管理。同时，ECMO 也存在并发症风险，如出血、血栓形成、感染等。因此，在决定是否使用 ECMO 时，需要综合考虑患者的病情、预后以及医疗资源等因素。

（五）血液净化

1. 适用情况及作用机制

血液净化可帮助排除炎症因子、代谢废物，适用于急性呼吸窘迫综合征（ARDS）

或脓毒症相关的呼吸衰竭患者，尤其是伴有肾功能不全的患者。在这些情况下，患者体内的炎症因子和代谢废物堆积，会加重呼吸衰竭和多器官功能障碍。血液净化通过过滤、吸附等方式清除血液中的有害物质，减轻炎症反应，改善器官功能。

2. 具体方式及注意事项

血液净化方式包括连续性静脉血液滤过（CVVH）、血浆置换等。连续性静脉血液滤过可以缓慢、持续地清除体内的水分和溶质，适用于肾功能不全或容量负荷过重的患者。血浆置换则可以去除患者血液中的致病因子，如抗体、免疫复合物等，适用于自身免疫性疾病或中毒等情况。在进行血液净化时，需要密切观察患者的生命体征、凝血功能等，防止出现并发症。同时，要根据患者的病情和治疗反应及时调整治疗方案。

（六）氦氧混合气吸入

1. 作用原理及适用患者

氦气的密度比氧气低，氦氧混合气吸入有助于减少气道阻力，适用于气道狭窄或气流受限的患者。当患者的气道狭窄时，气流通过狭窄部位会产生较高的阻力，导致呼吸困难。氦氧混合气的低密度可以降低气流的阻力，改善气道通畅性。这一方法在哮喘急性发作、慢性阻塞性肺疾病急性加重等特定情况下较为有效。

2. 效果及注意事项

氦氧混合气吸入可以缓解呼吸困难，提高患者的舒适度。然而，氦氧混合气吸入也有一定的局限性。它不能解决气道狭窄的根本原因，只是一种缓解症状的方法。在使用氦氧混合气吸入时，要注意调整混合气的比例和流量，避免出现氧中毒等并发症。同时，要密切观察患者的病情变化，及时调整治疗方案。

三、疗效观察与随访

（一）疗效观察

疗效的观察应贯穿于治疗的整个过程，从早期干预到病情稳定，都需实时跟踪患者的各项指标。

1. 生命体征监测

密切观察患者的心率、呼吸频率、血氧饱和度（SpO_2）等关键指标的变化。SpO_2保持在92% ～ 95%之间通常为有效治疗的标志。

2. 血气分析

定期检查动脉血气，监测氧分压（PaO_2）、二氧化碳分压（$PaCO_2$）和酸碱度（pH）。疗效良好时，PaO_2会逐步提高，而$PaCO_2$逐步降低，且pH恢复到正常范围。

3. 肺功能改善

对于使用无创或有创机械通气的患者，通过肺功能监测（如潮气量、呼吸频率、呼气末正压）评估呼吸支持的有效性。通气参数的改善通常表明治疗效果良好。

4. 影像学检查

胸部 X 线检查或 CT 扫描能清晰显示肺部病灶的变化情况。特别是对于感染性病因引起的呼吸衰竭，影像学检查有助于判断病灶吸收情况。

5. 心理状态和自理能力

随访疗效时还需关注患者的心理状态、睡眠质量、饮食和自理能力的恢复情况，这些都可以作为功能性改善的参考。

（二）出院后的随访

呼吸衰竭的患者在出院后应建立随访制度，及时评估长期疗效、防止复发和改善生活质量。一般而言，出院后 1 个月、3 个月和 6 个月安排随访，具体内容如下所述。

1. 肺功能监测

在随访中评估肺功能指标（如 FEV_1、FVC 等），以评估呼吸功能的恢复情况。尤其是对慢性呼吸衰竭患者，肺功能测定可反映疾病进展并帮助制定康复方案。

2. 血气分析和血氧监测

随访期间应根据病情评估 PaO_2 和 $PaCO_2$，以便及时调整氧疗或通气支持方案。

3. 营养状态和生活方式指导

营养状态影响肺部恢复，在随访中评估营养摄入是否充足，提供健康饮食的建议，帮助增强免疫力。指导患者避免吸烟、污染空气等不良生活方式。

4. 康复训练

指导患者进行呼吸康复训练，以改善呼吸肌功能。康复项目可包括胸廓活动度练习、膈肌锻炼、有效咳嗽法等，以帮助患者恢复自主呼吸能力。

5. 精神心理支持

呼吸衰竭患者可能存在焦虑、抑郁等心理问题，因此随访中需给予心理支持，必要时可推荐心理咨询，以帮助患者应对病后的焦虑情绪。

6. 并发症预防和管理

关注气管插管、机械通气等引起的相关并发症，如气道感染、肺不张或肺纤维化。对于长期需要氧疗的患者，还需关注其鼻咽干燥、痰液黏稠等问题，给予湿化治疗等支持。

（三）随访中疗效评估和调整方案

在随访过程中，依据患者的疗效和恢复进度，必要时调整治疗方案。

1. 调整氧疗和呼吸支持

如果患者在随访时肺功能显著改善，可以逐步减少氧疗或呼吸支持的频率或浓度。反之，如病情恶化，需加强氧疗并增加机械通气频率。

2. 个性化康复计划

根据患者的体力、生活需求调整康复训练计划，逐步增加活动强度，帮助患者恢复日常生活能力。

3. 药物管理

观察药物的疗效和不良反应，必要时减少激素用量，并按计划进行停药或替换，定期监测炎症指标等，以评估是否达到治疗效果。

四、治疗经验与解析

（一）针对病因的综合处理

呼吸衰竭多为多种病因引起，因此明确病因至关重要，尤其在初期处理时至关重要。通过病史采集、体格检查和必要的影像学、实验室检查来找出具体病因，可使治疗更具靶向性。例如，在慢性阻塞性肺疾病（COPD）引起的急性加重性呼吸衰竭中，通常加用支气管扩张剂和糖皮质激素，以减轻气道阻力。在感染性因素引起的呼吸衰竭中，早期抗菌治疗能显著改善病情。

（二）机械通气的策略选择

呼吸衰竭的机械通气支持主要包括无创和有创两类通气方式，合理选择通气模式并根据病情及时调整是治疗成功的关键。

1. 无创通气

如连续气道正压通气（CPAP）或双水平气道正压通气（BiPAP），对稳定的低氧血症性和轻度至中度高碳酸血症性呼吸衰竭患者较为适用。无创通气既能有效缓解呼吸困难，又能避免气管插管的并发症。

2. 有创机械通气

当无创通气不再有效或患者病情恶化时，及时实施有创通气可避免病情进一步加重。具体参数的选择上，如容量控制通气适用于急性呼吸窘迫综合征（ARDS）患者，而压力控制通气能在特定情况下更好地保护肺组织，避免进一步损伤。

（三）个体化治疗的关键性

由于患者的病情、年龄、基础疾病等因素各不相同，治疗方案也需要因人而异。通过定期监测患者的血气分析和肺功能状况来调整治疗方案。例如，对于 COPD 患者，既要控制呼吸衰竭进展，又要避免因过量氧供导致的二氧化碳潴留，因此需细致评估氧疗浓度。对伴发心力衰竭的患者，控制体液量和心功能改善也很重要。

（四）体外膜肺氧合（ECMO）等高阶支持技术

ECMO 已在重度呼吸衰竭中得到了广泛应用，尤其是对传统机械通气治疗无效的患者。ECMO 能够替代或部分支持肺部的氧合和二氧化碳清除功能，从而使呼吸系统得到充分休息，为后续治疗赢得时间。ECMO 的适应证需要严格把握，尤其适用于 ARDS 或心源性呼吸衰竭患者。

（五）血液净化与多器官支持

重症呼吸衰竭患者可能出现多器官功能衰竭，因此需要多器官支持疗法（MST）的介入。血液净化疗法，如连续性静脉－静脉血液滤过（CVVH），不仅能够纠正电解质紊乱和酸碱失衡，还能清除炎症因子，从而改善全身炎症状态，提高生存率。

（六）康复训练和长期管理

对于慢性呼吸衰竭患者，在病情稳定后进行系统化的呼吸康复训练能够改善生活质量，帮助患者更好地恢复肺功能，增强耐力和呼吸肌力。呼吸康复训练通常包括深呼吸训练、有效咳嗽法以及膈肌训练等。在出院后，还需定期随访，以监测患者病情、肺功能及对治疗的反应，以便及时调整治疗方案。

（七）减少并发症和加强护理支持

良好的护理对重症呼吸衰竭患者非常重要，尤其是长时间机械通气的患者。护理措施包括体位管理、预防压疮、保持呼吸道湿化及频繁的体位变化，减少因长期卧床导致的肺不张和感染。此外，避免过度镇静和安抚患者的焦虑情绪亦能提高依从性。

第六节 反复呼吸道感染

一、概述

反复呼吸道感染（RRTIs）是指患者在一定时间内反复发生呼吸道感染，感染频率显著高于同龄人平均水平，常见于儿童，且在两次感染间隔期内通常可完全恢复正常。RRTIs 涵盖上、下呼吸道感染，且在儿童中的具体标准通常包括，上呼吸道感染（如感冒、鼻咽炎等）每年感染次数达到 6～8 次；下呼吸道感染（如支气管炎、肺炎等）每年感染次数达到 2～3 次。RRTIs 的发生受多因素影响，如年龄、免疫状态、家庭环境、生活习惯等。其高发不仅增加患者和家庭的经济和心理负担，还可能影响正常的生长发育和生活质量，因此早期识别和干预对于预防 RRTIs 的并发症和长期影响具有重要意义。

（一）定义

反复呼吸道感染指 1 年以内发生上、下呼吸道感染的次数频繁，超出正常范围（见表 3-4）。

表 3-4 反复呼吸道感染诊断参考标准

年龄（岁）	上感（次/年）	下感
0～2	7	3
3～5	6	2
6～12	5	2

说明：①上感两次之间间隔 7 天以上。②上感次数不够，可加下感。反之不可。③须观察一年

（二）判断条件

根据年龄、潜在的原因及部位不同，将反复呼吸道感染分为反复上呼吸道感染和反复下呼吸道感染，后者又可分为反复气管、支气管炎和反复肺炎。感染部位的具体化有利于分析病因并采取相应的治疗措施，而强调反复上、下呼吸道感染，特别是反复气管、支气管炎，反复肺炎时要将感染性炎症与变应性炎症区分开来。

二、反复上呼吸道感染

（一）病因

以反复上呼吸道感染为主的婴幼儿和学龄前儿童，其反复感染多与护理不当、用药

不当、入托幼机构起始阶段、缺乏锻炼、迁移住地、被动吸入烟雾、环境污染、维生素A、维生素D、锌等营养素缺乏等因素有关；部分与鼻咽部慢性病灶有关，如鼻炎、鼻窦炎、扁桃体肥大、慢性扁桃体炎等。

(二) 处理原则

（1）寻找致病因素并给予相应处理。对鼻咽部慢性病灶，必要时请耳鼻喉科协助诊断。由于大部分上呼吸道感染系病毒感染，故不应滥用抗菌药物。

（2）注意营养，指导饮食习惯，增强体质。

（3）护理恰当。

（4）养成良好的卫生习惯、预防交叉感染。

（5）必要时给予针对性的免疫调节剂。

三、反复气管支气管炎

(一) 病因

多由于反复上呼吸道感染治疗不当，使病情向下蔓延。大多也是致病性微生物引起，少数与原发免疫功能缺陷及气道畸形有关。

(二) 处理原则

（1）寻找致病因素并给予相应处理。

（2）注意与支气管哮喘等鉴别。

（3）抗感染药物治疗。需根据病原学结果和机体的免疫状态而定，合理应用抗生素。

（4）对症治疗，同反复肺炎。

四、反复肺炎

(一) 病因

对于反复肺炎，除必须考虑何种致病性微生物外，更重要的是认真寻找导致反复肺炎的基础疾病。

（1）原发性免疫缺陷病。

（2）先天性肺实质、肺血管发育异常：先天性肺实质发育异常的患儿，如肺隔离症、肺囊肿等，易发生反复肺炎或慢性肺炎。肺血管发育异常导致肺淤血或缺血，易合并感染，引起反复肺炎。

（3）先天性气道发育异常：如气管－支气管狭窄、气管－支气管软化、气管－支气管桥，这些畸形常引起气道分泌物阻塞，反复发生肺炎。

（4）先天性心脏畸形。

（5）原发性纤毛运动障碍。

（6）囊性纤维性变：在西方国家，囊性纤维性变是儿童反复肺炎最常见的原因。

黄色人种罕见，我国大陆及台湾地区曾报道了个别儿童病例，提示我国儿童有可能存在本病。

（7）气道内阻塞或管外压迫：最常见疾病为支气管异物，其次是结核性肉芽肿和干酪样物质阻塞，偶见气管和支气管原发肿瘤。气道管外压迫的原因多为纵隔、气管支气管淋巴结结核、肿瘤、血管畸形。

（8）支气管扩张。

（9）反复吸入：吞咽功能障碍患儿，如智力低下、环咽肌肉发育延迟、神经肌肉疾病及胃食管反流患儿，由于反复吸入，导致反复肺炎。

（二）鉴别诊断

肺结核、特发性肺含铁血黄素沉着症、哮喘、闭塞性细支气管炎并机化性肺炎、嗜酸性细胞性肺炎、变应性肺泡炎、特发性间质性肺炎等疾病需要与反复肺炎相鉴别。

（三）辅助检查

1. 耳鼻喉科检查

可发现某些先天性发育异常和急、慢性感染灶。

2. 病原微生物检测

应进行多病原联合检测，以了解致病性微生物。

3. 肺部 CT 和气道、血管重建显影

可提示支气管扩张、气道狭窄（腔内阻塞和管外压迫）、气道发育畸形、肺发育异常、血管压迫等。

4. 免疫功能测定

有助于发现原发、继发免疫缺陷病。免疫功能测定包括体液免疫、细胞免疫、补体、吞噬功能等检查，也应注意有无顽固湿疹、血小板减少、共济失调、毛细血管扩张等异常。

5. 支气管镜检查

可诊断异物、支气管扩张、气道腔内阻塞和管外压迫、气道发育畸形等。

6. 肺功能测定

通气功能测定和必要时进行的支气管激发试验、支气管舒张试验，有助于鉴别变态反应性下呼吸道疾病；换气功能和弥散功能测定可利于鉴别某些间质性肺疾病。

7. 特殊检查

怀疑患有原发性纤毛运动障碍时，可行呼吸道（鼻、支气管）黏膜活检观察纤毛结构、功能；疑有囊性纤维性变时，可进行汗液氯化钠测定和 CFRT 基因检测；疑有反复吸入时，可进行环咽肌功能检查或 24 小时 pH 测定。

（四）处理原则

1. 寻找病因、针对基础病处理

如清除异物、手术切除气管、支气管肺畸形等。

2. 抗感染治疗

主张基于循证基础上的经验性选择抗感染药物和针对病原体检查和药敏试验结果的目标性用药。强调高度疑似病毒感染者不滥用抗生素。

3. 对症处理

根据不同年龄和病情，正确地选择应用祛痰药物，平喘、镇咳药物，雾化治疗，肺部体位引流和肺部物理治疗等。

第四章 小儿肾脏疾病

第一节 急性肾小球肾炎

急性肾小球肾炎是一种以肾小球为主要病变部位的免疫介导性炎症性疾病，常由感染（尤其是链球菌感染）诱发，表现为肾小球基膜及系膜区的免疫复合物沉积，伴随补体激活，引起肾小球的结构和功能损伤。临床上，急性肾小球肾炎通常以急性起病的血尿、蛋白尿、水肿、高血压及轻度氮质血症为特征。病理表现为肾小球内细胞增生、基质扩展及炎症细胞浸润，常伴有毛细血管内皮细胞和足细胞损伤。急性肾小球肾炎的发病机制涉及复杂的免疫反应，包括体液免疫和细胞免疫因素共同作用，其确切机制仍在研究中。

一、病因

急性肾小球肾炎主要由感染性和非感染性因素引起，常通过免疫反应诱发肾小球损伤。感染性因素以 A 组 β 溶血性链球菌感染最为常见，通常感染部位为咽喉或皮肤，其他细菌（如葡萄球菌）、病毒（如乙肝、丙肝病毒）及寄生虫（如疟疾、血吸虫）感染也可致病。

非感染性因素包括系统性免疫疾病（如系统性红斑狼疮、IgA 肾病）及血清病等，因免疫复合物在肾小球沉积而导致炎症。此外，链球菌感染中的交叉抗原性反应可引发自体免疫损伤，补体系统的激活和炎症细胞聚集进一步加剧肾小球损害。总体上，链球菌感染后免疫反应引起的急性肾小球肾炎最为常见，但其他感染和免疫性疾病也可能通过类似机制致病。

二、发病机制

急性肾小球肾炎并非病因直接作用于肾小球，而是一种由病因诱发的免疫性疾病。以链球菌感染后急性肾小球肾炎为例，链球菌感染后，其特定抗原成分（如细胞壁中的 M 蛋白或胞质中的其他抗原）会刺激机体的 B 淋巴细胞产生相应抗体，并形成可溶性循环免疫复合物，随后沉积于肾小球基膜上，激活补体系统，最终导致局部免疫病理损伤。

有研究认为链球菌的胞膜抗原与肾小球基膜存在交叉抗原性反应，这意味着链球菌抗体也可与肾小球基膜结合，从而引发补体系统的激活，吸引白细胞并促进血小板释放因子和氧自由基生成，使肾小球内发生弥散性炎症。

此外，某些非免疫因素也参与了肾炎的发病过程，如激肽释放酶可增加毛细血管通透性，使蛋白滤过增加并导致尿蛋白增多；前列腺素可调节肾小球毛细血管的通透性；

血小板激活因子可引起阳离子蛋白沉积于肾小球，进一步增加尿蛋白的排出。然而，肾炎的发病机制尚未完全明了，仍需进一步研究。

三、病理

急性肾小球肾炎的病理特征主要表现为肾小球的炎性损伤，主要由免疫复合物在肾小球内沉积所引发。该沉积激活补体系统，导致炎症细胞（如中性粒细胞、单核细胞）聚集，进而破坏肾小球结构。光镜下，病变主要为肾小球细胞的增生，尤其是内皮细胞和系膜细胞的增生，伴随基质增多和渗出物的出现。免疫荧光检查可见 IgG、IgM 和 C3 等免疫复合物沉积。电镜下，常见电子致密物质在肾小球基膜上沉积。

上述病理变化可引发肾小球的滤过屏障受损，导致蛋白尿、血尿及其他临床症状。

四、临床表现

本病的临床表现轻重不一，轻者呈"亚临床型"，仅实验室检查异常而无明显症状；重者可并发高血压脑病、严重循环充血或急性肾衰竭。

（一）前驱症状

发病前 1～3 周多有链球菌引起的上呼吸道感染，如急性化脓性扁桃体炎、咽炎、淋巴结炎，或皮肤感染（如脓疱病、疖肿）史。部分患者无前驱症状。呼吸道感染导致者约 10 天后发病，皮肤感染则约 20 天。

（二）血尿

血尿常为首发症状（40%～70%），尿呈洗肉水样、烟灰、棕红或鲜红色，颜色与尿液酸碱度有关。肉眼血尿 1～2 周后多转为镜下血尿，偶可持续 3～4 周或因感染、劳累而复发。镜下血尿可持续 1～3 个月，极少数延续半年以上，通常伴轻至中度蛋白尿。尿量减少者多，但少尿或无尿少见。

（三）水肿及少尿

约 70% 以水肿为首发症状，通常不重，主要累及眼睑和颜面，晨起明显；重者可出现全身水肿或胸、腹水。急性肾炎的水肿无明显凹陷，与肾病综合征不同。水肿因肾小球滤过率降低、水钠潴留及毛细血管通透性增加引起，多随病情改善而消退。

（四）高血压

高血压发生率为 30%～80%，血压可轻至中度升高，尿量增多后逐渐恢复，通常持续 2～4 周。少数因血压急升（＞26.7/17.3kPa）引发高血压脑病或左心衰竭，与水钠潴留、肾素增加及前列腺素减少有关。

（五）神经系统症状

包括头痛、恶心、呕吐、失眠、思维迟缓；严重者出现视物模糊、黑矇、昏迷及抽搐，通常与血压升高及水钠潴留相关。

五、并发症

急性肾小球肾炎在急性期可能出现严重并发症，主要包括循环充血状态、高血压脑病和急性肾衰竭。近年来，随着防治工作取得进展，导致并发症的发生率和病死率显著下降。

（一）急性充血性心力衰竭

通常发生在急性肾炎发病后的 1～2 周。临床表现包括呼吸急促、无法平卧、胸闷、咳嗽、肺底湿啰音、肝大压痛及奔马律等心力衰竭症状，其本质是由于血容量增加所致，与真正的心力衰竭有所不同。此时心搏出量不减、循环时间正常，动静脉血氧分压差无显著变化，强心剂效果有限，而利尿剂常能显著缓解症状。极少数患者会迅速进展至肺水肿，危及生命。

（二）高血压脑病

高血压脑病主要表现为血压（尤其是舒张压）急剧升高，引发中枢神经症状，儿童多见。通常认为这是由于全身高血压，导致脑小血管痉挛造成脑缺氧及水肿，但也可能由血压骤升导致脑血管调节失控、脑高度充血所致。水钠潴留也在发病中起到一定作用。起病较急，典型症状包括剧烈头痛、恶心、呕吐，继而出现视觉障碍（如复视、黑矇）、嗜睡、烦躁，若不及时治疗可发生惊厥、昏迷，严重时可引起脑疝。神经系统体征多无局限性，反射减弱或消失，踝阵挛阳性，眼底检查可见视网膜小动脉痉挛、视盘水肿。脑脊液压力及蛋白正常或略增。若血压超 18.7/12.0kPa（140/90mmHg），伴视觉障碍、惊厥或昏迷之一可确诊。

（三）急性肾衰竭

急性期重症急性肾小球肾炎可并发急性肾衰竭，表现为少尿或无尿，尿比重高于1.020，尿钠低于 20mmol/L，伴随血尿素氮、血肌酐升高、高血钾及代谢性酸中毒。肾小管受损时尿比重下降，尿钠增高。少尿或无尿可持续 3～5 天或更久，随后尿量逐渐增多，症状缓解，肾功能逐渐恢复。

六、辅助检查

（一）尿常规

血尿是急性肾炎的重要表现，可为肉眼血尿或镜下血尿，红细胞多变形，使用袢利尿剂时可能出现非肾变形红细胞。常见红细胞管型，提示肾小球的出血渗出性炎症特点。尿沉渣中可见肾小管上皮细胞、白细胞、大量透明及颗粒管型。尿蛋白通常为轻到中度（1～3g/24 小时），数周后逐渐减少，1 年内多转阴或接近微量。尿比重一般较高，反映球－管功能失衡，尿常规在 4～8 周内多恢复正常，镜下血尿和少量蛋白尿可能持续半年或更久。

（二）血常规

红细胞计数和血红蛋白轻度下降，因血容量扩张导致血液稀释。白细胞计数正常或增高，血沉增快，一般 2～3 个月内恢复正常。

（三）肾功能

肾小球滤过率下降而肾血浆流量正常，表现为一过性氮质血症，血尿素氮和肌酐升高，同时可能出现高钾血症和代谢性酸中毒。肾小管功能较好，肾浓缩能力多可维持，但严重患者可出现肾衰竭。

（四）血电解质

电解质紊乱较少见，少尿时二氧化碳结合力轻度降低，血钾轻度升高并出现稀释性低钠血症，随利尿恢复正常。

（五）血清补体浓度

起病后 2 周内 80%～95% 患者的血清总补体及 C3 水平下降，4 周后逐渐恢复，6～8 周恢复正常。若低补体血症持续超过 8 周，应考虑其他肾炎类型（如膜增生性肾炎或狼疮肾炎）的可能性。

（六）抗链球菌溶血"O"增高

发病后链球菌感染阳性率约为 30%，早期使用青霉素治疗的患者阳性率较低。ASO抗体在感染后 1～3 周升高，3～5 周达高峰，通常半年内恢复正常。ASO 滴度升高提示近期链球菌感染，但与急性肾炎严重性无直接关系。

（七）尿纤维蛋白降解产物（FDP）

尿中 FDP 水平反映肾小血管内的凝血和纤溶活动，肾炎患者尿 FDP 增高。

（八）其他

抗脱氧核糖核酸抗体和透明质酸酶抗体可阳性，血沉加快。急性期部分患者可测得循环免疫复合物和冷球蛋白。典型患者通常无须肾活检，若与急进性肾炎鉴别困难，或在病后 3 个月仍有高血压、持续低补体血症或肾功能损害，则建议行肾活检。

七、诊断及鉴别

（一）诊断

急性肾小球肾炎的诊断通常较为明确，依据患者的前驱感染史，以及出现水肿、血尿、高血压和蛋白尿的症状。急性期的抗链球菌溶血素效价升高、血清补体降低和尿中FDP 增高等结果，进一步支持诊断。个别患者可能以急性充血性心力衰竭或高血压脑病为首发表现，或仅表现为水肿和高血压，而尿常规改变较轻或无异常。因此，对症状不典型患者应详细询问病史，结合系统查体和实验室检查，综合分析以免误诊。对于确诊困难的患者，可考虑肾活检。

（二）鉴别诊断

由于急性肾炎综合征的表现多样，且其他肾病也可能有类似表现，应进行鉴别诊断。

1. 热性蛋白尿

急性感染发热期可能出现蛋白尿、管型尿或镜下血尿，易与轻型或不典型急性肾小球肾炎混淆。但热性蛋白尿无潜伏期、无水肿和高血压，且退热后尿常规迅速恢复正常。

2. 慢性肾小球肾炎急性发作

症状和尿常规与急性肾小球肾炎相似，但慢性患者有既往肾炎史，通常在呼吸道感染后 2～4 天内发作，无潜伏期，且常伴贫血、持续高血压、肾功能减退、低蛋白血症和高脂血症。血清补体多正常或持续性降低，常见心脏和眼底改变，尿量不定且比重偏低，超声检查可能显示双肾缩小。鉴别时可参考病程、症状和实验室检查的动态变化，必要时行肾穿刺病理鉴别。

3. 急性风湿病

风湿性肾炎以镜下血尿为主，尿蛋白量少至中等，血压一般不高，常伴有急性风湿热的其他症状。抗风湿治疗后尿蛋白明显好转，但镜下血尿持续较久。

4. 变应性紫癜肾炎或系统性红斑狼疮性肾炎

变应性紫癜和系统性红斑狼疮性肾炎可表现为急性肾炎综合征，但通常伴有皮肤和关节异常。变应性紫癜的束臂试验阳性，系统性红斑狼疮（SLE）可检测到抗 DNA 抗体、抗核因子阳性，且红斑狼疮细胞可见。必要时行肾活检以明确诊断。

八、治疗

目前尚无针对其肾小球免疫病理过程的特异性治疗，治疗主要以对症处理为主，以纠正病理生理异常（如水钠潴留、血容量增加），改善肾功能，预防和控制并发症，促进自然恢复。

（一）卧床休息

卧床休息对于急性肾炎至关重要，有助于增加肾血流量、改善排尿异常和预防并发症。通常应卧床 2～3 周，待肉眼血尿消失、血压稳定、水肿减轻后可逐步增加室内活动。轻度蛋白尿及血尿不必延长卧床期，3 个月内应避免剧烈运动，2 个月后无症状且尿常规正常方可恢复日常活动。

（二）饮食和水分

限制水分以防水钠潴留引起的循环过度负荷，但不可过分限制水分，以防血容量骤减；盐的摄入量应控制在 2g/d 以下，特别是在有水肿和高血压时。蛋白质摄入根据血尿素氮水平调整，建议低蛋白高糖饮食，待病情缓解后逐渐恢复常规饮食。

（三）抗感染治疗

在急性期，如果存在感染灶，建议使用青霉素或者其他敏感的抗生素进行治疗，治疗时长为 7～10 天。在没有感染灶的情况下，则不需要预防性地使用抗生素。

感染灶的存在往往会加重病情，影响身体的恢复。选择青霉素或其他敏感抗生素是基于对感染病原体的敏感性和针对性。通过有效的抗感染治疗，可以消除病原体对身体的持续损害，为病情的缓解和恢复创造有利条件。然而，如果没有明确的感染灶，预防性使用抗生素不仅可能无法达到预期的治疗效果，还可能导致不必要的不良反应和耐药性的产生。

（四）水肿治疗

由水钠潴留所引发的水肿，可以借助利尿剂来进行缓解。轻度的水肿通常无须进行特别的治疗，通过限制盐分的摄入以及适当的休息，便能够得到缓解；而对于严重的水肿或者在控制水、盐摄入之后仍然持续存在的患者，则可以使用袢利尿剂，如呋塞米。

水钠潴留会导致体内液体平衡失调，进而引起水肿。轻度水肿时，身体自身的调节机制和简单的生活方式调整往往足以应对。但当水肿严重或持续不消退时，就需要借助药物的力量。袢利尿剂能够促进肾排出多余的水分和钠离子，从而减轻水肿症状，改善患者的不适。

（五）高血压及心力衰竭的治疗

血压应当逐渐降低至正常水平，以防肾血流量突然大幅度减少。在早期心力衰竭阶段，由于血容量增加，洋地黄的疗效往往不太理想，此时的治疗重点应当放在清除水钠潴留，降低血容量上。

高血压和心力衰竭是急性肾炎可能引发的严重并发症。血压的骤降可能会对肾的血液供应产生不利影响，因此需要逐步、平稳地控制血压。而对于心力衰竭，解决血容量过多的问题是关键。通过减少体内多余的水分和钠离子，能够减轻心脏的负担，改善心功能。

（六）抗凝治疗

鉴于肾小球内存在纤维素沉积和血小板聚集的情况，可以采用抗凝治疗来辅助缓解肾炎。常用的抗凝药物包括肝素、双嘧达莫及复方丹参注射液等，疗程可以根据病情的具体情况进行调整。但是需要注意的是，肝素和尿激酶不可同时使用。

肾小球内的纤维素沉积和血小板聚集会影响肾的正常功能，抗凝治疗能够阻止血栓的形成，改善肾小球的血液循环，促进炎症的消退和肾功能的恢复。然而，在使用抗凝药物时，必须严格遵循医嘱，注意药物的禁忌和相互作用。

（七）抗氧化治疗

可以应用超氧化物歧化酶、含硒谷胱甘肽过氧化物酶及维生素 E 等物质，以清除氧自由基，减少肾内的炎症反应。

氧自由基在肾炎的发生和发展过程中起着一定的作用。通过使用这些具有抗氧化作用的物质，能够中和氧自由基，减轻肾组织的氧化损伤，从而有助于控制炎症，保护肾功能。

（八）急性期并发症的处理

1. 急性循环充血

利尿剂是主要的治疗手段，在必要的时候，可以使用酚妥拉明或硝普钠来减轻心脏的负荷。对于病情严重的患者，还可以考虑腹膜透析。

急性循环充血会给心脏带来巨大的负担，利尿剂能够促进多余液体的排出，缓解充血症状。酚妥拉明和硝普钠可以扩张血管，降低心脏的后负荷，改善心功能。腹膜透析则是在其他治疗方法效果不佳时的一种有效选择。

2. 高血压脑病

使用强效的降压药来控制血压，对于出现抽搐的患者，可以静脉注射安定。利尿剂也有助于降低血压并缓解脑水肿。

高血压脑病是一种危急情况，迅速控制血压是关键。强效降压药能够在短时间内降低过高的血压，减轻对脑组织的损害。安定可以缓解抽搐症状，防止病情进一步恶化。利尿剂通过排出多余的水分和钠离子，既有助于降低血压，又能够减轻脑水肿，改善脑部的血液循环。

（九）其他治疗

一般不使用肾上腺皮质激素，严重少尿、循环充血无法控制或顽固高血压者可考虑透析。

（十）预防

预防链球菌感染是关键，平时应加强锻炼，保持皮肤清洁，减少呼吸道和皮肤感染。感染后 2～3 周建议检查尿常规以早期发现异常。

（十一）预后

急性肾小球肾炎的预后总体良好，尤其是儿童，90% 可痊愈。若尿蛋白持续一年不退、血补体不升或初发时呈肾病综合征表现，预后较差，易转为慢性肾小球肾炎。

第二节　原发性肾病综合征

原发性肾病综合征是指因原发性肾小球疾病引起的一组临床综合征，特征性表现为大量蛋白尿（尿蛋白 ≥ 3.5g/24 小时）、低蛋白血症（血清白蛋白 < 30g/L）、高度水肿和高脂血症。其病理类型包括微小病变型肾病、膜性肾病、局灶节段性肾小球硬化和膜增生性肾小球肾炎等。原发性肾病综合征的发病机制尚未完全明确，但通常与免疫失调和遗传易感性相关，可引发肾小球滤过屏障损伤，导致蛋白质大量漏出，从而形成其特有的临床表现。

一、病因及发病机制

原发性肾病综合征的病因和发病机制尚未完全明确，主要涉及免疫异常、自身抗体形成和遗传因素。免疫功能紊乱在原发性肾病综合征中起重要作用，体液和细胞免疫失调会导致免疫复合物在肾小球沉积，激活补体并释放炎性介质，使肾小球毛细血管通透性增加，产生大量蛋白尿。T 细胞功能异常在微小病变型肾病中尤为显著，T 细胞释放的因子可损伤足细胞，破坏肾小球滤过屏障。部分患者检测到抗肾小球基膜或足细胞抗体，提示自身免疫反应参与了病变，而抗足细胞抗体的存在会加重蛋白尿。

此外，遗传易感性在某些肾病综合征（NS）类型中也起到关键作用，特定基因如NPHS1、NPHS2及PODOCIN突变可致足细胞异常，显著增加发病风险。感染、药物和变态反应等外界因素也可能在免疫系统失衡时诱发原发性肾病综合征。总体来看，原发性肾病综合征的发病机制是由免疫失调引发的肾小球滤过屏障损伤，并受遗传因素影响。

二、病理生理

（一）大量蛋白尿

大量蛋白尿是本病的核心病理改变，是引发其他临床特点的主要原因，也是确诊的关键条件。肾小球滤过膜因免疫或其他损伤导致电荷和（或）结构屏障受损，血浆蛋白渗入尿中，引发低蛋白血症。此外，免疫球蛋白、补体成分等蛋白丢失可降低体液免疫功能，而抗凝血酶Ⅲ减少、凝血因子增多使患者处于高凝状态。血清结合钙减少是由钙结合蛋白丢失所致，若$1, 25(OH)_2D_3$结合蛋白也减少，则游离钙亦降低。结合蛋白减少还会降低血清中甲状腺素、铁、锌和铜水平，转铁蛋白减少则可导致低色素小细胞性贫血。

（二）低蛋白血症

血浆蛋白通过肾小球大量丢失，肾小管吸收后被分解，是低蛋白血症的主要原因。虽然肝会增加蛋白质合成，但分解代谢的变化和胃肠道少量蛋白丢失共同加剧了血浆蛋白水平的下降。

（三）高脂血症

患者血清胆固醇、甘油三酯及低密度和极低密度脂蛋白升高，主要由于低蛋白血症促使肝合成更多脂蛋白，但大分子脂蛋白难以经肾排出而蓄积。此外，脂蛋白清除率下降，如脂蛋白酯酶和卵磷脂转酰酶活性降低，也促成了高脂血症。高脂血症加剧动脉硬化风险，持续性血脂异常导致脂质滤出肾小球后对系膜细胞具有毒性作用，可能致肾小球硬化、血栓形成及动脉粥样硬化性疾病。

（四）水肿

水肿的产生机制主要有两种理论。

1. 充盈不足学说

大量蛋白尿使血浆清蛋白减少，血浆胶体渗透压下降，血液水分渗入组织间隙形成局部水肿，血浆容量下降引发抗利尿激素增加、肾素–血管紧张素–醛固酮系统激活及交感神经兴奋，导致全身性水钠潴留。

2. 过度充盈学说

一些研究发现部分患者并无血容量下降，且血浆肾素–血管紧张素水平正常，提示肾可能原发性水钠潴留，甚至血容量扩张。

三、病理

原发性肾病综合征可见于各种病理类型。

(一) 微小病变

光镜下无改变或极轻微病变,电镜示弥散性肾小球脏层上皮细胞足突融合,免疫荧光阴性。临床多见男孩,发病高峰为 3 ～ 4 岁,多表现为单纯性肾病、激素敏感。

(二) 系膜性增生性肾小球肾炎

系膜细胞和(或)系膜基质弥散增生,光镜下基膜正常,系膜区有 Ig(IgG、IgM)和(或)补体沉积。我国患儿常见此改变,多具有血尿,部分伴血压增高,1/2 ～ 2/3 对激素治疗不敏感,但延长隔天用药疗程,又有一部分获得缓解。当肾病状态持续并逐渐出现肾功能减退时,再次进行活体组织检查时常又兼有局灶节段性硬化。

(三) 局灶节段性肾小球硬化

以近髓肾单位肾小球局灶节段性玻璃样变和硬化为特点,硬化处有大块电子致密物(IgM、C3)沉积。临床常见两种情况,一是肾病起病即非选择性蛋白尿,常有镜下血尿及血压高,激素耐药,常呈持续肾病状态及逐渐进展的肾功能减退。二是起病类似微小病变型肾病综合征(MCNS),但多次反复后发展为典型的局灶节段性肾小球硬化(FSGS)。

(四) 膜增生性肾小球肾炎

系膜细胞和其基质重度弥散性增生,广泛的系膜内皮下插入,基膜增厚及双轨形成。免疫荧光可见 IgG、C3 沿毛细血管壁及系膜区粗颗粒沉积。临床以伴有低补体血症为特点,常以急性肾炎综合征起病,肾功能受损较多,且常呈慢性进展过程。

(五) 膜性肾病

以不连续的颗粒状上皮下沉积物、基膜弥散增厚、钉突改变为特点,免疫荧光以 IgG、C3 沿毛细血管袢细颗粒状沉积为特点。儿童原发性者少见,多继发于狼疮肾或乙肝肾。

(六) 其他

如毛细血管内增生性肾小球肾炎、IgA 肾病、IgM 肾病等也可表现为肾病综合征。

四、临床表现

一般起病隐匿,常无明显诱因。约 30% 有病毒感染或细菌感染发病史,70% 肾病复发与病毒感染有关。水肿最常见,开始见于眼睑,以后逐渐遍及全身,呈凹陷,男孩常有阴囊水肿,水肿重者可出现体腔积液即腹水、胸腔积液或心包积液。常伴有尿量减少,颜色变深,无并发症的患者无肉眼血尿,而短暂的镜下血尿可见于约 15% 的患者。

大多数血压正常,约 15% 的患者存在轻度高血压,约 30% 患者因血容量减少而出现短暂肌酐清除率下降,一般肾功能正常,急性肾衰竭少见。部分妊娠期患者可有肾小管功能障碍，出现低血磷性佝偻病、肾性糖尿病、氨基酸尿和酸中毒等。由于长期蛋白自尿中丢失，患儿可有蛋白质营养不良。病程久或反复发作、长期应用糖皮质激素者还会出现生长落后。

五、实验室检查

（一）尿液分析

大量蛋白尿为本病主要化验所见，24 小时尿蛋白定量超过每平方米体表面积 40mg/h 或大于 50mg/kg 为肾病范围的蛋白尿，尿蛋白／尿肌酐，正常儿童上限为 0.2，肾病大于 3.5。尿沉渣可见透明管型、颗粒管型和卵圆脂肪小体。

（二）血常规检查

可见血红蛋白和血细胞比容增加，此常见于初发或复发时或循环血容量下降的患儿。长期慢性过程的患儿有时可见小细胞性贫血，此可能由尿中丢失转铁蛋白所致。血小板往往增加。

（三）其他检查

血浆总蛋白含量降低，清蛋白降低尤为显著，并伴有清蛋白、球蛋白比值倒置。α_2、β 球蛋白浓度增高，IgG 减低，IgM、IgE 可增加，纤维蛋白原增高。血脂增高，胆固醇增高显著，在清蛋白显著下降者中，甘油三酯也可明显升高。低密度脂蛋白（LDL）和极低密度脂蛋白（VLDL）增高，高密度脂蛋白（HDL）多正常。电解质一般正常，有时可见低钠血症，血钙有下降趋势。

肾功能常在正常范围，但也可因低血容量而肾小球滤过率下降，或因肾小球足突融合滤过面积减少和（或）对水和小的溶质的通透性改变而出现尿素氮（BUN）增高，但多属暂时性。晚期患儿可有肾小管功能损害。MCNS 或单纯型患儿血清补体水平正常，肾炎型患儿补体可下降。肾活检指征通常包括：①对糖皮质激素治疗耐药或频繁复发者。②对临床或实验室证据支持肾炎型肾病或慢性肾小球肾炎者。

六、并发症

（一）感染

感染是最常见的并发症，也是本病死亡的主要原因。本病易发感染的原因如下。①体液免疫功能低下。②常有细胞免疫功能异常。③补体系统改变，尤其是 B 因子自尿中丢失而影响调理功能。④转铁蛋白和锌结合蛋白自尿中丢失而影响免疫调节及淋巴细胞功能改变。⑤蛋白质营养不良。⑥水肿致局部循环障碍，易发生皮肤感染。⑦应用糖皮质激素和免疫抑制药。

（二）电解质紊乱和低血容量

常见的电解质紊乱有低钠血症、低钾血症、低钙血症。由于低蛋白血症、血浆胶体渗透压下降、显著水肿，而常有血容量不足，尤在各种诱因引起低钠血症时易出现低血容量性休克。由于清蛋白下降致总钙水平下降，而血中维生素 D 结合蛋白自尿中漏出，体内维生素 D 不足，还可造成游离钙下降。

（三）高凝状态及血栓、栓塞

高凝状态易致各种动、静脉血栓形成，以肾静脉血栓形成常见，表现为突发腰痛、出现血尿或血尿加重，少尿，甚至发生肾衰竭。但临床以不同部位血管血栓形成的亚临床型则更多见。

并发此类并发症是由于：①肝合成有关凝血的物质增加。②抗凝血酶Ⅲ自尿中丢失。③血浆纤溶酶原活性下降。④血液黏稠度增加，血小板聚集加强。⑤应用糖皮质激素促进高凝。⑥应用利尿药使血液浓缩。

（四）肾功能不全

急性肾功能不全可由以下原因引起：①急性间质性肾炎。②部分 MCNS 可因严重的肾间质水肿和（或）大量蛋白管型阻于亨利祥导致近端肾小管和鲍氏囊中静水压力增高、肾小球滤过压下降而致。③原病理改变基础上又附加了严重的肾小球病变。④血容量减少致肾前性氮质血症或合并肾静脉血栓形成而导致短期内肾功能减退。

慢性肾功能不全伴有或不伴有高血压时，应考虑为 FSGS 或原病变基础上向 FSGS 或增生硬化性转变或合并间质、血管病变。

七、诊断

（一）2009 诊断指南

中华医学会儿科学分会肾脏病学组在 2009 年制定了我国儿童常见肾病的诊治指南，明确了原发性肾病综合征的诊断标准及临床分型。凡符合肾病综合征四大特点的患者，结合病史、体格检查及排除继发性因素后，可诊断为原发性肾病综合征。根据临床表现，原发性肾病综合征分为单纯型和肾炎型；按糖皮质激素反应分为激素敏感型、激素耐药型及激素依赖型。

在 2009 年指南中，将泼尼松足量治疗 [2mg/（kg·d）或 60mg/（m²·d）] ≤ 4 周蛋白尿转阴作为激素敏感性的判断标准，并要求排除可能干扰激素疗效的因素（如感染、凝血状态等）。对激素依赖型的定义为激素敏感，但在减量或停药后 2 周内复发 2 次以上。复发的标准为连续 3 天晨尿蛋白从阴性转为（+++）或（+），或 24 小时尿蛋白定量 ≥ 50mg/kg，或尿蛋白/肌酐 ≥ 2.0。转归的定义包括临床治愈（>3 年无复发）、完全缓解、部分缓解和未缓解。

（二）2016 激素敏感、复发／依赖肾病综合征诊治循证指南

中华医学会儿科学分会肾脏学组发布了"2016 版激素敏感、复发／依赖肾病综合征指南"。

1. 有关临床分型

对是否保留单纯型和肾炎型分型，2016 年指南依然沿用了 2009 年指南，因研究显

示两型患者在激素反应、预后和并发症上存在显著差异。关于肾炎型 NS 中的血尿标准，2016 年指南沿用了 2009 版中的定义："2 周内，3 次及以上离心尿镜检红细胞≥10 个 / 高倍视野（HP），证实为肾小球源性血尿"。专家建议，尿沉渣全自动分析仪可作为血尿的快速筛查工具，但应通过尿沉渣镜检计数确认。

2. 有关激素敏感性的界定

（1）判断标准及依据：在儿童肾病综合征的治疗评估中，激素敏感性的界定具有重要意义。2016 年指南沿用了 2009 年"激素治疗 4 周内蛋白尿转阴为激素敏感"的判断标准，这一标准是基于多中心研究的结果及临床实践经验的总结。多中心研究显示，高达 96.1% 的初发患儿在足量激素治疗 4 周内能够实现尿蛋白转阴。这表明在大多数情况下，4 周的激素治疗足以观察到明显的治疗效果，即机体对激素的反应良好，能够有效地抑制肾脏的免疫炎症反应，减少蛋白尿的产生，从而使肾功能逐渐恢复正常。

（2）延长激素治疗的风险与局限性：延长激素治疗对复发率的改善效果有限。虽然从理论上可能认为延长治疗时间会进一步巩固疗效，减少复发的可能性，但实际研究发现并非如此。而且，延长激素治疗可能会增加激素不良反应的发生风险。激素的不良反应涉及多个系统，如免疫系统的抑制可能增加感染的风险，消化系统可能出现胃肠道不适、溃疡等，骨骼系统可能导致骨质疏松、生长发育迟缓等。

长期使用激素还可能影响患儿的代谢，导致水钠潴留、高血压、糖尿病等代谢紊乱。因此，综合考虑治疗效果和不良反应，指南仍将 4 周转阴作为激素敏感性判断的标准，以在保证有效治疗的同时，尽量减少不必要的风险和不良反应，实现治疗效益的最大化。

3. 有关频复发（FR）的界定

（1）与国际指南接轨的调整：为了便于与国际指南接轨，2016 版指南对频繁复发（FR）的定义进行了调整。将其定义为半年内复发≥2 次，或 1 年内复发≥4 次，这与 2012 年 KDIGO 指南及 2015 年日本指南保持一致。这种调整使得我国在儿童肾病综合征频复发的诊断和管理方面与国际标准更加统一，有利于开展国际间的学术交流和合作，共同推动该领域的研究和临床实践的发展。

（2）临床意义及影响：明确频复发的定义对于临床治疗决策具有重要指导作用。当患儿符合频繁复发的标准时，意味着其病情具有较高的复杂性和反复性，需要更加积极和个体化的治疗方案。例如，可能需要调整激素的剂量和使用方式，或者联合使用其他免疫抑制剂来降低复发的频率。同时，对于频复发患儿的管理也需要更加密切的监测，包括定期复查尿常规、肾功能、血压等指标，以及关注药物不良反应和患儿的生活质量。

此外，了解频复发的定义也有助于家长和患儿更好地理解病情，配合医生进行长期的治疗和管理，提高治疗的依从性和效果。通过与国际指南的接轨，能够借鉴国际上先进的治疗经验和管理模式，为我国频复发患儿提供更优质的医疗服务，改善其预后和生活质量。

八、治疗

(一) 初发肾病综合征的治疗

以激素治疗为主，分2阶段用药。

1. 诱导缓解阶段

足量泼尼松 [60mg/（m²·d）或2mg/（kg·d），按身高标准体重计算，最大80mg/d] 分次口服，尿蛋白转阴后改为每晨顿服，疗程6周。

2. 巩固维持阶段

第二天晨顿服1.5mg/kg或40mg/m²（最大60mg/d），共6周，再逐渐减量。激素治疗应足量和足够疗程，尤其对初治患者，以降低1～2年内复发率。激素剂量和疗程会根据性别、年龄调整，4岁以上男童适用较高剂量（80mg/d）；小于4岁的患儿可改用隔天疗法，以减少复发。首治不推荐甲泼尼龙冲击治疗，对某些血清总蛋白＜44g/L的患儿可考虑泼尼松与环孢素A（CsA）联合治疗。

(二) 非频繁复发肾病综合征的治疗

治疗应积极控制复发诱因，感染得到控制的患儿有时可自发缓解。激素治疗包括重新诱导缓解，尿蛋白连续转阴3天后改为隔天40mg/m²或1.5mg/kg维持4周，再逐渐减量。在感染时适当增加激素维持量，以降低复发风险。

(三) 频繁复发和激素依赖型肾病综合征的治疗

1. 激素使用

可采用拖尾疗法，即诱导缓解后每4周泼尼松减量0.25mg/kg，维持最小有效剂量（0.5～0.25mg/kg），隔天口服9～18个月。感染期间增加激素维持量，并可更换激素种类或改善肾上腺皮质功能。

2. 免疫抑制剂

常用环磷酰胺（CTX），口服剂量2～3mg/（kg·d）或静脉冲击8～12mg/（kg·d），每2周1次，总剂量不超过200mg/kg。环孢素A（CsA）用量3～7mg/（kg·d），维持血药谷浓度80～120ng/mL，疗程1～2年，但须定期检测以防肾毒性。其他免疫抑制剂包括霉酚酸酯（MMF）、他克莫司、利妥昔布和长春新碱。

(四) 激素耐药型肾病综合征的治疗

激素耐药型患者的治疗选择应综合考虑肾病理类型、药物疗效、不良反应和经济状况。病理类型不同对免疫抑制剂的反应差异较大。

1. 微小病变型肾病（MCNS）

对于微小病变型肾病（MCNS），环磷酰胺（CTX）是首选药物。CTX是一种细胞毒药物，它可以通过抑制细胞增殖和免疫反应来发挥治疗作用。在治疗方式上，静脉冲击疗法优于口服。静脉冲击能够使药物在短时间内达到较高的血药浓度，更有效地作用于病变部位，同时减少药物在体内的累积剂量，从而降低不良反应的发生率。口服CTX则需要长期持续用药，可能会增加药物的不良反应，如骨髓抑制、胃肠道反应等。

MCNS 的发病机制可能与 T 细胞功能异常有关，CTX 可以抑制 T 细胞的活化和增殖，减少其对肾小球基底膜的损伤，从而缓解蛋白尿等症状。静脉冲击治疗能够迅速控制病情，使患者的蛋白尿在较短时间内转阴，提高患者的生活质量。同时，由于减少了药物的总剂量，对患者的长期不良反应相对较小，有利于患者的康复和后续的生活。

2. 局灶节段性肾小球硬化（FSGS）

FSGS 是一种较为难治的肾小球疾病，约 25%～30% 的儿童患者在 5 年内会进展至慢性肾衰竭。对于 FSGS，首选药物是环孢素 A（CsA）。CsA 是一种免疫抑制剂，它通过抑制 T 淋巴细胞的活性和细胞因子的产生来减轻肾小球的免疫损伤。CsA 能够有效地减少蛋白尿，保护肾功能，延缓疾病的进展。

他克莫司也是一种有效的治疗药物，在治疗 FSGS 方面较安全有效。它的作用机制与 CsA 类似，但具有更强的免疫抑制作用。然而，他克莫司的价格较高，这在一定程度上限制了其临床应用。在选择治疗药物时，医生需要综合考虑患者的病情、经济状况等因素。对于一些病情较为严重且经济条件允许的患者，他克莫司可能是一个较好的选择，但对于大多数患者，CsA 仍然是首选的一线药物。

3. 系膜增生性肾小球肾炎（MsPGN）

MsPGN 目前尚无特效治疗药物。在治疗方面，可以选择静脉注射环磷酰胺（CTX）或环孢素 A（CsA）。静脉注射 CTX 能够抑制系膜细胞的增殖和免疫复合物的沉积，从而减轻肾小球的炎症反应。CsA 则通过调节免疫功能，减少系膜细胞的活化和炎症介质的释放，对 MsPGN 有一定的治疗作用。

由于 MsPGN 的病理机制较为复杂，不同患者的病情和对药物的反应也存在差异，因此治疗方案需要根据患者的具体情况进行个体化选择。医生需要综合考虑患者的临床表现、肾功能、病理改变等因素，权衡药物的疗效和不良反应，制定最适合患者的治疗方案。在治疗过程中，还需要密切监测患者的病情变化和药物不良反应，及时调整治疗方案。

4. 膜增生性肾小球肾炎（MPGN）

MPGN 的治疗相对较为复杂，可采用大剂量甲泼尼龙冲击与环磷酰胺（CTX）联合治疗。甲泼尼龙是一种糖皮质激素，具有强大的抗炎和免疫抑制作用。大剂量冲击治疗可以迅速抑制炎症反应，减轻肾小球的损伤。CTX 则通过抑制细胞增殖和免疫反应，进一步增强治疗效果。两者联合使用可以发挥协同作用，更好地控制病情，减少蛋白尿，保护肾功能。

然而，这种联合治疗方案也存在一定的风险，如激素的不良反应包括感染、骨质疏松、高血压等，CTX 的不良反应有骨髓抑制、出血性膀胱炎等。在治疗过程中，需要密切监测患者的生命体征、血常规、肝肾功能等指标，及时发现并处理不良反应。同时，患者也需要在医生的指导下进行合理的饮食和生活管理，以提高治疗效果，减少并发症的发生

5. 膜性肾病（MN）

对于膜性肾病（MN），儿童患者的数据相对缺乏。在成年人中，首选的治疗药物

是血管紧张素转换酶抑制剂（ACEI）和（或）血管紧张素 II 受体拮抗剂（ARB）类药物。ACEI 和 ARB 类药物通过抑制肾素－血管紧张素－醛固酮系统（RAAS），降低肾小球内压，减少蛋白尿，从而保护肾功能。它们具有良好的降压作用，同时还能延缓肾病的进展，改善患者的预后。

对于 MN 患者，除了药物治疗外，还需要综合考虑其他因素，如患者的血压控制、血脂管理、饮食调节等。对于伴有大量蛋白尿和肾功能损害的患者，可能需要联合使用免疫抑制剂等其他药物进行治疗。在治疗过程中，需要定期复查尿常规、肾功能、血压等指标，评估治疗效果，及时调整治疗方案，以达到最佳的治疗效果，提高患者的生活质量。

九、预后

肾病综合征的预后受病理类型制约明显。其中微小病变型肾病预后相对良好，患者发展为尿毒症的情况极为罕见。然而，该类型患者的预后常受到感染及激素严重不良反应的干扰。感染会加重病情，频繁发作的感染可能导致病情反复难愈。激素治疗虽有效，但严重不良反应，如免疫抑制引发的频繁感染、骨质疏松、代谢紊乱等，会对患者的生活质量和长期健康产生不良影响，进而影响整体预后。相比之下，局灶节段性肾小球硬化及膜增生性肾炎预后较差，更易向慢性肾衰竭发展。

第五章 儿童慢性腹泻

第一节 儿童慢性腹泻概述

一、慢性腹泻病的定义

慢性腹泻是指排便频率、粪便量及粪便性状的异常改变持续 4 周以上的病理状态。其特征为大便次数增多（每天排便超过 3 次），粪便量增多（每天超过 200g），质地稀薄，或含有未消化食物、黏液、脓液或血液等异常成分。

慢性腹泻的病因复杂，可由感染性因素（如细菌、病毒、寄生虫感染）、非感染性因素（如吸收不良综合征、炎症性肠病、肠易激综合征、药物反应等）引起。慢性腹泻的发病机制通常与肠道黏膜损伤、黏膜屏障功能障碍、肠道菌群失调及肠道分泌功能异常有关，导致肠腔内水、电解质及营养物质的异常分泌或吸收。

二、慢性腹泻病的病因和分类

（一）病因

慢性腹泻的病因复杂，通常由消化系统内外的多种因素共同作用引起。

1. 感染性因素

（1）多种病原体的影响：细菌、病毒、真菌和寄生虫感染是引发慢性腹泻的重要诱因。在日常生活中，儿童可能通过多种途径接触到这些病原体，如不洁的食物和水源、与感染者密切接触等。不同的病原体对肠道的损害机制有所不同，细菌感染可能导致肠道黏膜炎症、溃疡和渗出，病毒感染则可能破坏肠道上皮细胞，影响肠道的吸收和分泌功能。例如，轮状病毒是引起婴幼儿腹泻的常见病毒之一，感染后可导致肠道黏膜细胞受损，引起腹泻。

（2）急性感染后的迁延：尤其是急性肠道感染未能彻底治愈时，易导致迁延性腹泻。急性感染期间，肠道黏膜受到病原体的侵袭，发生炎症反应。如果治疗不及时或不彻底，炎症可能持续存在，肠道黏膜的修复过程受到影响，从而导致腹泻持续不愈。此外，感染后肠道黏膜损伤可能引发持续性的渗透性或分泌性腹泻。渗透性腹泻是由于肠道黏膜受损后，对某些物质的吸收能力下降，导致肠腔内渗透压升高，水分进入肠道引起腹泻。分泌性腹泻则是由于肠道黏膜细胞分泌过多的液体，超过了肠道的吸收能力而引起腹泻。

2. 食物过敏

（1）变态反应机制：对某些食物蛋白（如牛奶、大豆）产生变态反应，是导致胃肠道慢性炎症的重要原因之一。当儿童摄入过敏食物后，免疫系统会将其识别为外来的有害物质，启动免疫反应。这种免疫反应可能导致胃肠道黏膜的炎症、水肿和渗出，引起腹泻、腹痛、呕吐等症状。例如，牛奶蛋白过敏在婴幼儿中较为常见，表现为食用牛奶后出现腹泻、湿疹、呕吐等症状。

（2）不同类型的过敏胃肠炎：食物变应性胃肠炎或嗜酸细胞性胃肠炎是常见的由食物过敏引起的胃肠道疾病。食物变应性胃肠炎是由于对特定食物蛋白过敏，导致胃肠道黏膜的急性或慢性炎症。嗜酸细胞性胃肠炎则是一种以胃肠道嗜酸细胞浸润为主要特征的疾病，可能与食物过敏、遗传因素等有关。这些疾病都可引起慢性腹泻，严重影响儿童的生长发育和健康。

3. 免疫缺陷和自身免疫疾病

（1）先天性或继发性免疫缺陷：如低丙种球蛋白血症、IgA 缺乏症会导致肠道免疫功能低下，易发生慢性感染性腹泻。免疫系统在维持肠道健康中起着至关重要的作用，它可以识别和清除病原体，防止感染的发生。当免疫功能缺陷时，肠道容易受到各种病原体的侵袭，引起慢性炎症和腹泻。例如，无丙种球蛋白血症是一种先天性免疫缺陷病，患者体内缺乏免疫球蛋白，容易反复发生感染，包括肠道感染，导致慢性腹泻。

（2）免疫性肠病的影响：克罗恩病、溃疡性结肠炎等免疫性肠病也可能引起腹泻。这些疾病是由于免疫系统异常攻击肠道组织，导致肠道炎症和溃疡。炎症反应会破坏肠道黏膜的正常结构和功能，影响肠道的吸收和分泌功能，从而引起腹泻、腹痛、便血等症状。免疫性肠病的病因较为复杂，可能与遗传、环境、免疫调节异常等多种因素有关。

4. 先天性酶缺乏和吸收障碍

（1）渗透性腹泻的原因：包括乳糖酶缺乏、蔗糖酶和异麦芽糖酶缺乏、SGLT1 缺乏等引起的渗透性腹泻。这些酶在肠道中的作用是分解和吸收食物中的糖类物质。当相应的酶缺乏时，糖类物质不能被充分消化和吸收，在肠道内形成高渗环境，吸引水分进入肠道，导致腹泻。例如，乳糖酶缺乏在婴幼儿中较为常见，尤其是在母乳喂养的婴儿中，由于肠道内乳糖酶不足，不能完全消化母乳中的乳糖，引起腹泻。

（2）吸收不良的情况：小肠淋巴管扩张、微绒毛包涵体病等导致的吸收不良也可引起慢性腹泻。这些疾病会影响肠道对营养物质的吸收，导致脂肪、蛋白质、维生素等营养物质的缺乏。同时，肠道内未被吸收的物质会增加肠道的渗透压，引起腹泻。例如，小肠淋巴管扩张症是一种先天性淋巴管发育异常疾病，肠道淋巴管扩张，导致脂肪吸收障碍，引起腹泻、腹胀、营养不良等症状。

（二）分类

根据病因和病理机制，慢性腹泻可分为以下几种类型。

1. 感染性腹泻

（1）急性感染后迁延性腹泻：急性肠道感染后肠黏膜损伤未修复或有隐性感染，导致持续性腹泻。这种类型的腹泻通常是由于急性感染期间肠道黏膜受到严重破坏，修复过程缓慢，或者存在隐性感染，病原体持续存在于肠道内，引起慢性炎症反应。例如，细菌性痢疾、阿米巴痢疾等肠道感染在急性期治疗不彻底时，可能发展为迁延性腹泻。

（2）慢性感染性腹泻：病原体持续存在（如结核分枝杆菌、隐孢子虫），引起慢性炎症反应。这些病原体具有较强的致病性和生存能力，能够在肠道内长期存活，持续刺激肠道黏膜，引起慢性炎症和腹泻。例如，隐孢子虫感染是一种常见的慢性感染性腹泻病因，尤其在免疫功能低下的儿童中较为常见，表现为长期腹泻、腹痛、消瘦等症状。

2. 食物变应性腹泻

由食物蛋白（如牛奶、鸡蛋）引发过敏，导致胃肠道变态反应，如食物蛋白诱发的肠炎综合征和嗜酸细胞性胃肠炎。这种类型的腹泻主要是由于免疫系统对特定食物蛋白的变态反应引起的。不同的食物蛋白可能引起不同程度的变态反应，严重者可导致胃肠道黏膜的严重炎症和损伤，引起慢性腹泻。食物变应性腹泻的诊断通常需要通过详细的病史询问、食物变应原检测等方法来确定。

3. 免疫相关性腹泻

（1）免疫缺陷型：如原发性无丙种球蛋白血症、IgA 缺乏症、艾滋病引起的免疫缺陷，导致肠道抵抗力下降，易发生慢性感染。这种类型的腹泻是由于免疫系统功能缺陷，不能有效地抵御病原体的侵袭，导致肠道反复发生感染，引起慢性炎症和腹泻。免疫缺陷型腹泻的治疗通常需要针对免疫缺陷的病因进行治疗，同时加强抗感染治疗和支持治疗。

（2）自身免疫性肠病：如克罗恩病、溃疡性结肠炎等，导致慢性炎症性腹泻。自身免疫性肠病是由于免疫系统异常攻击肠道组织，引起肠道炎症和溃疡。这种类型的腹泻通常伴有腹痛、便血、体重减轻等症状，诊断需要通过结肠镜检查、病理检查等方法来确定。治疗通常包括抗炎治疗、免疫调节治疗、营养支持治疗等。

第二节　儿童慢性腹泻诊治

一、慢性腹泻病的诊断

儿童慢性腹泻的诊断通常基于详细的病史、体格检查、实验室检查和影像学检查，以明确病因并排除其他消化道疾病。

（一）病史采集

1. 详细了解腹泻特征

收集详细的病史是诊断儿童慢性腹泻的重要步骤。首先要了解腹泻的持续时间，这对于判断腹泻的病因和严重程度至关重要。长期的慢性腹泻可能与慢性疾病、肠道结构异常或免疫功能紊乱等有关，而短期的慢性腹泻可能是由急性感染未完全治愈、饮食不当或药物不良反应引起。腹泻的频率可以反映病情的严重程度，频繁的腹泻可能导致脱水、营养不良等并发症。同时，要关注腹泻的性质，如是否水样、黏液样或血便。水样便常见于病毒感染、渗透性腹泻等；黏液便可能提示肠道炎症或感染；血便则可能是肠道炎症、溃疡、息肉或肿瘤等疾病的表现。此外，还应了解排便量，大量的排便可能与肠道吸收不良、分泌性腹泻等有关。

2. 关注伴随症状及相关因素

症状的伴随因素对于诊断也有重要意义。体重下降可能是由于长期腹泻导致营养物质吸收不良或丢失过多引起，常见于肠道吸收不良综合征、炎症性肠病等。发热可能提示感染性腹泻或炎症性疾病。腹痛可能与肠道痉挛、炎症、溃疡等有关。食欲下降可能是由于腹泻引起的胃肠道不适或全身疾病导致。

此外，还应了解饮食结构，是否有摄入过多的乳糖、果糖、麸质等可能引起腹泻的食物。变态反应史对于诊断变应性肠病至关重要，如对牛奶、鸡蛋、大豆等食物过敏或对尘螨、花粉等吸入性变应原过敏。近期使用的药物也可能导致腹泻，如抗生素、泻药、抗肿瘤药物等。疫苗接种情况可能与某些疫苗的不良反应有关。

家族病史也需要了解，一些遗传性疾病（如囊性纤维化、乳糜泻等）可能导致慢性腹泻。通过详细了解这些因素，可以帮助排除乳糖不耐受、变应性肠病或药物引起的腹泻。

（二）体格检查

1. 评估营养状况及生长发育

重点评估患儿的营养状况、体重变化和身高发育对于诊断慢性腹泻非常重要。慢性腹泻可能导致营养不良，表现为体重减轻、消瘦、生长迟缓等。通过测量体重、身高，并与同年龄、同性别儿童的标准值进行比较，可以判断患儿的营养状况和生长发育是否受到影响。皮肤干燥是脱水的常见表现，慢性腹泻可能导致水分和电解质丢失，引起脱水。消瘦是营养不良的典型表现，长期腹泻导致营养物质吸收不良或丢失过多，使患儿身体消瘦。腹胀可能是由于肠道积气、积液或肝大、脾大等原因引起，需要进一步检查以明确病因。

2. 检查腹部体征及其他表现

检查是否有腹部压痛、肠鸣音异常、外周水肿或其他可能提示肠道或系统性疾病的体征。腹部压痛可能提示肠道炎症、溃疡、肿瘤等疾病。肠鸣音异常，如肠鸣音亢进可能是肠道蠕动加快的表现，常见于感染性腹泻、肠道炎症等；肠鸣音减弱或消失可能是肠道麻痹、梗阻等疾病的表现。外周水肿可能是由于低蛋白血症、心力衰竭等原因引起，需要进一步检查以明确病因。此外，还应检查是否有其他系统性疾病的表现，如皮疹、关节肿胀、口腔溃疡等，这些表现可能提示炎症性肠病、自身免疫性疾病等。

（三）实验室检查

1. 血常规判断炎症及贫血

血常规检查包括白细胞计数、血红蛋白水平等指标，有助于判断是否存在炎症或贫血。白细胞计数升高提示细菌感染，白细胞计数降低提示病毒感染或免疫功能低下。血红蛋白水平降低可能提示贫血，慢性腹泻可能导致铁、维生素 B_{12}、叶酸等营养物质吸收不良，引起贫血。

2. 血清降钙素原评估细菌感染

血清降钙素原（PCT）是一种用于评估是否有细菌感染的指标。PCT 水平升高可提示隐匿性细菌感染，特别是在发热原因不明的情况下，PCT 检测具有重要的临床价值。在儿童慢性腹泻中，PCT 升高可能提示肠道细菌感染，但需要结合其他检查结果进行综合判断。

3. 便常规和便培养明确病因

大便常规和粪便培养是诊断儿童慢性腹泻的重要检查方法。大便常规检查可以发现是否存在大便潜血、白细胞及病原体（如细菌、寄生虫、病毒）。大便潜血试验阳性可能提示肠道出血，常见于炎症性肠病、肠道息肉、肿瘤等疾病。白细胞计数升高可能提示肠道炎症或感染。粪便培养有助于确认感染性病因，通过培养粪便中的细菌、寄生虫、病毒等病原体，可以明确感染的类型，为选择合适的治疗药物提供依据。此外，大便 pH 和还原糖检测有助于判断乳糖不耐受或碳水化合物吸收不良。乳糖不耐受是由于肠道缺乏乳糖酶，不能消化乳糖引起的腹泻，大便 pH 降低，还原糖阳性。碳水化合物吸收不良可能是由于肠道黏膜损伤、酶缺乏等原因引起，大便 pH 升高，还原糖阳性。

（四）吸收功能试验

1. D- 木糖吸收试验反映小肠吸收功能

D- 木糖吸收试验是通过测定尿中 D- 木糖排出量反映小肠吸收功能的一种检查方法。D- 木糖是一种不被人体代谢的五碳糖，口服后主要在小肠被吸收，然后经肾排出。如果小肠吸收功能受损，尿中 D- 木糖排出量减少。该试验对于诊断小肠吸收不良综合征、乳糜泻等疾病具有重要意义。

2. 72 小时大便脂肪测定判断脂肪吸收不良

72 小时大便脂肪测定是用于评估脂肪吸收情况的标准方法。正常情况下，人体摄入的脂肪大部分被肠道吸收，只有少量随粪便排出。如果脂肪吸收不良，大便中的脂肪含量会增加。该试验需要收集患者 72 小时的粪便，测定其中的脂肪含量。脂肪吸收不良常见于胰腺疾病、肝胆疾病、肠道黏膜损伤等疾病。

（五）内分泌激素检测

若怀疑有内分泌相关因素，可进行激素及神经递质检测，如血管活性肠肽、促胃激素、促胰激素等。这些激素和神经递质在胃肠道的运动、分泌和吸收等功能中起着重要作用。内分泌异常（如阿迪森病、甲状腺功能异常）可能导致胃肠道功能紊乱，引起腹泻。例如，甲状腺功能亢进症时，甲状腺激素分泌过多，可导致肠道蠕动加快，引起腹泻。阿迪森病是由于肾上腺皮质功能减退引起的疾病，可导致胃肠道功能紊乱，引起腹泻、恶心、呕吐等症状。通过检测这些激素和神经递质，可以协助诊断内分泌异常导致的腹泻。

（六）影像学检查

腹部超声、X 线、内镜检查等可用于评估肠道结构性异常、炎症性病变或其他病理变化。腹部超声是一种无创的检查方法，可以观察肠道的形态、结构、蠕动情况及是否有积液、肿块等异常。X 线检查可以发现肠道的扩张、狭窄、梗阻等病变。内镜检查包括胃镜和结肠镜，可以直接观察胃肠道黏膜的病变情况，如炎症、溃疡、息肉、肿瘤等，并可以进行活体组织检查，明确病变的性质。

对于一些疑难病例，可能需要进行小肠镜检查或胶囊内镜检查，以观察小肠的病变情况。通过这些影像学检查，可以帮助明确儿童慢性腹泻的病因，为制定治疗方案提供依据。

二、慢性腹泻病治疗

慢性腹泻治疗的总原则包括护理，纠正水、电解质和酸碱平衡的紊乱，合理喂养，合理用药，预防和治疗并发症等。

（一）纠正水、电解质和酸碱平衡紊乱

1. 轻、中度脱水

口服补液及时纠正脱水，应用口服补液盐，用量（mL）＝体重（kg）×（50～75），4小时内服完；密切观察患儿病情，并辅导母亲给患儿服用口服补液盐（ORS液）。以下情况提示口服补液可能失败，①持续、频繁、大量腹泻。②ORS液服用量不足。③频繁、严重呕吐。

如果临近4小时，患者仍有脱水表现，要调整补液方案；4小时后重新评估患儿脱水状况，然后选择适当的方案。

2. 重度脱水

（1）静脉输液：液体采用静脉用的糖盐混合溶液，应在医院进行。首先以2：1等张液20mL/kg，于30～60分钟内静脉注射或快速滴注以迅速增加血容量，改善循环和肾功能；扩容后根据脱水性质（等渗性脱水选用2：3：1液，低渗性脱水选用4：3：2液）按80mL/kg继续静脉滴注，先补2/3量，婴幼儿5小时，较大儿童2.5小时内。补液过程中每1～2小时评估一次患者脱水情况，如无改善，则加快补液速度。婴儿6小时后、较大儿童3小时后重新评估脱水情况，选择适当补液的方案继续治疗。一旦患者可以口服，通常婴儿在静脉补液3～4小时后，较大儿童在1～2小时后，即给予ORS。

（2）鼻饲管补液：重度脱水时如无静脉输液条件，应立即转运到其他医疗机构静脉补液，转运途中可以用鼻饲点滴方法进行补液。液体采用ORS液，以20mL/（kg·h）的速度补充，如患儿反复呕吐或腹胀，应放慢鼻饲点滴速度，总量不超过120mL/kg，每1～2小时评估一次患者脱水情况。

（二）合理喂养

1. 调整饮食

母乳喂养儿继续母乳喂养，6月龄以下的非母奶喂养儿继续喂配方乳，6月龄以上患儿继续食用已经习惯的日常食物，如粥、面条、烂饭、蛋、鱼末、肉末和新鲜果汁。鼓励患儿进食，如进食量少，可增加喂养餐次。避免给患儿喂食含粗纤维的蔬菜和水果以及高糖食物。病毒性肠炎常有继发性双糖酶（主要是乳糖酶）缺乏，对疑似病例可暂时改为低（去）乳糖配方奶，时间1～2周，腹泻好转后转为原有喂养方式。

2. 营养治疗

（1）糖源性腹泻：以乳糖不耐受最多见。治疗宜采用去双糖饮食，可采用去（或低）乳糖配方奶或豆基蛋白配方奶。

（2）变应性腹泻：以牛奶过敏较常见。避免食入过敏食物，或采用口服脱敏喂养法，不限制已经耐受的食物。婴儿通常能耐受深度水解酪蛋白配方奶，如仍不耐受，可采用氨基酸为基础的配方奶或全要素饮食。

（3）要素饮食：适用于慢性腹泻、肠黏膜损伤、吸收不良综合征者。要素饮食是肠黏膜损伤者最理想的食物，主要含有已消化的氨基酸、葡萄糖和脂肪，仅需极少肠腔内和黏膜表面绒毛上的消化，适用于吸收不良综合征患儿，根据蛋白质、糖类、脂肪来源，结合患儿的状况不同而选用。

（4）静脉营养：用于少数重症患者，不能耐受口服营养物质、伴有重度营养不良及低蛋白血症者，可采用胃肠道外全面营养。氨基酸是蛋白质的基本单位，小儿氨基酸液中增加了支链氨基酸、酪氨酸、半胱氨酸、牛磺酸和精氨酸，减少了蛋氨酸和苯丙氨酸，但在高氨基酸血症和高氮质血症时禁用。脂肪乳剂是一种具有较少容积的等张液，是人体的主要供能物质，但在血小板减少、肝肾功能不全及严重感染时慎用。糖类葡萄糖是非蛋白质热量的主要来源，也是起渗透作用的主要因素；值得注意的是如从周围静脉输注浓度超过 10% 可能会引起静脉炎。维生素 A、维生素 D 和 B 族维生素及微量元素铁、锌、硒等对肠黏膜的修复是必需的营养物质。

（三）补锌治疗

急性腹泻患儿能进食后即予以补锌治疗，6 月龄以上者每天补充元素锌 20mg，6 月龄以下者每天补充元素锌 10mg，共 10 ～ 14 天。元素锌 20mg 相当于硫酸锌 100mg，葡萄糖酸锌 140mg。

（四）合理使用抗菌药物

对慢性腹泻患儿一般不主张用抗生素，如明确病原体，尽量使用小剂量、窄谱，非联合用药，避免长期使用广谱抗生素引起菌群失调性腹泻。已确诊为肠道菌群失调腹泻者，应停用抗生素，根据菌群分析及抗菌药物敏感试验选择合适抗生素，并可使用一些微生态制剂或菌群调节剂。

急性水样便腹泻在排除霍乱后，多为病毒性或产肠毒素性细菌感染，常规不使用抗菌药物；黏液脓血便多为侵袭性细菌感染，需要应用抗生素，药物可先根据当地药物敏感试验情况经验性地选用，用药的第 3 天随访，如用药 48 小时后病情未见好转，考虑更换另外一种抗菌药物；强调抗生素疗程要足够；应用抗生素前应首先行粪便标本的细菌培养，以便依据分离出的病原体及药物敏感试验结果选用和调整抗菌药物。

（五）其他治疗方法

其他有助于改善腹泻病情、缩短病程的治疗方法包括以下几点。

（1）肠黏膜保护剂：如蒙脱石散。

（2）微生态疗法：给予益生菌如双歧杆菌、乳酸杆菌等。

（3）补充维生素：维生素 A、维生素 D 和 B 族维生素等。

（4）抗分泌药物：用于分泌性腹泻。

（5）中医治疗：采用辨证方药、针灸、穴位注射及推拿等方法。

（六）腹泻的家庭治疗

无脱水征和轻度脱水的腹泻患儿可在家庭治疗，医师应向家长宣传家庭治疗四原则，即给患儿口服足够的液体以预防脱水；锌的补充；持续喂养患儿；及时将病情未好转或出现下列任何一种症状的患儿送至医疗机构诊治。

（1）腹泻剧烈，大便次数多或腹泻量大。

（2）不能正常饮食。

（3）频繁呕吐，无法口服给药。

（4）发热（小于 3 月龄婴儿体温＞38℃，3～36 月龄幼儿体温＞39℃）。

（5）明显口渴，发现脱水体征（眼窝凹陷、泪少、黏膜干燥或尿量减少等）和神志改变（易激惹、淡漠、嗜睡等）。

（6）粪便带血。

（7）年龄＜6 个月、早产儿，有慢性病史或并发症。

第六章 新生儿疾病

第一节 新生儿惊厥

新生儿惊厥是新生儿时期神经系统疾病最常见的临床表现，在新生儿期尤其是生后第 1 周内的发病率很高，随着年龄的增加其发病率逐渐下降。惊厥是指全身性或身体某一局部肌肉运动性抽搐，是由骨骼肌不自主地强烈收缩引起。在活产婴儿中的发病率为 1.8‰～5.0‰。小于 30 周的早产儿发病率更高，为 3.9%，而大于 30 周的活产儿的发病率为 1.5%。

一、诊断

中枢神经系统神经元在钠内流时发生去极化，复极时钾外流。过度去极化时，因过度同步放电即产生惊厥。由于新生儿大脑神经胶质增生、神经元迁移、轴突和树突建立连接、髓鞘磷脂形成不完善，新生儿惊厥往往不同于年长儿。根据临床表现，新生儿惊厥分为 4 种类型，轻微发作、阵挛发作、强直发作、肌阵挛发作。

（一）轻微发作

早产儿多见，临床表现为伴或不伴惊厥的眼球强直性水平偏斜、眼睑眨动或扑动；吸吮、咂舌或流涎；游泳、划船或蹬踏样动作和呼吸暂停，伴脑电图改变的呼吸暂停称为惊厥性呼吸暂停，非惊厥性呼吸暂停（脓毒症、肺部疾病或代谢异常所致）无脑电图改变。在早产儿，呼吸暂停较少作为惊厥的一种表现形式，早产儿呼吸暂停的病因主要是发育未成熟、脓毒症和肺部疾病。

（二）阵挛发作

足月儿多见，有两种形式，局灶性发作和多灶性发作。局灶性发作表现为明显局灶性、节律性、缓慢、抽动样动作累及一侧身体的面部、上肢、下肢或颈部、躯干。发作时患儿常无意识丧失。多灶性发作表现为身体几个部位相继按照非杰克逊形式发作惊厥。

（三）强直发作

主要发生于早产儿，有两种形式：局灶性发作和全身性发作。

1. 局灶性发作

一侧肢体持续保持一种姿势，躯干、颈部或两者同时保持不对称体位。

2. 全身性发作

更常见，表现为上肢和下肢强直性伸直，但也可表现为上肢屈曲强直，下肢伸直。强直发作应与桑迪弗综合征鉴别，桑迪弗综合征表现为间歇性斜颈，是反流性食管炎或食管裂孔疝的症状。

（四）肌阵挛发作

见于足月儿和早产儿，特征表现为单次或多次惊跳样动作。有三种形式：局灶性发作、多灶性发作、全身性发作。

二、治疗

一般新生儿惊厥用常规抗惊厥药，但疗效不如年长儿童，尤其是脑电－临床分离的惊厥，即使大剂量多种抗惊厥药联合仍疗效差。对大剂量药物的风险－效益比还存在争议，尤其需要权衡惊厥对不成熟脑的直接损伤及大剂量药物对处于发育中脑的影响。因此新生儿抗惊厥药物治疗存在较大的争议。

新生儿惊厥对全身及大脑许多可能的有害影响支持对新生儿进行抗惊厥治疗，惊厥可导致明显的血流动力学和呼吸异常，可能妨碍治疗并加重脑损伤。惊厥可影响脑血流自主调节功能，导致"压力被动性脑血流"，引起未成熟脑损伤。惊厥发作期间神经元反复去极化－复极化，消耗大量能量。即使血糖正常或升高，新生儿惊厥可引起葡萄糖快速下降，乳酸升高。惊厥释放大量谷氨酸，脑能量衰竭后惊厥抑制谷氨酸再摄取，导致谷氨酸细胞外积聚，对突触后神经元及不成熟少突胶质细胞可能是致命的。

动物研究表明，未成熟脑明显耐受促惊厥药物介导的更长时间的惊厥。而在模仿人惊厥后窒息中，可出现脑严重脑细胞丢失。这些研究提示惊厥对耗竭或打乱脑能量代谢的损伤影响可引起或加重脑损伤。惊厥还可影响未成熟神经元蛋白及脂质代谢，激活刺激轴突生长及新突触形成的基因。这些亚致命的损伤引起异常神经元旁路及远期癫痫阈值降低。

新生儿缺乏单一、高效的抗惊厥药，故产生许多不同的治疗方法。但总治疗原则是尽早病因诊断，病因治疗比抗惊厥治疗更重要。

（一）快速治疗可纠正的病因

如纠正低血糖、低钙血症、低镁血症等。

（二）特殊抗惊厥药物

1. 紧急治疗

一旦高度怀疑或确诊惊厥，应开始抗惊厥治疗。应在仔细监测心肺功能的情况下应用抗惊厥药物。

（1）苯巴比妥：首量20mg/kg，注射时间＞20分钟。一般目标血药浓度40～60ug/mL，此水平对新生儿有明显的抗惊厥作用，如果惊厥持续，30分钟后可再次给予5mg/kg，总负荷量最大40mg/kg，在此水平呼吸抑制不明显，后予维持量5mg/kg，但最近一项随机研究提示仅有一半患儿达到惊厥控制的血药浓度，因此提倡应用更大剂量，但还存在争议，因为药物增加对心肺抑制的危险超过治疗的益处。

在肝功能不良的窒息患儿用上述剂量可使血药浓度增高，镇静可持续数天。因此对严重窒息、肝功能不良的患儿用负荷剂量苯巴比妥后仍有惊厥者，应加用镇静效果稍低的二线药物（如苯妥英钠）。

（2）苯妥英钠：一般作为二线药物，负荷量20mg/kg，治疗水平血药浓度10～20μg/mL。用生理盐水稀释，速度≤1mg/（kg·min），以免引起心律失常。如果惊厥持续，可加5mg/kg。磷苯妥英为可快速转化为苯妥英钠的药物，较苯妥英钠更安全，输液速度可更快，外渗无组织损伤，可肌内注射。

（3）苯二氮䓬类：苯巴比妥和苯妥英钠联合可控制85%的惊厥。这些药物无效时可用苯二氮䓬类药物，如劳拉西泮、地西泮和米达唑仑在新生儿具有较强的抗惊厥作用。这3种药物均可快速进入脑组织，但其以后的药代动力学、药效及不良反应却有很大的差别。

劳拉西泮与地西泮比较具有以下特点，①地西泮应用后迅速再分布，数分钟内自脑组织中清除。②地西泮心肺抑制作用更明显。③地西泮抗惊厥作用持续时间短，但是镇静作用持续时间长。④静脉用地西泮含有苯甲酸钠，可与清蛋白竞争胆红素的联结部位，增加黄疸儿发生胆红素脑病的危险。劳拉西泮：0.05m/kg，静脉注射，2～3分钟起效，持续6～24小时，可数分钟后重复用药，总剂量0.1mg/kg。地西泮：0.1mg/kg，静脉注射，可缓慢增加至0.3mg/kg，直至惊厥控制。米达唑仑：开始0.02～0.1mg/kg，静脉注射，随后可持续输注0.01～0.06mg/（kg·h）。

（4）维生素 B_6：50～100mg静脉注射，如果惊厥停止应诊断为维生素 B_6 缺乏。一旦诊断，应口服维持量10～100mg/d。

（5）叶酸：足够剂量的抗惊厥药及维生素 B_6 无效时，需用叶酸24～48小时。开始口服2.5mg，每天2次，可能需要增加到8mg/（kg·d）。

（6）其他：利多卡因也可作为新生儿抗惊厥药物的辅助治疗，一般在苯巴比妥及地西泮无效时应用。开始静脉用药4～6mg/（kg·h），10分钟内起效。

2. 抗惊厥药的维持及撤药

根据病因决定治疗时间。某些疾病如原发性低血钙、低血糖、低血镁等，复发的危险性低，可在出NICU前停药。如有脑发育不良情况，惊厥复发的危险性高，要求持续抗惊厥治疗。窒息后惊厥有20%～30%发生癫痫，如在出NICU前神经检查、脑电图均恢复正常，可考虑早期停用苯巴比妥，否则需要持续应用，在6～12周复查，维持血药浓度20m/dL。

（三）可能用于新生儿惊厥治疗的新的药物

1. 左乙拉西坦

口服给药方便，且具有吸收快、代谢快、无肝功能损伤、与其他抗癫痫药物无相互作用的优点，已成为儿童抗癫痫治疗的常用药物。动物实验研究表明对新生动物缺氧缺血性脑病具有脑保护作用，作为联合治疗药物之一，已经用于难治性新生儿惊厥治疗，但缺乏大样本的随机对照临床研究，药代动力学和安全性仍需要进一步研究。

2. 托吡酯

托吡酯是一种广谱抗惊厥药物，在缺氧缺血性脑病的动物模型治疗中表现出神经保护作用，也是目前新生儿惊厥治疗的研究重点，但其有可能引起患儿代谢性酸中毒、高氨血症、易激惹、喂养困难等不良反应。其临床治疗仍在进一步研究中。

3. 布美他尼

为钠－钾－氯共转运体抑制剂，导致细胞内氯减少。动物实验与苯巴比妥联用可减少缺氧缺血性脑病。起效快，维持时间短，作为利尿剂在国外新生儿病房已经应用 30 年。但用于新生儿惊厥治疗的合适剂量、能否透过血－脑屏障、对神经发育的影响以及疗效等相关的研究较少。

第二节　新生儿窒息与复苏

新生儿窒息是指婴儿出生时自主呼吸不能建立或呼吸抑制者；若出生时无窒息，而数分钟后出现呼吸抑制者也属窒息，是围生期死亡和导致儿童伤残的重要原因之一。国内报道的发病率差异较大。严重的窒息可导致呼吸衰竭，氧和二氧化碳交换能力丧失，引起低氧血症、高碳酸血症及代谢性酸中毒。

由于诊断标准未完全统一，国内文献报道的发病率差异很大。根据国外资料，如按生后 5 分钟 Apgar 评分 ≤ 3 作为标准，发病率为 0.3% ～ 0.9%；根据国内资料，按 1 分钟和 5 分钟 Apgar 评分，并结合脐动脉血 pH、脏器损伤等临床指标，发病率为 1.128%。

一、诊断

新生儿窒息的诊断主要基于出生时的临床表现和复苏情况。

(一) 阿普加评分

1. 评分的重要性与时间节点

在新生儿出生后 1 分钟和 5 分钟进行阿普加（Apgar）评分，这两个时间节点的选择具有重要意义。出生后 1 分钟的评分可以快速评估新生儿在出生瞬间的状况，及时发现严重问题并采取紧急复苏措施。而 5 分钟的评分则可以观察新生儿在经过初步处理后的恢复情况，评估复苏效果和预测后续的发展趋势。

2. 评分的五个方面及具体评估

（1）皮肤颜色：反映了新生儿的氧合状态。正常情况下，新生儿的皮肤应该是红润的，这表明氧合良好。如果皮肤颜色呈现发绀或苍白，则提示可能存在缺氧。发绀通常是由于血液中氧含量不足，导致皮肤和黏膜呈现蓝色。苍白则可能是由于严重缺氧或循环不良引起。

（2）心率：是评估新生儿心功能和循环状态的重要指标。正常新生儿的心率通常在 120 ～ 160 次 / 分。心率过慢或过快都提示存在问题。心率过慢可能是由于心脏传导系统异常、缺氧或严重的代谢紊乱引起。心率过快则可能是由于应激、贫血、感染或心功能不全等原因引起。

（3）呼吸情况：反映了新生儿的肺功能和氧气交换能力。正常新生儿出生后应立即开始自主呼吸，呼吸频率通常在 40～60 次／分。呼吸微弱或完全消失可能是由于窒息、呼吸中枢抑制或肺发育不良等原因引起。呼吸急促、不规则或出现喘息声可能提示存在呼吸道阻塞、感染或肺部疾病。

（4）肌张力：反映了新生儿的神经系统功能和肌肉发育情况。正常新生儿的肌张力应该适中，四肢能够自然弯曲和伸展。肌张力低下可能是由于缺氧、神经系统损伤或先天性肌肉疾病等原因引起。肌张力过高则可能是由于脑损伤、颅内出血或神经系统兴奋性增高引起。

（5）反射刺激：是评估新生儿神经系统反应性的指标。常用的反射刺激包括弹足底、摩擦背部等。正常新生儿在受到反射刺激后应该有哭声、四肢活动等反应。无反射刺激或减弱可能是由于神经系统抑制、缺氧或严重的疾病状态引起。

（二）血气分析

1. 脐动脉血气分析的意义

对有窒息表现的新生儿可进行脐动脉血气分析，这是一种重要的诊断手段。脐动脉血气分析可以直接反映新生儿在出生时的酸碱平衡状态和气体交换情况，对于判断窒息的程度和类型具有重要价值。

2. 各项指标的解读

（1）pH：是反映血液酸碱度的指标。正常新生儿的脐动脉血 pH 通常在 7.25～7.35。若 pH < 7.2，则提示新生儿存在酸中毒。酸中毒可以分为代谢性酸中毒和呼吸性酸中毒，也可能是两者的混合。代谢性酸中毒通常是由于缺氧导致组织代谢紊乱，产生过多的酸性物质引起。呼吸性酸中毒则是由于通气不足，二氧化碳潴留引起。

（2）碳酸氢盐（HCO_3^-）：是血液中的一种缓冲物质，它可以中和酸性物质，维持血液的酸碱度稳定。正常新生儿的脐动脉血碳酸氢盐水平通常在 22～26mmol/L。碳酸氢盐降低通常提示存在代谢性酸中毒，这是由于酸性物质产生过多或肾排泄酸性物质能力下降引起。

（3）二氧化碳分压（$PaCO_2$）：是反映通气功能的指标。正常新生儿的脐动脉血二氧化碳分压通常在 35～45mmHg。二氧化碳分压增高通常提示存在通气不足，这可能是由于窒息、呼吸中枢抑制或呼吸道阻塞等原因引起。

（三）临床表现

1. 窒息的典型表现

新生儿窒息通常表现为自主呼吸微弱或完全消失、面色发绀、肌张力低、心动过缓甚至消失。这些表现是由缺氧导致呼吸、循环和神经系统功能障碍引起的。自主呼吸微弱或完全消失是窒息的最主要表现之一，这意味着新生儿无法进行有效的气体交换，导致缺氧加重。面色发绀是由于血液中氧含量不足，导致皮肤和黏膜呈现蓝色。肌张力低是由于神经系统功能抑制，肌肉松弛引起。心动过缓甚至消失是由于心脏缺氧，心肌收缩力减弱引起。

2. 严重窒息的并发症表现

严重者可能出现低血压、意识不清、抽搐等缺氧性脑损伤表现。低血压是由于循环功能障碍，心输出量减少引起。意识不清是由于大脑缺氧，神经系统功能严重受损引起。抽搐是由于大脑神经元异常放电引起，这是缺氧性脑损伤的严重表现之一。如果不及时治疗，可能会导致永久性的神经系统损伤，甚至死亡。

（四）胎心监测和羊水情况

1. 出生前的风险提示

出生前若胎心率监测显示胎心率异常（如胎心过速或过缓），或羊水为Ⅲ度胎粪污染，提示可能发生胎儿缺氧或窒息风险。胎心率监测是通过监测胎儿的心跳频率和节律来评估胎儿的健康状况。正常胎心率通常在 110～160 次／分。胎心过速通常是指胎心率超过 160 次／分，这可能是由于胎儿缺氧、感染、贫血或心功能不全等原因引起。胎心过缓通常是指胎心率低于 110 次／分，这可能是由于胎儿缺氧、心脏传导系统异常或严重的胎儿窘迫引起。羊水胎粪污染是指胎儿在宫内排出胎粪，导致羊水被污染。Ⅲ度胎粪污染是最严重的情况，通常提示胎儿存在严重的缺氧和窘迫。

2. 出生后的综合评估

出生后结合阿普加评分和血气情况综合评估，确认是否存在窒息。如果出生前有胎心异常或羊水胎粪污染的情况，出生后应立即进行阿普加评分和血气分析，以确定新生儿是否存在窒息。如果阿普加评分低、血气分析显示酸中毒等异常情况，则可以确诊新生儿窒息。同时，还需要根据窒息的程度和类型，采取相应的复苏措施和后续治疗。

二、治疗

尽快完成对患儿及时、有效地复苏抢救，尽可能缩短机体缺氧的时间，监测体温、呼吸、心率、尿量等多项指标，了解各脏器受损程度并及时处理。

（一）一般治疗

加强护理，复苏前后均应注意保暖，防止并发症的发生。轻度窒息患儿复苏后数小时可以试喂糖水，若无呕吐、腹泻，可喂奶。

（二）复苏治疗

新生儿窒息是导致新生儿伤残和死亡的主要原因。它是指新生儿受到产前、产时或产后多种因素的影响，导致严重缺氧，从而引发宫内窘迫或分娩过程中出现呼吸和循环障碍。此类窒息通常表现为新生儿出生后 1 分钟内虽然有心跳却无自主性呼吸，或未能建立规律性呼吸，并伴有低氧血症和混合性酸中毒。研究表明，任何能导致血氧浓度降低的因素都可能引起新生儿窒息。新生儿窒息与胎儿在子宫内的环境及分娩过程密切相关，若缺氧在产程中发生，胎儿体内二氧化碳增加会刺激呼吸中枢，可能导致胎儿发生剧烈的呼吸动作，喉括约肌失去屏障作用而吸入大量羊水，最终导致产时或娩出后的窒息。

尽管新生儿医学和复苏技术不断进步，但窒息程度的差异仍使部分新生儿在复苏后存活能力较差。因此，窒息患儿在复苏后仍需密切观察和科学护理，以有效预防并发症。如何系统性地实施早期干预和治疗是降低围生期新生儿死亡率和提高其生存质量的关键。近年来，新生儿窒息的发病率持续上升，对新生儿的生命健康和生活质量带来严重威胁。

作为窒息治疗的核心手段，新生儿复苏技术大大提高了新生儿窒息的临床治疗水平，成功挽救了众多患儿和家庭。研究证实，优质的复苏技术结合适宜的护理干预，可最大程度减轻窒息的不良后果。尤其是快速、稳妥、精确的复苏操作及复苏后的全面护理干预，可有效降低新生儿病死率和伤残率，显著提高存活率。根据本院新生儿窒息患儿的系统复苏和护理干预结果显示，规范化复苏和护理显著提高了痊愈出院率，转院和死亡人数明显减少。由此可见，系统性的新生儿复苏和复苏后护理对提高新生儿生存率和改善窒息治疗效果具有重要作用，值得在临床中推广应用。

1. 新生儿复苏的一般原则

每次分娩时应有一名熟悉新生儿复苏技术的人员在场。所有高危婴儿分娩时应有熟练的新生儿专科医师在场。

对复苏者有如下高标准要求：①掌握围生期生理知识及复苏原则。②掌握所需技术。③明确了解团队其他成员的职责，以便精确预测每个人在特定情况下做出的反应。美国儿科学会（或美国心脏协会）要求对每位实施复苏的医护人员进行新生儿复苏项目培训，以确保每个人能够正确熟练地进行复苏操作。新生儿复苏项目提供了达到极高复苏成功率的途径，并且能够帮助临床医师更快地辨别那些需要特殊处理的特殊患儿。

2. 新生儿需要进行复苏的相关危险因素

（1）产前因素：产妇有糖尿病，妊娠高血压或先兆子痫，慢性高血压，孕妇心、肾、肺、甲状腺或神经疾病，妊娠中后期出血，孕妇感染，孕妇用药，孕妇吸毒，羊水过多或过少，胎膜早破，胎儿水肿，过期妊娠，多胎妊娠，胎儿贫血或同种免疫疾病，既往死胎或新生儿死亡史，胎儿大小与孕期不符，胎儿畸形或异常，胎动减弱，无产前检查，年龄＞35岁。

（2）产时因素：早产，急产，羊膜炎，胎膜早破（＞18小时），滞产（＞24小时），臀先露或其他先露，2或3类胎心率图形，子宫强直性收缩伴胎心率改变，羊水胎粪污染，脐带脱垂，胎盘早剥，前置胎盘，明显的产时出血，急诊剖宫产，产钳或胎吸助产，巨大儿，产妇使用全身麻醉剂，产前4小时内用过麻醉药。

（三）复苏的准备

1. 医务人员的配备

（1）每次分娩时有1名熟练掌握新生儿复苏技术的医护人员在场，其职责是照料新生儿。

（2）复苏1名严重窒息儿需要组成3～4人的复苏团队，复苏团队每个成员需有明确的分工，均应具备熟练的复苏技能。

（3）多胎分娩的每名新生儿都应由专人负责。

2. 器械和用品的准备

产房内应备有整个复苏过程所必需的、功能良好的全部器械。预计新生儿高危时，应将器械打开备用。常用的器械和用品如下。

（1）吸引器械：吸引球囊、吸引器和管道、吸管（5F 或 6F、8F、10F、12F）、胃管（8F），胎粪吸引管。

（2）正压人工通气器械：新生儿复苏气囊（气流充气式或自动充气式气囊，常用自动充气式气囊）或 T-组合复苏器、不同型号的面罩（最好边缘有软垫）、配有气流表和导管的氧源，有条件者准备脉搏血氧饱和度仪、空氧混合仪。

（3）气管内插管器械：带直镜片的喉镜（0 号，早产儿用；1 号，足月儿用）、喉镜的备用灯泡和电池、不同型号的气管导管、金属芯、剪刀、气管导管的胶带或固定装置、乙醇棉球。有条件者准备喉罩气道、二氧化碳监测器。

（4）其他：辐射保暖台或其他保暖设备、温暖的毛巾、肩垫、氧气导管、无菌手套、时钟、听诊器（最好新生儿专用）、胶布等。

3. 药品和给药的准备

肾上腺素（浓度 1：1000，用前配成 1：10000）。等渗晶体液（生理盐水或乳酸林格液），注射用水。纳洛酮 A 4mg/mL（每安瓿 1mL）或（每安瓿 2mL）。脐静脉插管用品需消毒手套、解剖刀或剪刀、碘酒溶液、脐带胶布、脐静脉导管（3.5F、5F）、三通管。注射器（1mL、3mL、5mL、10mL、20mL、50mL）、针头。

（四）复苏方案

新生儿窒息目前采用的复苏方案为 ABCD 方案。

•A（AIRWAY）建立通畅的气道。

•B（BREATHING）建立呼吸，进行正压人工通气。

•C（CIRCULATION）进行胸外心脏按压，维持循环。

•D（DRUG）药物治疗。

约 90% 的新生儿可以毫无困难地完成宫内到宫外环境的过度。他们需要少许帮助或根本无须帮助就能开始自主且规则的呼吸；约有 10% 的新生儿在出生时需要一些帮助才能开始呼吸；约有 1% 需要采取各种复苏措施才能存活。

以下复苏步骤的倒三角图形显示了复苏步骤和需要复苏的新生儿之间的关系。顶端的是所有新生儿都需要的步骤，而底部的是少数新生儿需要的步骤（图 6-1）。

此评估-决策-措施的程序在整个复苏中不断重复（图 6-2）。

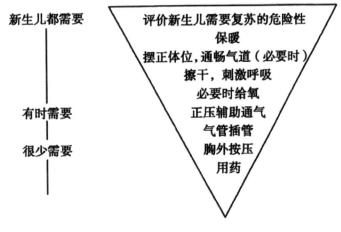

图 6-1　复苏步骤的倒三角

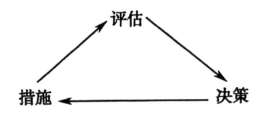

图 6-2　复苏的实施

　　评估主要基于以下 3 个体征，呼吸、心率、血氧饱和度。通过评估这 3 个体征中的每一项来确定每一步骤是否有效。其中心率对于决定进入下一步骤是最重要的。

　　2016 年 4 月中国新生儿复苏项目专家组制订的"中国新生儿复苏流程图（2016）"见图 6-3。

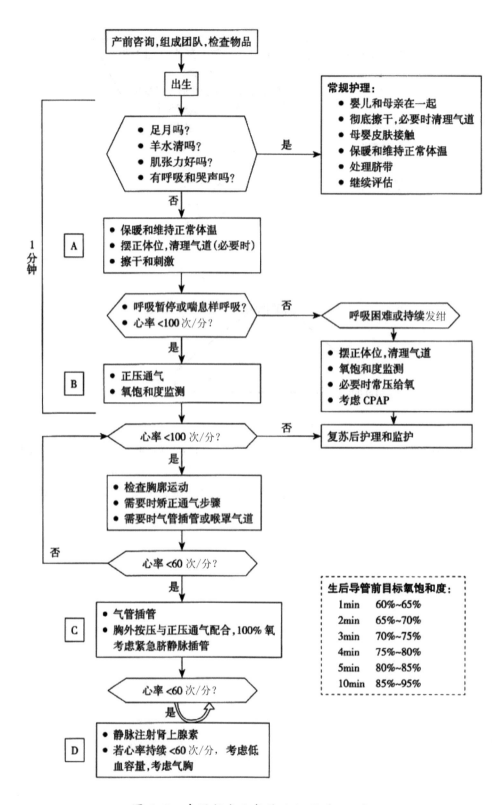

图 6-3　中国新生儿复苏流程图（2016）

（五）复苏的实施

1. 快速评估

出生后立即用数秒的时间快速评估以下 4 项指标。

（1）是否足月儿：早产儿常由于肺发育不成熟、肌肉无力而不能进行有效的呼吸，而且生后不能很好地保持体温。因此，应当将早产儿放在辐射保暖台上进行评估和初步复苏。

（2）羊水是否清亮：羊水正常是清亮的，如羊水有胎粪污染则不清亮，常是宫内缺氧的结果。

（3）是否有哭声或呼吸：是判断新生儿有无窒息的最重要指标，观察新生儿胸部就可以看出是否有呼吸，有力的哭声也说明有呼吸。喘息是在缺氧或缺血时发生的一系列单次或多次深吸气，说明有严重的呼吸抑制。

（4）肌张力是否好：也是判断新生儿有无窒息的重要指标，健康足月新生儿应四肢屈曲且活动很好。

如以上任何一项为否，则需要进行初步复苏。

2. 初步复苏

（1）保暖：将新生儿放在辐射保暖台上或因地制宜采取保温措施，如用预热的毯子裹住婴儿以减少热量散失、将床垫预热、提高环境温度等。早产儿尤其是极低出生体重（VLBW）儿，即使用传统的措施减少热丢失，仍会发生低温。因此，推荐塑料膜保温措施。

（2）建立通畅的呼吸道：

1）摆正体位：新生儿应仰卧，颈部轻度仰伸到"鼻吸气"位置，使咽后壁、喉和气管成直线，可以让空气自由出入。应注意勿使颈部伸展过度或不足，这两种情况都会阻碍气体进入。

2）吸引：胎儿娩出后，如口咽部有分泌物，用吸球或吸管（8F 或 10F）先口咽后鼻清理分泌物。过度用力吸引可能导致喉痉挛和迷走神经性的心动过缓和延迟自主呼吸。应限制吸管的深度和吸引时间（< 10 秒），吸引器的负压不超过 13.3kPa（100mmHg）。

3）羊水胎粪污染时的处理：对羊水胎粪污染的新生儿是否气管插管吸胎粪，一直是个有争议的问题。2015 年美国新生儿复苏指南不再推荐羊水胎粪污染时常规气管内吸引胎粪（无论有无活力）。根据我国国情和实践经验，中国新生儿复苏项目专家组做如下推荐：当羊水胎粪污染时，首先评估新生儿有无活力：新生儿有活力时，继续初步复苏；新生儿无活力时，应在 20 秒内完成气管插管及用胎粪吸引管吸引胎粪。如果不具备气管插管条件，而新生儿无活力时，应快速清理口鼻后立即开始正压通气。

4）气管插管吸引胎粪的方法：将气管导管插入气管（操作步骤见"气管插管"），连接胎粪吸引管和吸引器，用右手示指将气管导管固定在新生儿的上颚，左手示指按压胎粪吸引管的手控口使其产生负压，边退气管导管边吸引，3 ～ 5 秒将气管导管撤出气管外并随手快速吸引一次口腔内分泌物。全部操作 20 秒内完成。

（3）擦干：快速擦干全身。

（4）刺激：用手拍打或手指弹患儿的足底或摩擦背部 2 次以诱发自主呼吸，如无效，表明新生儿处于继发性呼吸暂停，应按以下步骤继续进行复苏。

初步复苏需时 30 秒。

3. 评价新生儿及继续复苏步骤

初步复苏后评估新生儿的 2 项指标，呼吸、心率。评估呼吸可观察新生儿有无正常的胸廓起伏及听诊双呼吸音。评估心率可触摸新生儿的脐动脉搏动或用听诊器听诊新生儿的心搏，数新生儿 6 秒的心搏次数，乘以 10 即得出每分钟心率的快速估计值。近年来脉搏氧饱和度仪用于新生儿复苏，可以测量心率和氧饱和度。为了更准确地评估心率，2015 年国际指南推荐应用 3 导心电图测量心率，考虑到我国国情，我们建议有条件的单位可以试用，并总结经验。

4. 正压通气

（1）正压通气的指征：呼吸暂停或喘息样呼吸和（或）心率＜ 100 次 / 分，给正压通气。正压通气是复苏流程中最重要的部分。

对有以上指征者，要求在黄金 1 分钟内实施有效的正压通气。

如果新生儿有呼吸，心率＞ 100 次 / 分，但有呼吸困难或持续发绀，给予清理气道、脉搏血氧饱和度监测，可常压给氧或连续气道正压通气（CPAP），特别是早产儿。

（2）有关正压通气用氧的推荐：建议县以上医疗单位创造条件在产房添置空气 - 氧混合仪及脉搏血氧饱和度仪。无论足月儿或早产儿，正压通气均要在血氧饱和度仪的监测指导下进行。足月儿开始用空气进行复苏，早产儿开始给予 21%～ 40% 的氧，用空气 - 氧混合仪根据血氧饱和度调整给氧浓度，使氧饱和度达到目标值。

如果没有以上两种仪器，利用自动充气式气囊复苏时，有 3 种氧浓度可用，自动充气式气囊不连接氧源，氧浓度 21%（空气）。连接氧源，不加储氧器，可得到约 40% 浓度的氧。连接氧源，加储氧器得 100%（袋状）、90%（管状）氧。

脉搏氧饱和度仪的传感器应放在导管前位置（即右上肢，通常是手腕或手掌的中间表面）。在传感器与仪器连接前，先将传感器与婴儿连接有助于最迅速地获得信号。

（3）正压人工通气的频率和压力：正压人工通气的呼吸频率为 40～ 60 次 / 分。使足月新生儿肺开始膨胀所需要的吸气峰压是 30～ 40cmH$_2$O，以后维持 20～ 25cm H$_2$O（1cmH$_2$O=0.098kPa）。有效的正压通气应显示心率迅速增快，胸廓起伏及两侧呼吸音良好。高的肺容量和气道压力可引起肺损伤，如果婴儿表现很深的呼吸，则肺过度膨胀，说明操作者用的压力过高，有产生气胸的危险。最好应有压力监测。

研究证明，较大的吸气峰压容易引起早产儿肺损伤。因此，提出早产儿可用的吸气峰压为 20cmH$_2$O 或更低，应有压力监护。早产儿应用正压通气时保持呼气末正压（PEEP）能增加功能残气量，改善肺顺应性和气体交换，对抗肺损伤。对复苏后有自主呼吸的早产儿保持持续的 PEEP 也有益。因此，早产儿复苏最好应用 T 组合复苏器。

（4）矫正通气步骤：如达不到有效通气（胸廓无起伏），应做矫正通气步骤，包括，检查面罩和面部之间是否密闭，再次通畅气道（可调整头位为鼻吸气位，清除分泌物，使新生儿的口张开）及增加气道压力。矫正通气后，如心率＜100次/分，可进行气管插管或使用喉罩气道。

（5）评估及处理：经30秒有效正压通气后，如有自主呼吸且心率＞100次/分，可逐步减少并停止正压通气，根据脉搏血氧饱和度值决定是否常压给氧；如心率＜60次/分，气管插管正压通气并开始胸外按压。

（6）插胃管：持续气囊面罩正压通气（＞2分钟）可产生胃充盈，应常规经口插入8F胃管，用注射器抽气并保持胃管远端处于开放状态。

（7）正压人工呼吸复苏装置的应用：

1）自动充气式气囊：是目前最常用的复苏装置，如名称所指，在无压缩气源的情况下，可自动充气，如不挤压，一直处于膨胀状态。它的吸气峰压（PIP）取决于挤压气囊的力量，它不能提供PEEP。结构上有如下特点：①氧与空气混合气体的出口为单向，有单向阀门，加压、吸气时打开，呼气时关闭。不能做常压给氧用。②储氧器功用：不用储氧器，供40%氧。用密闭式储氧器，供100%氧。管状储氧器，供90%氧。③安全装置：减压阀，当压力＞3.43kPa（35cmH$_2$O）时，阀门被顶开，防止过高的压力进入肺。

2）气流充气式气囊：又称麻醉气囊，靠压缩气源来的气流充盈，不用时处于塌陷状态，当气源将气体压入气囊，且面罩紧贴面部时气囊才能充盈。PIP由进入气体的流速，气流控制阀的调节和挤压气囊的力量决定。可提供PEEP，PEEP由一个可调节的气流控制阀控制。可做常压给氧。

3）T-组合复苏器（T-PIEXE）：是近年来国际上应用比较多的一种正压通气装置，由一个调节压力的装置和一个手控的"T"形管道构成。与气流充气式气囊一样，也需要压缩气源。是单手操作，操作者用拇指或其他手指堵塞或打开"T"形管的开口，使气体交替进出新生儿体内，给予间断的PIP。主要优点是可提供PEEP，预设PIP和PEEP，并使PIP和PEEP保持恒定，更适于早产儿应用。

4）面罩的特点和有效应用：面罩有不同的形状、大小，可以用不同的材料制成。新生儿面罩的选择取决于是否适合新生儿的面部。应使面罩与新生儿的面部形成密封。面罩的周围可有或无缓冲垫。缓冲垫可使面罩与婴儿面部的形状一致，更容易形成密封，并减少对新生儿面部的损伤。

面罩分为2种形状，圆形和解剖形。解剖形面罩适合面部的轮廓，当放在面部时，它的尖端部分恰好罩在鼻上。面罩有不同的大小，适于足月儿或早产儿。面罩边缘应能覆盖下颌的尖端、口和鼻，但勿覆盖眼睛。面罩过大可损伤眼睛，且密封不好。过小不能覆盖口和鼻，且可堵塞鼻孔。

5.胸外按压

（1）胸外按压的指征：30秒有效的正压通气后，心率持续＜60次/分，应在继续正压通气的同时开始胸外按压。

在胸外按压前为保证正压通气有效地进行，应气管插管正压通气，配合胸外按压。胸外按压时给氧浓度要提高到100%。

（2）胸外按压的手法：胸外按压有两种手法。①拇指法：双手拇指端压胸骨，根据新生儿体型不同，双拇指重叠或并列，双手环抱胸廓支撑背部。②双指法：右手示指、中指指尖放在胸骨上进行按压，左手支撑背部。

因为拇指法能产生更高的血压和冠状动脉灌注压，操作者不易疲劳，加之采用气管插管正压通气后，拇指法可以在床头做，不影响在脐部做脐静脉插管，拇指法成为大家喜欢应用的方法。

（3）胸外按压的位置和深度：给新生儿施行胸外按压时，对胸骨下 1/3 用力，位置在剑突和乳头连线下方。注意避免直接对剑突用力。摆好手与手指的位置后，要用足够的压力使胸骨下陷约前后胸直径 1/3 的深度，然后放松，令心脏充盈。1 次按压包括 1 次下压与 1 次放松的动作。实际下压的距离取决于新生儿的体型大小。

（4）胸外按压的操作：胸外按压的下压时间应稍短于放松时间，使心输出量达到最大。胸外按压时拇指或其他手指的指尖（根据使用按压方法的不同）在按压和放松的过程中，应始终不离开胸骨的压迫区。两次压迫之间，拇指或其他手指不得离开胸部。

（5）胸外按压与呼吸的配合：胸外按压要两人合作完成，一人进行正压通气，一人做胸外按压。胸外按压要与呼吸很好的配合，在按压放松的时候要保证胸廓能很好地扩张，但按压者的拇指不能离开胸壁。按压与呼吸的比例为 3 : 1，即每分钟按压 90 次，人工呼吸 30 次，共 120 次，每 1 循环（按压 3 次通气 1 次）需时 2 秒。每次人工呼吸后第 1 次按压时呼气。按压 45 ～ 60 秒后评估心率，如心率＞ 60 次 / 分，停止胸外按压继续人工通气，如心率仍＜ 60 次 / 分，加用药物肾上腺素。

6. 气管插管

（1）气管插管的指征：①新生儿羊水胎粪污染且无活力时需要气管插管吸引胎粪。②如正压人工呼吸不能充分改善临床症状，无良好的胸廓起伏，或需要正压人工呼吸持续超过数分钟时，可考虑气管插管，以改善正压通气的效果。③如需要胸外按压，气管插管可有利于正压通气和胸外按压更好的配合，并使每次正压通气取得最大效率。④如需要用肾上腺素刺激心脏，在建立静脉途径前常用的途径是直接注入气管，需要气管插管。⑤疑有膈疝，不用面罩而用气管插管，可防止空气进入胃肠道，妨碍肺扩张。

（2）气管插管的实施：

1）选择喉镜：足月儿使用的型号喉镜镜片为 1 号，早产儿为 0 号。

2）根据体重选择合适内径的气管导管（表 6-1）。

表 6-1　气管导管内径

导管内径（MM）	新生儿体重（g）	妊娠周数（W）
2.5	＜ 1000	＜ 28
3.0	1000 ～ 2000	28 ～ 34
3.5	2000 ～ 3000	34 ～ 38
3.5 ～ 4.0	＞ 3000	＞ 38

3）确定气管插管深度：按体重计算管端至口唇的长度（cm），可按出生体重（kg）

加 5～6 计算（表6-2）。

表6-2　气管导管的插入深度

新生儿体重（kg）	导管至口唇的长度（cm）
1	6～7
2	7～8
3	8～9
4	9～10

4）气管插管的步骤：①操作者左手持握喉镜。②保持新生儿的头部呈"鼻吸气"位置。整个过程中，应常压给氧。③喉镜应沿着舌面右侧滑入，将舌推至口腔左侧，推进镜片直至尖端到达会厌软骨谷。④轻轻提起镜片，提起整个镜片而非镜片尖端。⑤寻找解剖标记，声带看起来像反向的字母"V"。必要时，吸引分泌物改善视野。⑥如声门关闭，等待其开放。插入气管导管管端直到声带线达到声门水平。⑦撤出喉镜时，将导管紧贴患儿上腭。如有金属芯，握住导管，将金属芯从管中撤出。以上步骤需要在30秒内快速完成。如无法暴露声门并在30秒内插入导管，则撤出喉镜，用气囊面罩给新生儿做正压人工呼吸使新生儿稳定，然后重试。

5）气管插管位置的判断：如导管已在正确位置，应观察到：①心率增加，心率迅速增加是插管位置正确和正压通气有效的重要指征。②每次呼吸时胸廓对称扩张，有双肺呼吸音，但胃区无声音。③呼气时，管内壁有雾气凝结。④ CO_2 检测器可确定呼出 CO_2 的存在。⑤胸部 X 线片显示导管管端在锁骨或稍下水平。

6）气管插管的替代装置——喉罩气道（LMA）：当面罩-气囊正压人工通气失败及气管插管术可能或不成功的情况下，可用喉罩气道。喉罩气道是一个用于正压人工通气的气道装置，为一个带有边圈可扩张的软椭圆形喉罩与弯曲的气道导管连接而成的装置。操作者用示指将此装置插入新生儿的口腔并沿其硬腭直到顶端接近食管。当喉罩完全插入，打气使边圈扩张，扩张的喉罩覆盖喉口并使边圈与咽下区的轮廓一致，用低压封堵住食管。该气道导管有一个 15mm 的连接管，可连接复苏囊或呼吸器。施行正压人工通气时，压力通过气道导管传送到喉罩，进入到新生儿的气管。

喉罩气道是气管插管的替代装置，随机对照研究发现当气囊面罩人工通气不成功时，应用喉罩气道和气管内插管的效果无明显的区别。但有以下情况，如需吸引胎粪污染的羊水、胸外按压、VLBW 儿或需要气管内给药时应用气管内插管而不应用喉罩气道。

7. 药物

在新生儿复苏时，很少需要用药。新生儿心动过缓通常是因为肺充盈不充分或严重缺氧，而纠正心动过缓的最重要步骤是充分的正压人工呼吸。但是在足够的 100% 氧正压人工呼吸和胸外按压 45～60 秒后心率仍＜ 60 次/分，应给予肾上腺素或扩容或二者皆给。少数情况下，复苏后可用碱性液、麻醉药对抗剂或血管加压剂。

（1）肾上腺素：

1）给药指征：在 30 秒正压通气和 45～60 秒胸外按压配合正压通气后，心率仍＜ 60 次/分，需要使用心脏兴奋剂，如肾上腺素。

2）剂量和给药途径：过去推荐肾上腺素首次剂量通过气管内导管给予，因为建立静脉给药途径需要时间，气管内给药迅速。但近年来研究显示，气管内给药发挥作用所需剂量远大于通常的推荐剂量。因此，推荐一旦脐静脉途径建立，应尽可能脐静脉给药。推荐剂量是每次 $0.01 \sim 0.03mg/kg$（即 $1 ： 10000$ 溶液 $0.1 \sim 0.3mL/kg$），不推荐大剂量静脉给药，因为动物和人的研究发现，如大剂量静脉给药可引起高血压、心肌和神经功能的损害。在脐静脉通道未建立或正在建立时可先气管内给药，剂量大于静脉剂量，为 $0.05 \sim 0.1mg/kg$（即 $1 ： 10000$ 溶液 $0.5 \sim 1.0mL/kg$），最大量不得超过 $0.1mg/kg$，因其安全性尚未得出最后的结论。不论何种途径给药，肾上腺素的浓度应为 $1 ： 10000$（mL/kg）。

（2）扩容剂：

1）扩容剂的应用指征：有低血容量的新生儿、已怀疑失血或新生儿休克（苍白、脉搏微弱、毛细血管再充盈时间＞3秒）且对其他复苏措施无反应时考虑扩充血容量。

2）扩容剂的选择：可选择等渗晶体溶液，推荐生理盐水或乳酸林格液，不选择胶体液（如清蛋白）。大量失血则需要输入与患儿交叉配血阴性的同型血或O型红细胞悬液。

3）使用方法：生理盐水首次剂量为10mL/kg，经脐静脉缓慢推入（＞5～10分钟）。在进一步的临床评估和观察反应后可重复注入。窒息新生儿和早产儿不恰当的扩容会导致血容量超负荷或发生并发症，如颅内出血。

（3）纳洛酮：新生儿复苏应用纳洛酮应有严格的适应证，具备如下条件可使用纳洛酮：①正压通气使心率和肤色恢复正常后出现严重呼吸抑制。②母亲在分娩前4小时以内有应用麻醉、镇痛药历史。应用时要注意：①必须先完成建立通畅的气道和正压通气。②母亲吸毒者或使用美沙酮者不能使用纳洛酮，否则导致新生儿惊厥。纳洛酮剂量为0.1mg/kg，静脉注射或肌内注射。

（4）新生儿复苏时不推荐使用碳酸氢钠。

（六）复苏中常见并发症的处理

1. 新生儿气胸

医源性气胸是新生儿气胸的主要原因，绝大部分与复苏操作及正压通气应用不当有关，临床表现多较严重。抢救此类患者的关键在于及时摄床边胸部 X 线片，发现气胸后先行胸腔穿刺抽气减压，改善呼吸、循环功能，随后尽快行胸腔闭式引流术，才能确保持续排除胸腔积气，防止病情反复，从而有效提高抢救成功率。张力较高的气胸由于胸腔压力很高，可导致回心血量明显减少，引流后可适当扩容血容量，防止低灌注的发生，同时也应积极针对原发病治疗。

医源性气胸的预防，关键在于熟练新生儿复苏的操作规范，复苏时及时彻底清除口腔、咽喉及气管内分泌物，胸外按压勿过频或过度用力；呼吸囊加压给氧时，最好接压力计，不可用力过大，对烦躁患儿应适度镇静。

2. 新生儿低体温

在窒息复苏过程中，如不注意保暖，很容易导致新生儿低体温，引起低血糖、酸中毒、硬肿症，甚至出现肺动脉高压、肺出血、脑室内出血等严重并发症，早产儿更是如此。故新版指南中对于复苏中保温予以了特别的强调。对早产儿尤其是极低出生体重儿，分娩前应提前升高产房温度，预热辐射抢救台，对婴儿的衣物和包被也应提前预热。出生后可立即予以无菌塑料袋或保鲜膜包裹颈部以下身体。如需要转运，应尽可能采取预热好的转运暖箱来保持体温。

3. 高氧相关损伤

窒息复苏中持续高氧吸入，可能导致高氧肺损伤，并增加早产儿视网膜病变的发生率。尽管仍没有足够的证据来确定复苏用氧的初始浓度，但现有数据表明与空气复苏比较，纯氧存在以下弊端。

（1）增加新生儿病死率（约40%）。

（2）至少在生后4周内提高了氧化应激。

（3）增加了心肌和肾的损伤。

（4）延迟康复（显著降低5分钟Apgar评分和心率，第1次啼哭或呼吸时间延迟）。

（5）增加复苏和给氧的时间。

（6）与儿童期白血病及癌症发生风险的增高相关。故在窒息复苏中，尤其是早产儿复苏，应尽量避免使用纯氧。在复苏后应及时调低用氧浓度，尽快停氧。

4. 脑出血

早产儿由于生发基质血管系统的特点，容易出现室管膜下及脑室内出血尤其是在窒息缺氧、酸中毒等情况下，脑血流波动较大，更加增加了出血的风险。故在窒息复苏中应注意操作轻柔，避免粗暴动作，尽量避免血压和颅内压的大幅波动，避免高糖、高渗液体的快速推注，避免碳酸氢钠的不当使用，避免高浓度、大剂量肾上腺素的使用，从而减少脑出血的发生。

5. 坏死性小肠结肠炎

围生期窒息的早产儿由于缺血、缺氧容易发生坏死性小肠结肠炎，应密切观察，延迟喂养或进行微量喂养。

第三节　新生儿呼吸暂停

新生儿尤其是早产儿的呼吸呈现多种模式，从规律呼吸到周期性呼吸或呼吸暂停都可能发生。尽管近年来对呼吸暂停病理生理改变的理解有很大的加深，但严重反复发作的呼吸暂停如处理不当可导致脑损伤，有报道胎龄 < 32 周早产儿呼吸暂停和心动过缓发作的天数与3岁时神经系统发育异常密切相关。在新生儿重症监护中仍需大量的时间对呼吸暂停发作进行监测、评估和管理。

呼吸暂停是指呼吸停顿超过20秒或不足20秒而伴发绀、突发苍白、心动过缓或肌张力低下，可分为继发性和原发性。继发性呼吸暂停是指因各种不同基础疾病及其他附加因素所致的呼吸暂停，常见原因有组织供氧不足、感染性疾病、中枢神经受损、代谢紊乱、环境温度不稳定、高胆红素血症、呼吸道梗阻、剧烈疼痛及母亲用过量麻醉、止痛药等，也有报道在早产儿视网膜病检查时因疼痛发生呼吸暂停。

原发性呼吸暂停是指由于呼吸中枢发育不完善，无明显发病因素所致的呼吸暂停，其发生率与成熟程度有关。多发生于胎龄 < 30 周的早产儿，其中胎龄 < 28 周的早产儿呼吸暂停的发生率可达 90%，胎龄 30 ~ 32 周的早产儿发生率约为 50%，胎龄 34 ~ 35 周的早产儿发生率约为 7%，胎龄 > 36 周的新生儿发生率明显减少。因此，通常原发性呼吸暂停多指早产儿原发性呼吸暂停。

呼吸暂停根据发作时的形式不同分为中枢性（无呼吸运动）、梗阻性（有呼吸运动而无气流进入）和混合性呼吸暂停。

一、诊断

由于阻抗呼吸监护仪难以分辨出气道梗阻时的呼吸动作和正常的呼吸动作，故需要监测心率或用监测心率代替监测呼吸。同时，还需要监测 SaO_2 以了解有无低氧血症的发生。胎龄 < 35 周的早产儿具有呼吸暂停高危因素，出生后至少需监护 1 周。如有呼吸暂停监护需要持续连续 5 天无明显呼吸暂停发生。即使使用了监护，一些呼吸暂停发作及心动过缓仍不能被发现。

在首次发生呼吸暂停之后，应评估可能的病因，一旦病因确定，应立即开始对应治疗。对于胎龄大于 34 周的新生儿发生呼吸暂停应该警惕并尽可能寻找病因，评估内容包括病史、体格检查、血气分析及持续的血氧饱和度监护、全血计数、血糖、血钙及离子水平。

早产儿呼吸暂停，特别是出生 1 周后的，也需要排除引起继发性呼吸暂停的多种病因后，方能诊断原发性呼吸暂停。

二、治疗

（一）体位干预

传统的护理体位一般是仰卧位，抬高肩颈 15°，保持颈部伸直在正中位，以保持呼吸道通畅。目前，关于早产儿最适宜体位的研究结论为俯卧位。林秀珍等学者研究发现早产儿俯卧头侧位较仰卧位有以下多种生理益处。

（1）有利于呼吸系统的发育，减少呼吸暂停的发生。

（2）胸廓和腹部运动的协调性较好，通气分布较仰卧位时更趋向平衡，因而呼吸频率增加。

（3）俯卧头侧抬高斜位有利于胃肠蠕动，增强胃的排空能力，降低胃食管反流和腹胀的发生率，从而减少了引起呼吸暂停的发病因素。

（4）俯卧头侧抬高斜位后能进一步减少心动过缓，增强患儿的呼吸功能，使肺部有良好的通气，同时腹内压降低，膈肌运动充分，动脉氧合得到进一步改善，进而预防呼吸暂停发作。国外研究资料提示俯卧位能增强胸腹呼吸运动时的协调性并能稳定胸壁而不影响呼吸方式和氧饱和度，并能降低早产儿呼吸暂停（AOP）的发生率。头抬高

15°俯卧位能消除 48.5% 的氧饱和度降低不良事件。

但需注意的是，在欧美等发达国家中，婴儿猝死综合征（SIDS）是新生儿期以后婴儿死亡的主要原因之一，一般发生在 1 个月至 1 岁，俯卧位是导致 SIDS 的主要原因之一。其主要是因为处于俯卧位时面部垂直朝下或接近垂直朝下时可因窒息加重缺氧，导致死亡。故给予患儿俯卧位时应注意头转向，同时严密心电监护。另外，早产儿因活动少，颈部肌肉张力较弱，俯卧头侧位时头转动减少，不致引起口鼻垂直朝下窒息死亡。单纯俯卧位姿势欠缺舒适性，而且患儿易滑至床尾。故部分学者提出了模拟宫内体位的"鸟巢式"护理。

陈丽萍等学者研究"鸟巢式"护理时在关于极低出生体质量儿的应用效果中指出，"鸟巢式"护理使患儿保持斜坡卧位，进食后采取右侧卧位，使贲门处于高位不易发生胃肠道反流。头颈部抬高，颈部略向后伸展，将呼吸道拉直，可避免食管受压。有利于保持呼吸道通畅；由于"鸟巢"的围绕，防止体位异常改变，减少因呼吸道屈曲影响有效呼吸。鸟巢护圈的震荡能起到抚摸和按摩的作用，对 AOP 有安抚作用，这些均有利于预防和减少呼吸暂停的发生。

谭启明等学者在研究鸟巢式护理对极低出生体重儿呼吸暂停的影响时也指出"鸟巢式"护理能使患儿更容易维持稳定的生理及肢体活动，能触及面部、促进手头互动，吸吮手指或拳头予以非营养性吸吮，提高吸吮力，增加口腔满足感，促进肠蠕动，增强消化能力，减少胃食管反流，从而减少呼吸暂停的发生。

（二）感官刺激

1. 触觉刺激

触觉刺激能治疗 AOP，可能与触觉刺激对脑干产生非特异性兴奋，从而引发呼吸有关。呼吸暂停发作时，临床上常通过叩背、弹足底等人工刺激来缓解，但是该方法存在需要专人守护、对患儿刺激较大等缺点。为克服人工刺激的缺陷，Pichardo 等学者利用一种触觉刺激仪器防治 AOP，该仪器能持续监测患儿的呼吸，在 AOP 发生时能主动刺激患儿，中断 AOP 的发生，虽然该仪器的刺激性较叩背、弹足底小，但仍然容易唤醒患儿。

Bloch-salisbury 等使用改良的触觉刺激仪器，该仪器在使用过程中不会唤醒患儿，研究结果显示 10 例早产儿中 65% 的血氧饱和度下降得到缓解。王晖等学者将 60 例早产儿随机分为两组，实验组使用新生儿呼吸监护自救仪，该仪器通过连接在早产儿脚上的振动自救器产生类似弹足底的效应，研究发现，新生儿呼吸监护自救仪防治 AOP 的有效率达 93.33%。利用仪器自动进行触觉刺激不但减轻了护理人员的工作量，并且对患儿的刺激较小，可以向临床广泛推广。

2. 嗅觉刺激

有学者发现，新生儿的呼吸频率随着气味的变化而变化，愉悦的气味可以兴奋嗅神经，增加呼吸动力，从而减少呼吸暂停的发生。Marlier 等将研究对象暴露于一种芳香的气味中，以验证嗅觉刺激对呼吸暂停的影响。研究者选择了 14 例对咖啡因和多沙普仑均无反应的早产儿作为研究对象，给予持续的嗅觉刺激，最终减少了 44% 不伴随心动过缓的呼吸暂停的发生，减少了 45% 伴随严重血氧下降的呼吸暂停的发生。因该研究持续仅 24 小时，且样本量小，无法评估长期应用嗅觉刺激患儿是否会产生耐受，甚至发生一些不良反应，期待更多高质量的研究来论证。

（三）氧疗

尽管在无症状早产儿的研究中发现，给予低流量氧疗后亚临床型的呼吸暂停、周期性呼吸、心动过缓的发生有所减少，但是目前还没有足够的证据表明氧疗或者提高基础氧饱和度值能预防或治疗早产儿呼吸暂停。

（四）补充 CO_2

Khan 等学者发现，新生儿体内 CO_2 的生理基线与发生呼吸暂停的阈值非常接近，所以，新生儿特别是早产儿的呼吸受到轻微的影响就可能使体内 CO_2 低于这个阈值，从而引发呼吸暂停。Al-saif 等学者认为，适当地提高 CO_2 可能会减轻或终止呼吸暂停的发生，研究中分别给予呼吸暂停的早产儿吸入浓度为 0.5%、1.0%、1.5% 的 CO_2，结果显示，吸入 CO_2 能减少呼吸暂停的发生频率和持续时间、改善血氧饱和度、改善通气，且浓度为 1.0% 的 CO_2 治疗效果最佳。

后来，Al-saif 等学者又比较了浓度为 0.8% 的 CO_2 与茶碱治疗 AOP 的疗效，将 42 例早产儿随机分为实验组和对照组，结果两组效果类似，观察还发现，CO_2 对脑血流速度无影响，不良反应也较茶碱少。因此，该研究认为治疗 AOP 吸入低浓度的 CO_2 比茶碱更加适合。

2012 年，Alvaro 等学者选择 87 例早产儿进行随机对照试验，实验组给予茶碱加空气吸入，对照组给予安慰剂加低浓度的 CO_2 吸入，结果发现吸入低浓度 CO_2 能治疗呼吸暂停，但疗效不如茶碱。因此，低浓度的 CO_2 可以缓解早产儿呼吸暂停的发生，但是能否替代茶碱等药物仍需要进一步评估。

（五）输血

有研究认为输注红细胞增加血液携氧能力，可以减少缺氧诱发呼吸抑制和呼吸暂停的可能性。但是早产儿呼吸暂停本身不应该成为输血的指征。

（六）控制高胆红素血症

在新生儿严重高胆红素血症并发核黄疸时，脑内（包括脑干）的许多部位发生黄染。早产儿呼吸暂停被认为是脑干介导的呼吸控制能力不成熟的表现。高胆红素血症和一过性的胆红素脑病，都可增加早产儿呼吸暂停的发生率，严格地控制高胆红素血症是否可以减少呼吸暂停的发生，有待进一步研究。

（七）抗反流治疗

药物抗反流治疗可以降低胃内的酸度或增加肠动力。因此，如果患儿有呕吐或溢乳症状时，无论其是否有呼吸暂停都应该使用抗反流药物。一般认为呼吸暂停和胃食管反流有关，但目前尚存在较多的争论。

（八）连续气道正压通气

1. 经鼻连续气道正压通气（NCPAP）

既可以稳固上呼吸道，又可以增加功能残气量。从而减少咽喉部阻塞的风险，改善氧合状况。进而延长从呼吸停止到发生血氧饱和度下降、心动过缓的时间。NCPAP 可以显著降低早产儿混合性和阻塞性呼吸暂停的发生率，但对中枢性呼吸暂停的疗效不明显。

2. 经鼻间歇正压通气（NIPPV）

NIPPV 是一种基于 NCPAP 基础上的间歇正压通气支持模式。可以有效地增加 NCPAP 在呼吸暂停频发或较严重的早产儿中的疗效。

随着 NCPAP 的使用也出现了很多的问题。它产生的压力可使局部组织坏死，从而使得鼻腔狭窄，变形鼻塞会刺激鼻孔使鼻腔内分泌物增多，增加鼻部和全身性感染的风险。另外，患儿常变得焦躁不安，甚至需要使用镇静剂才能较好地把鼻塞固定在鼻腔内。这使得人们进一步改良 NCPAP 的传送模式。

3. 高流量鼻导管吸氧

最初设计鼻导管是用来供应低流量氧气，而不是用来产生持续气道正压的。但如果流量增加到 $1 \sim 2L/min$，鼻导管就能向早产儿提供一个显著的正性扩张压。气流产生的压力和流速成正比，同时也受到很多其他因素的影响，包括鼻导管的结构和婴儿呼吸道的解剖结构。高流量鼻导管吸氧被认为是非常有效的产生正性扩张压的方法，可以达到 $6cmH_2O$，治疗早产儿呼吸暂停的效果与 NCPAP 相近。

但是，如果通过鼻导管给早产儿提供更高流量、更高压力的氧气就可有一定危险。而且，由于鼻导管不是完全密封的，所以很难估计在给定流量下产生的气道压力究竟是多少，同时，通过鼻导管的气体的湿化也成问题，故目前不进行常规推荐。

（九）药物治疗

1. 甲基黄嘌呤类药物

甲基黄嘌呤类药物仍然是目前临床治疗 AOP 的主要药物，包括茶碱、氨茶碱、咖啡因。该类药物是非选择性腺苷受体拮抗剂，可增加分钟通气量，提高呼吸中枢对 CO_2 的敏感性，降低呼吸抑制，增强膈肌活动，改善呼吸肌收缩力，并减少周期性呼吸。因喉感受器激活，吞咽活动和上气管关闭导致呼吸暂停发生的强烈抑制反射被称为喉化学反射（LCR）。

近期有生理学实验动物模型表明，胃内容物反流，吞咽呼吸不协调，或其他某些因素致咽部分泌物积聚等均可通过喉上神经反射性抑制呼吸引起呼吸暂停。动物试验中发现氨茶碱可通过预防实验动物 LCR 而减少 AOP 发生。氨茶碱首次负荷量 5mg/kg，加入 10% 葡萄糖注射液 20mL 连续静脉滴注，12 小时后给予每次 2.5mg/kg 维持，2 次 / 天，相隔 $8 \sim 12$ 小时使用。氨茶碱半衰期 $30 \sim 33$ 小时，治疗血药浓度 $5 \sim 15mg/L$。氨茶碱治疗量与中毒量接近，早产儿肝肾功能不成熟，半衰期比成人长 $5 \sim 6$ 倍，并且血药浓度不稳定，即使每天给予常规量，有些也会出现烦躁、心动过速、低血压、惊厥、恶心、呕吐，喂养不耐受、腹胀及胃肠道出血等不良反应。

咖啡因的半衰期为 72 ～ 96 小时，基础负荷量 20mg/kg，24 小时后给予维持量，每次 5mg/kg，1 次 / 天，静脉滴注。口服后吸收良好，其生物利用度接近 100%。在新生儿中，20mg/kg 的柠檬酸咖啡因剂量产生 6 ～ 10mg/mL 的血药峰浓度，平均时间为30 分钟至 2 小时的峰值。其被人体吸收不受食物的影响，比氨茶碱有更安全的治疗范围。国外学者在一项多中心、随机、双盲试验中研究发现，高剂量的咖啡因［20mg/（kg•d）］有利于上机已经超过 48 小时患儿的拔管，并显著减少再次插管上机的可能性，能降低支气管发育不良的发生率，并能显著降低脑瘫和认知发育延迟的发生率。在病死率、耳聋、脑损伤、视网膜病变等方面与安慰剂组比较无显著差异。咖啡因会产生一过性体重增加减慢，最大的差异出现在第 2 周（32g 的咖啡因组与 13g 的对照组，P＜0.01）。3 周后则体重增加无显著差异。由于咖啡因疗效好，安全，使用方便，国外已逐渐取代氨茶碱。国内主要为枸橼酸咖啡因，可与胆红素竞争清蛋白，故黄疸较重的早产儿慎用。

2. 纳洛酮

AOP 极易造成机体缺氧，尤其是脑缺氧。促使内源性阿片样物质释放入血，导致血浆内啡肽升高，作用于阿片受体，对中枢神经系统、呼吸、循环等系统产生抑制作用，进一步加重缺氧。纳洛酮能通过血－脑屏障，拮抗内源性阿片物质，逆转其对中枢神经系统、呼吸、循环系统的抑制，从而收到治疗 AOP 的效果。成玲等学者报道纳洛酮与氨茶碱比较，具有以下优点。

（1）能拮抗呼吸暂停时中枢神经系统明显增加的阿片样物质（β- 内啡肽等），从而解除呼吸抑制，增加呼吸频率，改善通气。

（2）增加心排出量，改善冠脉循环，增加脑灌注，对心脑有保护作用。

（3）起效快，静脉用药 1 ～ 3 分钟后起效。

（4）安全范围较大（0.01 ～ 0.2mg/kg），新生儿用量曾有报道达 0.4mg/kg 也未发现任何不良反应。

（5）无须监测血药浓度。故其应用纳洛酮联合氨茶碱在 AOP 治疗中取得较为满意效果。

3. 东莨菪碱

甲基黄嘌呤类药物在兴奋呼吸的同时，会增加氧耗。而东莨菪碱作为胆碱能受体阻断剂，既可直接兴奋呼吸中枢，还有镇静大脑皮层的作用，更具有降低机体氧耗量，解除小动脉痉挛，改善脑组织缺氧状态，阻断多器官功能损伤的效果。李凤启在应用纳洛酮联合东莨菪碱治疗 AOP 的临床观察中取得良好效果。

4. 氨溴索

AOP 发生原因主要为中枢神经系统、呼吸系统器官的发育不成熟。甲基黄嘌呤类、纳洛酮等药物对呼吸器官的发育成熟影响不大。氨溴索具有黏液排除促进作用及溶解分泌物的特征，能够促进内源性肺表面活性物质的合成和分泌，从而降低肺泡表面张力使萎陷的肺泡重新充盈。同时氨溴索具有高度的肺组织亲和力能改善肺功能及肺组织的顺应性促进肺成熟。李梅娟等学者应用小剂量氨茶碱联合氨溴索防治 AOP，有效改善早产儿反复出现呼吸暂停的临床进程，缩短了用氧时间。

5. 多沙普仑

多沙普仑被认为可刺激呼吸从而用于治疗呼吸暂停，尤其是应用甲基黄嘌呤类药物效果不佳时。多沙普仑低剂量时主要作用是外周，较大剂量时作用于中枢，能增加呼吸频率和每分钟通气量，能降低动脉二氧化碳分压和提高动脉氧分压。该药需要静脉持续滴注。开始剂量为 0.5mg/（kg·h），如疗效不满意，可在 6～12 小时以每次 0.5mg/（kg·h）速度逐渐增加，最大剂量为 2.0～2.5mg/kg；其效果往往呈剂量依赖性，血药浓度＞3.5mg/L 可出现明显不良反应。停药时应以每次减 0.5mg/kg 的速度，在 24～48 小时逐渐撤离。

国外学者发现，多沙普仑可能在治疗开始的 48 小时能减少呼吸暂停的发作，但在 48 小时至 7 天，其失败率达 80%，且未能评估其远期疗效和不良反应。

（十）管饲方法

1. 经幽门喂养

在临床上，胃食管反流通常与 AOP 的发生同时出现。Misra 等通过对 41 例经幽门喂养案例的回顾性研究发现，对早产儿采用经幽门喂养后，呼吸暂停的发生次数从平均每天 2.43 次降低为 1.06 次，差异有统计学意义。另一项研究对 72 例怀疑有胃食管反流的极低出生体重儿采取经幽门喂养，比较喂养前 3 天和喂养后 3 天呼吸暂停及心动过缓的发生次数，结果显示，早产儿采用经幽门喂养可减少呼吸暂停和心动过缓的发生次数。

2. 口胃饲管代替鼻胃饲管

上呼吸道阻力增加是 AOP 的发病机制之一，据报道，鼻胃饲管能增加 50% 的上呼吸道阻力。因此，Bohnhorst 等认为用口胃饲管代替鼻胃饲管可以减少呼吸暂停的发生，为验证这一观点，Bohnhorst 开展了一项随机对照试验，研究选择了 32 例需要管饲喂养的早产儿，记录其 24 小时心率、血氧饱和度等的变化，发现胃管插入途径对心动过缓和氧饱和度下降的影响没有差异，Bohnhorst 认为出现这样的结果，可能与口胃饲管刺激迷走神经、研究持续时间太短等有关。因此，需要更多的研究来探讨呼吸暂停早产儿的最佳喂养方式。

（十一）调节环境温度

环境温度过高会使早产儿呼吸节律不稳定，温度过低又不利于早产儿血液循环及代谢，因此我们通常根据早产儿的胎龄和出生体重选择适当的暖箱温度，以维持早产儿的正常体温。

然而，Toumeux 等发现使环境温度适当低于体温可能有利于减少 AOP 发生，研究者将 22 例早产儿暖箱的温度分别设置为 30.4℃、32.5℃ 和 34.2℃，结果温度为 30.4℃ 暖箱中的患儿更少发生 AOP。虽然如此，但该研究样本量小、干扰因素多，对于发生呼吸暂停的早产儿暖箱温度设置范围仍需要进一步研究。

第四节　新生儿黄疸

新生儿黄疸是指在新生儿期，由于血清胆红素水平升高而引起的皮肤、黏膜及巩膜黄染。新生儿黄疸分为生理性黄疸和病理性黄疸两类。生理性黄疸是新生儿常见的正常生理现象，通常出现在出生后 2～3 天、4～5 天达高峰，约 1～2 周后消退，胆红素水平通常低于危及健康的范围，且不伴有其他病理症状。

一、诊断

（一）病史

在病史采集中应仔细询问母亲的妊娠史，包括胎次、是否有流产、死胎及输血史，妊娠期间并发症、是否出现产前感染或羊膜早破等情况，兄弟姐妹有无黄疸史或家族史；新生儿是否为早产儿、低出生体重儿或糖尿病母亲所生；父母的血型；分娩过程（分娩方式，有无难产史，是否使用过缩宫素、镇静剂、麻醉剂或输注葡萄糖等）；母婴双方的用药史，是否服用过特殊药物等。

此外，应了解喂养方式（母乳或人工喂养）、新生儿的食欲、呕吐、排便、尿和粪便的颜色、体重增加情况等。对于黄疸的出现时间应详细询问，极为重要：若在出生后 24 小时内出现明显黄疸，应考虑新生儿 Rh 或 ABO 血型不合引起的溶血病；若在生后 2～3 天出现且超出生理性黄疸的范围，多由围产期因素引起；若在生后 4～5 天后加重，应考虑感染或胎粪排出延迟。

若排除以上原因且为母乳喂养者，应考虑母乳性黄疸。若黄疸在生理性黄疸期已过后仍持续或加深，应考虑晚发性母乳性黄疸、感染性疾病、球形红细胞增多症或甲状腺功能低下等。若出现尿黄、粪便发白的情况，应进一步考虑新生儿肝炎、遗传代谢性肝病、胆管闭锁或狭窄、胆汁黏稠综合征等可能。

（二）体格检查

评估新生儿黄疸应在光线充足的环境下进行。首先观察黄疸的色泽：如果色泽鲜亮，有光泽，呈橘黄或金黄色，偶尔带有轻微苍白，通常提示未结合胆红素血症；若黄疸色泽呈灰黄色或黄绿色，则多见于高结合胆红素血症。其次，观察黄疸的分布范围有助于粗略估计血清胆红素水平，尤其在无法直接检测胆红素时可作为参考。然而，有观点认为肉眼观察黄疸并不可靠，容易产生误差，尤其对肤色较深的新生儿评估难度更大。

此外，应检查新生儿的整体情况，关注是否有异常表现，包括皮肤苍白、出血点、脓疱疹，是否出现呼吸困难或肺部啰音，肝脾是否肿大，脐周是否红肿或有分泌物。对于重度黄疸患儿，还应特别注意有无神经系统症状，如精神萎靡或过度激惹，前囟是否紧张，是否有凝视现象，肌张力是否异常，生理反射是否减弱或消失等。

（三）实验室检查

1. 胆红素检测

胆红素检测是诊断新生儿黄疸的重要指标。传统方法通过静脉血偶氮法测定血清总胆红素（TSB）及结合胆红素的值。然而，由于新生儿静脉采血困难，难以反复取样随时监测，这在一定程度上影响了及时诊断和临床监测。目前，微量血胆红素测定已广泛应用，取代 TSB 检测。该方法简便易行，且大量数据观察显示，微量血与静脉血 TSB 检测值呈良好的线性相关，微量血测得的胆红素值略高于静脉血，但差值小于 17μmol/L（1mg/dL）。国际上已普遍认可微量血胆红素测定可替代静脉血检测，作为诊断依据。采血及标本运送时应避免阳光及蓝光照射，血样应尽快检测。

近年来，经皮胆红素仪也用于与微量血胆红素仪的对比研究，结果表明二者同样具有良好的线性关系。MaiseLs（2004）使用新型经皮胆红素仪（JM-103meter）对大样本白种人群进行检测，取得了良好的相关性，适用于流行病学研究。我国目前仅将经皮胆红素仪用于筛查，不作为临床诊断依据。

在临床中，直接胆红素和结合胆红素常被视作同义词，但其实际意义略有不同。直接胆红素是指胆红素与重氮化对氨基苯磺酸直接反应所得的值；结合胆红素则为未结合胆红素在肝中与葡萄糖醛酸结合形成的水溶性胆红素。其临床评估标准也略有不同：当 TSB ≥ 85.5μmol/L（5mg/dL），直接胆红素超过 TSB 的 20% 即为异常；若 TSB < 85.5μmol/L（5mg/dL），直接胆红素大于 17.1μmol/L（1mg/dL）也为异常。若以结合胆红素为标准，则无论 TSB 水平如何，结合胆红素 > 17.1μmol/L（1mg/dL）即属异常。国内多采用传统方法测定直接胆红素，国外则常用 Kodak Ektachem 700 方法（即Vitros 法）测定结合胆红素。

2. 其他实验室检查

（1）红细胞、血红蛋白、网织红细胞和有核红细胞：在新生儿黄疸时，应常规检测这些指标，以筛查新生儿溶血性疾病。溶血病患儿通常表现为红细胞和血红蛋白减少，网织红细胞显著增多，可达 40% ~ 50%，尤其在 Rh 溶血病中；有核红细胞计数超过10 个 / 每 100 个白细胞。在必要时可进行血涂片检查，以观察红细胞形态。

（2）血型：包括父母及新生儿的 ABO 和 Rh 血型，特别是在怀疑新生儿溶血病时尤为重要。必要时，可进一步检测血清中特异性抗体以协助确诊。

（3）红细胞脆性试验：在怀疑黄疸由溶血引起且排除 Rh 或 ABO 溶血病的情况下，可进行该试验。若红细胞脆性增高，应考虑遗传性球形红细胞增多症或自身免疫性溶血症；若脆性降低，则提示可能存在地中海贫血等血红蛋白病。

（4）尿胆红素检查：正常情况下尿中不含胆红素，若尿胆红素呈阳性，提示血清结合胆红素增高。

（5）高铁血红蛋白还原率：正常值 > 0.75（75%），在红细胞葡萄糖 -6- 磷酸脱氢酶缺乏症（G6PD 缺乏症）患者中此值减低，因此应进一步检测 G6PD 活性以明确诊断。

（6）感染筛查：在怀疑感染引起黄疸时，应进行血液、尿液和脑脊液培养，检测血清特异性抗体、C 反应蛋白、红细胞沉降率及血常规等。

（7）肝功能检查：通过检测血清总胆红素和结合胆红素水平，丙氨酸转氨酶（ALT）是肝细胞损伤的敏感指标；碱性磷酸酶在肝内胆道梗阻或炎症时升高，伴随核苷酸酶增高则更具诊断意义。甲胎蛋白增高提示肝功能受损。严重肝功能异常时，血浆清蛋白降低，凝血酶原时间延长。

（8）基因检测：通过 PCR、等位特异性寡核苷酸探针杂交和限制性片段长度多态性分析等技术，检测与胆红素代谢相关的二磷酸尿苷葡萄糖醛酸转移酶（UGT）基因突变，有助于新生儿黄疸的基因诊断。

（四）影像诊断

1. 超声

腹部超声检查是一种无创性诊断技术，尤其适用于新生儿。对于胆道系统疾病，如胆管囊肿、胆管扩张、胆结石、胆管闭锁及胆囊缺如等，超声可清晰显示病变情况，有助于明确诊断。

2. 放射性核素肝扫描

使用 ^{99m}Tc 标记的氢亚胺乙酸（IDA）化合物进行扫描，具备半衰期短（6 小时）和低辐射剂量等优点。通过 γ 照相机可观察肝胆系统的功能状态。若为肝炎，在 1.5～3 小时内可见胆囊内放射性物质；若为胆管闭锁，24 小时内胆囊不显影，严重肝实质病变也可表现出相似图像，提示胆汁淤积可能性。

3. 计算机断层摄影（CT）

CT 成像在胆道系统疾病的显示上优于腹部超声检查，可用于鉴别脂肪肝和肝内糖原累积病。脂肪肝在 CT 中呈现低密度影像，而糖原累积病呈现高密度影像。

4. 磁共振胰胆管造影（MRCP）

MRCP 可清晰呈现胆道系统的解剖结构，包括胆囊、胆囊管、胆总管、左右肝管及肝内二级肝管影像，便于胆道系统疾病的诊断。据报道，MRCP 对胆管闭锁的诊断准确率可达 98%。

（五）其他

1. 肝活检

肝活检通过肝穿刺获取组织样本，进行电镜检查，以帮助诊断肝脏疾病。在肝炎时，肝活检可显示肝小叶结构紊乱，伴有多核巨细胞和轻度胆汁淤积，而胆管增生不明显；而在胆管闭锁时，肝小叶结构相对正常，但伴有明显的胆管增生和胆汁淤积，并可见多核细胞。通过肝组织的组织化学、超微结构、免疫病理及病毒学检测，必要时还可进行特异性酶检查，对于肝脏疾病的诊断和鉴别诊断具有重要价值。然而，由于新生儿期的特殊性，这种检查通常较少使用。

2. 呼气中一氧化碳测定（ETCO）

ETCO 基于血红素在血红素加氧酶作用下降解为胆红素的过程中释放 CO 的原理，通过测定气道中 CO 的浓度，可以早期预测血胆红素生成速率。可采用非分散型紫外线分析法或微量 CO 气体分析法进行测定。

3. 听、视功能电生理检查

电生理检查包括脑干听觉诱发电位（BAEP）和闪光视觉诱发电位（FVEP），用于评估听觉和视觉传导神经通道的功能状态。这些检查有助于早期预测由胆红素毒性引起的脑损伤，并可用于诊断暂时性或亚临床阶段的胆红素神经毒性。

二、治疗

新生儿黄疸的处理主要目的是预防胆红素脑病的发生。光疗是目前应用最广泛且安全有效的治疗方法，通常在黄疸管理中首选。当光疗效果不理想时，可选择换血以迅速降低胆红素水平。此外，还可以通过药物来减少胆红素的生成，加速其清除，或抑制胆红素的肠肝循环。然而，新生儿高胆红素血症的干预标准仍存在争议，尤其是在足月或接近足月的健康新生儿中。近年来的研究表明胆红素具有抗自由基的作用，甚至比维生素 E 更强。

因此，在处理新生儿黄疸时应综合考虑利弊，从血清总胆红素（TSB）值、胎龄、出生体重、日龄及有无高危因素等多方面进行评估，既要避免过度诊断和治疗，也要防止胆红素监测不足而引发胆红素脑病。

过去，对于黄疸新生儿，无论日龄，只在 TSB > 205μmol/L（12mg/dL）或 220.5μmol/L（12.9mg/dL）时才诊断为高胆红素血症，再行进一步检查。这种标准可能难以实现早期诊断和防治。实际上，TSB 水平对个体的影响受机体状态及内环境等多因素影响，单一的固定标准不足以准确指导干预。

在此背景下，中华医学会儿科分会新生儿学组于 2001 年制定了"新生儿黄疸干预推荐方案"，并于 2004 年修订发布了《新生儿黄疸诊疗原则的专家共识》。美国儿科学会在 2004 年也发布了《胎龄 ≥ 35 周新生儿高胆红素血症处理指南》，对临床实践具有重要参考价值。目前普遍认为，在小时列线图中，TSB 处于 40 百分位以下为低危区，40 ~ 75 百分位为中低危区，75 ~ 95 百分位为中高危区，95 百分位以上即为高危区，应考虑为高胆红素血症并进行干预；TSB 大于 20mg/dL 为重度高胆红素血症；超过 25mg/dL 为极重度高胆红素血症；而超过 30mg/dL 则为危险性高胆红素血症。

（一）光疗

未结合胆红素在光照后可发生三种变化，形成构形异构体、结构异构体和光氧化产物，其中结构异构体（即光红素）的形成尤为关键。光红素能迅速经胆汁和尿液排出体外，无须通过肝脏代谢，这也是光疗能够降低血清 TSB 水平的主要机制。

1. 光疗设备与方法

光疗光源可以选择蓝光（波长 425 ~ 475nm）、绿光（510 ~ 530nm）或白光（550 ~ 600nm）。常用的光疗设备包括光疗箱、荧光灯、LED 灯和光纤毯。光疗方式有单面光疗和双面光疗。光疗效果与暴露面积、光照强度及持续时间密切相关。标准光疗的光照强度为 8 ~ 10W/（cm² · nm），而强光疗为 > 30W/（cm² · nm）。当胆红素水平接近换血标准时，建议采用持续强光疗，持续时间应超过 12 小时。

2. 光疗指征

新生儿高胆红素血症的光疗指征难以用单一标准界定，应考虑不同胎龄、日龄及是否存在胆红素脑病的高危因素。对于胎龄 35 周以上的晚期早产儿和足月新生儿，可参考 2004 年美国儿科学会（AAP）制定的光疗标准，该标准基于胎龄和胆红素脑病风险因素，尽量降低过度光疗和延误光疗的风险。在无法密切监测胆红素水平的机构，可适当放宽光疗标准。对于出生体重＜ 2500g 的早产儿，也应适当放宽光疗标准（表 6-3）。对于极低出生体重儿或皮肤受压后出现大片瘀斑的新生儿，可给予预防性光疗。若患儿结合胆红素升高，则光疗可能引发"青铜症"，因此不建议进行光疗。

表 6-3　新生儿光疗和换血标准

体重	TSB（mg/dl）											
	＜ 24 小时		＜ 48 小时		＜ 72 小时		＜ 96 小时		＜ 120 小时		≥ 120 小时	
	光疗	换血	光疗	换血	光疗	换血	光疗	换血	光疗	换血	光疗	换血
＜ 1000g	4	8	5	10	6	12	7	12	8	15	8	15
1000 ～ 1249g	5	10	6	12	7	15	9	15	10	18	10	18
1250 ～ 1999g	6	10	7	12	9	15	10	15	12	18	12	18
2000 ～ 2299g	7	12	8	15	10	18	12	20	13	20	14	20
2300 ～ 2499g	9	12	12	18	14	20	16	22	17	23	18	23
≥ 2500g	10	12	14	18	16	20	18	22	19	23	20	25

3. 光疗中应注意的问题

光疗中使用的蓝光波长可能对黄斑造成损伤，因此在治疗时需要用黑色眼罩遮住婴儿双眼，并使用遮光尿布保护会阴部，尽量暴露其他皮肤以提高疗效。由于光疗过程中会增加不显性失水，应注意补充液体，确保充足的尿量排出。应密切监测体温，防止过热。

此外，应定期检测胆红素水平，一般每 12 ～ 24 小时测一次，对于溶血症或 TSB 接近换血标准的患儿，建议每 4 ～ 6 小时测一次。当胆红素水平降至光疗标准以下时，可暂停光疗，但仍需要密切监测 TSB，以防反弹。若在光疗中出现发热、腹泻或皮疹，根据其严重程度决定是否继续光疗。

（二）换血

换血可有效降低胆红素水平，清除致敏红细胞并缓解贫血。然而，换血需要在特定条件下进行，并可能引发不良反应，因此应严格把握指征。

1. 换血指征

对于胎龄 35 周以上的晚期早产儿和足月新生儿，可参考美国儿科学会（AAP）推荐的换血标准（图 6-4）。在准备换血的过程中，先给予患儿双面强光疗 4 ～ 6 小时，若 TSB 未下降甚至持续上升，应立即进行换血。在严重溶血的情况下，若出生时脐血胆红素＞ 4.5mg/dL（76mmol/L）、血红蛋白＜ 110g/L，且伴有水肿、肝脾肿大和心力衰竭，应考虑换血。若患儿出现急性胆红素脑病的症状，则应立即换血，不论胆红素水平是否达到换血标准。

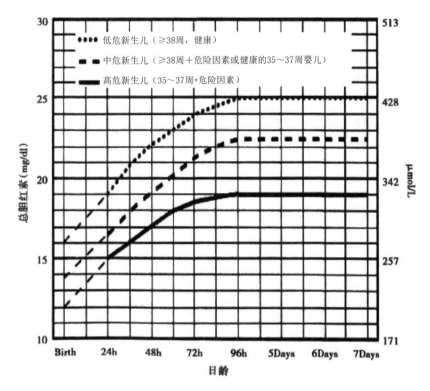

图 6-4 胎龄 ≥ 35 周健康新生儿换血指南

2. 血源的选择

在 Rh 溶血病的换血操作中，血源应选择 Rh 血型与母亲相同，ABO 血型与患儿相同的血液。这是因为 Rh 血型不合是导致 Rh 溶血病的主要原因，选择与母亲相同的 Rh 血型血源可以减少免疫反应的发生。而在 ABO 血型方面，与患儿相同的血型能够更好地适应其生理需求。然而，在紧急情况下，也可选择 O 型血作为替代。

对于 ABO 溶血病，如果母亲为 O 型血，孩子为 A 型或 B 型，那么首选的血源是 O 型红细胞和 AB 型血浆的混合血。这种组合能够在一定程度上平衡抗原抗体反应，减少溶血的进一步发生。同样，在紧急状况下，也可以选择 O 型血或与患儿相同的血型进行换血。

3. 换血量

换血量通常为新生儿血容量的 2 倍，或者按照 150 ~ 160mL/kg 来计算。准确的换血量需要根据新生儿的具体体重、病情严重程度及身体状况等因素进行综合考量和精确计算。换血量不足可能无法有效清除胆红素和抗体，达不到治疗效果；而换血量过多则可能给新生儿带来过大的负担，引发一系列并发症。

4. 换血途径

换血可以选用脐静脉和较大的静脉进行。脐静脉相对较粗，操作较为方便，能够快速地进行血液的输入和输出。此外，还可选用脐动脉和静脉同步换血的方式，或者通过外周静脉进行换血。不同的换血途径各有其优缺点，医生会根据新生儿的具体情况和医院的条件选择最合适的途径。

5. 换血中应注意的问题

在换血过程中，需要密切注意监测新生儿的生命体征并做好详细记录。包括心率、呼吸、血压、体温等重要指标，以便及时发现异常并采取相应的措施。同时，要严格执行无菌操作，防止感染的发生。

此外，还应注意监测血气、血糖、电解质、血钙、血常规等指标。血气分析可以了解新生儿的氧合和酸碱平衡情况；血糖监测有助于预防低血糖的发生；电解质和血钙的检测能够及时发现电解质紊乱和低钙血症；血常规可以反映红细胞、白细胞和血小板的变化。

在换血时，需等容量匀速地抽出和输入血液，一般要控制全程在 90～120 分钟完成。这样可以避免血液流速过快或过慢对新生儿造成不良影响，保证换血过程的平稳和安全。

（三）药物治疗

1. 抑制胆红素生成

（1）金属卟啉：金属卟啉类药物作为血红素加氧酶（HO）的抑制剂，通过竞争性抑制 HO，减少血红素向胆绿素的转化，从而降低胆红素生成。研究表明，金属卟啉还可抑制 HO 的同工酶活性，进一步增强抑制效果。

目前临床常用的金属卟啉包括锌卟啉和锡卟啉，其中锡卟啉已获得美国食品药品监督管理局（FDA）批准，适用于 ABO 血型不合、G-6-PD 缺乏及不适合使用血制品的患者，具有显著疗效。研究显示，金属卟啉可有效降低胆红素水平，减少光疗和换血需求。低剂量锌卟啉在无光敏物质干扰的情况下对 HO 的抑制效果最佳，具有临床应用价值。有学者认为，金属卟啉治疗新生儿黄疸安全有效，但仍需要进一步明确金属种类，并通过临床试验证实其安全性。

（2）D-青霉胺：是一种金属离子螯合剂，可抑制 HO 活性。研究显示，针对 ABO 血型不合的新生儿黄疸，使用 D-青霉胺 300～400mg/（kg·d）治疗 24 小时后，患儿胆红素峰值可降低 16%，换血需求减少 91%；而 72 小时后用药效果不显著。由于成人长期使用该药可能引发严重不良反应，如重症肌无力和再生障碍性贫血，因此不适合长期应用，其安全性仍需进一步研究。

（3）静脉注射用人免疫球蛋白（IVIG）：主要用于新生儿 ABO 溶血病，通过与单核巨噬细胞表面的 Fc 受体结合，阻断溶血过程，减少红细胞破坏，进而降低胆红素生成。研究表明，IVIG 在治疗溶血性新生儿高胆红素血症方面安全有效，联合光疗可降低胆红素水平，显著减少光疗时间和换血需求。临床使用时建议以 Bhutani 曲线的 95 百分位胆红素水平为 IVIG 治疗的合理阈值。然而，有研究指出，IVIG 对 Rh 溶血性疾病无明显作用，其在 ABO 溶血性疾病中的效果仍存在争议，需谨慎应用。

（4）还原型谷胱甘肽：是一种重要的体内还原剂，参与多种代谢过程，保护肝功能，促进胆酸代谢和胆汁酸降解，加速自由基排泄，保护血红蛋白和膜蛋白免受过氧化损伤，从而减少红细胞破坏，降低胆红素生成。研究表明，谷胱甘肽转移酶 M1 基因缺失的新生儿因缺乏谷胱甘肽表达，患病理性黄疸的风险更高。国内研究发现，单用还原型谷胱甘肽或联合复方甘草酸苷使用，可显著降低胆红素水平，有助于新生儿黄疸的治疗，但缺乏大样本和多中心临床试验证实。

（5）其他：在常规治疗基础上，使用复方甘草甜素注射液治疗新生儿ABO溶血病，取得了良好的退黄效果。此外，联合蓝光照射与维生素E等抗氧化剂使用，可增强光疗效果。

2. 阻断胆红素肝肠循环，减少胆红素重吸收

（1）微生态制剂：新生儿出生早期肠道菌群尚未完全建立，服用益生菌制剂可促进正常菌群的形成。健康的肠道菌群能够将胆红素还原为尿胆原和粪胆原并排出体外。益生菌代谢产物还可降低肠道pH，从而抑制β-葡萄糖醛酸酶的活性，减少结合胆红素分解为游离胆红素，阻断肠肝循环并降低胆红素重吸收。研究表明，益生菌还能降低粪便黏度，促进胃肠蠕动，有利于胆红素排出。

常用微生态制剂包括枯草杆菌二联活菌颗粒（如妈咪爱）、双歧杆菌三联活菌散（培菲康）、双歧杆菌乳杆菌三联活菌片（金双歧）、鲍氏酵母菌及布拉氏酵母菌散（亿活），对新生儿黄疸具有显著疗效。研究证实，布拉氏酵母菌（250mg/天）对体重极低的新生儿黄疸安全有效，可缩短光疗时间，且无不良反应。微生态制剂疗效显著，无明显不良反应，适合临床应用，可与其他疗法配合治疗新生儿黄疸。

（2）蒙脱石散：蒙脱石具层状结构和电荷不均分布，对消化道内的病毒、细菌及其毒素具有固定和抑制作用。它能覆盖消化道黏膜，固定并吸附肠道内未结合胆红素，促进其排出，减少肠道对胆红素的吸收，从而降低血清胆红素水平。研究表明，蒙脱石散能有效阻断肝肠循环，减少胆红素的肠道吸收，且不良反应少，安全性较高。

（3）胃肠动力药：可加速胃肠蠕动，促进粪便排出，减少粪便在体内的停留时间，从而降低肠道对未结合胆红素的重吸收。此类药物特别适用于排便困难的新生儿，目前用于治疗新生儿黄疸的药物包括多潘立酮和西沙必利，但应警惕其可能引发锥体外系反应等不良反应。对胎龄小于34周的早产儿，应慎用西沙必利。

（4）活性炭：活性炭通过吸附肠道中的未结合胆红素，阻止其被肠道重吸收，从而促进胆红素的排出。口服活性炭可作为新生儿黄疸的辅助治疗手段，但其安全性和有效性尚需进一步评估，当前临床应用较少。

3. 增加胆红素蛋白结合

清蛋白是血浆中主要的蛋白质之一，可与未结合胆红素结合，阻止其透过血-脑屏障，从而降低黄疸的风险，同时加速胆红素的转运，降低血浆未结合胆红素的浓度。研究表明，人血清蛋白可有效降低慢性和急性溶血性高胆红素血症中胆红素的血液水平，并防止其在大脑中的沉积。对足月高胆红素血症患儿，换血前1小时注射清蛋白（1g/kg）可显著降低血清胆红素水平，减少光疗时间。

在新生儿黄疸的治疗中，清蛋白联合蓝光照射优于茵栀黄联合蓝光的效果。此外，一些阴离子类药物（如水杨酸类、磺胺类）可与胆红素竞争清蛋白结合，使部分胆红素释放。因此，临床上应避免使用此类药物，以免影响治疗效果。

4. 诱导肝 UGT1A1 活性，增加胆红素葡萄糖醛酸结合，增强肝清除胆红素的能力

（1）苯巴比妥：是一种长效镇静药，同时也是雄烷受体激动剂和肝药酶诱导剂。它可被肝细胞吸收，增强二磷酸尿苷葡萄糖醛酸转移酶（UGT）和多药耐药相关蛋白2（MRP2）的活性，从而增加胆红素的摄取、结合与排泄，降低血清胆红素水平。对于孕妇，产前一周每天注射苯巴比妥 1g 可显著降低新生儿黄疸和换血概率，但口服苯巴比妥 5mg/（kg·d）的效果不显著。

Meta 分析表明，在早产儿和体重极低的患儿中，苯巴比妥有效降低血清胆红素峰值，减少光疗和换血需求。因其可能引起中枢抑制而导致嗜睡等反应，建议在重新评估其安全性前谨慎使用。苯巴比妥还可增加胆汁流量，对新生儿溶血症、G-6-PD 缺乏症及胆汁黏稠引起的高结合胆红素血症有治疗潜力。

（2）氯贝丁酯：作为过氧化物酶受体激动剂，常用于高脂蛋白血症的治疗，能够诱导肝 UGT1A1 的产生，增强肝将未结合胆红素转化为结合胆红素的能力，从而促进胆红素排出。临床试验表明，氯贝丁酯 50mg/kg 的剂量能在 24 小时内显著降低血清胆红素水平，减少光疗时间及住院时间。对于 G-6-PD 缺陷症和非溶血性黄疸患儿，使用 100mg/kg 的口服剂量安全有效。尽管短期使用无不良反应，但长期安全性仍需进一步研究。

（3）中药：茵栀黄口服液和茵栀黄注射液是治疗新生儿黄疸的常用中药制剂，由茵陈、栀子、黄芩和金银花提取制成，具有清热解毒、利湿退黄的功效。研究表明，茵栀黄作为雄烷受体激动剂，能诱导 UGT1A1 和 MRP2 活性，促进胆红素结合与排泄，显著降低血液中游离胆红素浓度，减少光疗需求且无明显不良反应。茵栀黄早期干预对降低早产儿黄疸发生率具有积极意义，联合益生菌治疗黄疸效果明显增加，缩短治愈时间且患者依从性好。

此外，茵陈蒿通过诱导葡萄糖醛酸转移酶的表达发挥退黄作用，对黄疸治疗亦有良好效果。其他中药疗法，如退黄洗液的直肠滴注或体外药浴也可缩短病程，预防核黄疸，未见不良反应，可防止血清胆红素反弹。

5. 促进胆红素排泄

（1）腺苷蛋氨酸：有保肝和利胆的作用，通过促进胆汁排泄以加速黄疸的消退。外源性腺苷蛋氨酸能够补充因急性肝损伤导致高胆红素血症患儿体内的腺苷蛋氨酸缺乏，从而有效减少肠肝循环，保护肝细胞，改善肝的微循环。通过恢复胆汁运输系统的功能，腺苷蛋氨酸提高了体内对毒性物质的解毒能力，防止肝内胆汁淤积，达到了保肝和利胆的双重作用，改善了患儿的临床症状和肝生化指标。研究表明，腺苷蛋氨酸在新生儿黄疸治疗方面疗效显著。

（2）葡萄糖：是一种常见的单糖，进入血液后可以暂时增加血容量，增强肾脏的渗透性利尿效果，通过渗透作用将多余胆红素经肾小球滤过排出，降低血清胆红素水平。研究表明，口服葡萄糖联合益生菌治疗新生儿黄疸的效果显著优于单独使用益生菌。同时，有研究指出新生儿热量摄入不足可能是黄疸的重要诱因之一，因其会增加患核黄疸和脑损伤的风险，而葡萄糖能够提供足够热量并促进肠道中 UGT1A1 的活性，从而降

低血清胆红素水平。葡萄糖因此被建议作为新生儿黄疸的辅助治疗药物。

（3）牛磺酸：是一种利胆剂，能够增加胆汁的分泌，间接提高未结合胆红素与清蛋白结合的能力，促进胆红素的转运。牛磺酸还具有保护肝细胞、减轻肝损伤的作用，减少胆管堵塞的可能性，并具有抗病毒作用，可用于治疗由新生儿肝炎及感染等因素引起的黄疸。牛磺酸与苯巴比妥联合使用时，能够更有效地促进胆红素的排泄，增加胆汁及胆汁酸的分泌，对新生儿迁延性黄疸（无论是结合性或未结合性黄疸）均具有显著疗效，尤其在预防新生儿胆道闭锁方面具有潜力。

第七章　中医儿科

第一节　中西医结合治疗咳嗽

咳嗽是小儿常见的一种肺系病证。有声无痰为咳，有痰无声为嗽，有声有痰谓之咳嗽。本病一年四季均可发生，以冬春二季发病率高。一般预后良好，若治疗不及时或治疗不当，可发展为肺炎喘嗽。小儿咳嗽有外感和内伤之分，临床上小儿的外感咳嗽多于内伤咳嗽。

本病相当于西医学上呼吸道感染、喉炎、支气管炎、咳嗽变异性哮喘等；传染性疾病常见百日咳等；此外还可见于特发性肺弥散性间质纤维化、神经及精神性咳嗽等。凡上述疾病出现以咳嗽为主症时，可参考本节内容进行辨证论治。

一、病因病机

小儿咳嗽的发生原因，主要为感受外邪，其中又以感受风邪为主，肺脾虚弱则是本病的主要内因。咳嗽的病变部位在肺，常涉及于脾。病理机制为肺失宣肃，外邪从口鼻或皮毛而入，邪侵于肺，肺气不宣，清肃失职，而发生咳嗽。小儿咳嗽也常与脾相关。小儿脾常不足，脾虚生痰，上贮于肺，或咳嗽日久不愈，耗伤正气，可转为内伤咳嗽。

（一）感受外邪

主要为感受风邪。风邪致病，首犯肺卫，邪壅肺络，气机不宣，清肃失司，肺气上逆，则致咳嗽。若风夹寒邪，风寒束肺，肺气失宣，则见咳嗽屡做，痰白清稀；若风夹热邪，风热犯肺，肺失清肃，则致咳嗽不爽，痰黄黏稠。

（二）痰热蕴肺

小儿肺脾虚弱，气不化津，痰易滋生。若素有食积内热，或心肝火盛，或外感邪热稽留，炼液生痰，痰热互结，阻于气道，肺失清肃，则致咳嗽痰多，痰稠色黄，不易咯出。

（三）痰湿蕴肺

小儿脾常不足，易为乳食、生冷所伤，则使脾失健运，水谷不能化生精微，酿为痰浊，上贮于肺，痰阻气道，肺失宣降，气机不畅，则致咳嗽痰多，痰色白而稀。

（四）肺脾气虚

小儿素体虚弱，或久咳耗伤正气后，致使肺脾气虚，运化失司，气不布津、痰液内生，蕴于肺络，则致久咳不止，咳嗽无力，痰白清稀。

（五）肺阴亏虚

小儿咳嗽，日久不愈，正虚邪恋，热伤肺络，或阴虚肺失濡养，而致久咳不止，干咳无痰，声音嘶哑。

小儿咳嗽病因虽多，但其主要的病理机制为肺脏受累，宣肃失司。外感咳嗽病起于肺，内伤咳嗽可因肺病迁延，或他脏先病，累及于肺所致。

二、中医治疗

(一) 辨证论治

本病辨证，以八纲辨证为主。外感咳嗽，发病较急，咳声高昂，病程短，伴有表证，多属实证；内伤咳嗽，发病较缓，咳声低沉，病程较长，多虚证或虚实夹杂。咳嗽痰白清稀，咽不红，舌质淡红，苔薄白或白腻，多属寒证；咳嗽痰黄黏稠，咽红，苔黄腻，或见苔少，多属热证。咳嗽治疗，外感咳嗽以疏散外邪，宣通肺气为基本法则，治疗时不宜过早使用滋腻、收涩、镇咳之药，以免留邪。内伤咳嗽应辨别病位、病性，随证施治。

1. 外感咳嗽

（1）风寒咳嗽。

证候：咳嗽屡做，咳声重浊，咽痒，痰白清稀，鼻塞流涕，恶寒无汗，发热头痛，全身酸痛，舌苔薄白，脉浮紧或指纹浮红。

证候分析：风寒犯肺，肺气不能宣畅，故见咳嗽屡做，鼻塞流涕。风寒外束，腠理闭塞，则见恶寒无汗，发热头痛。寒伤皮毛，外束肌腠，故全身酸痛。风寒阻于肺络，津液凝聚为痰，故痰白清稀。本证以起病急，咳嗽屡做，咳声重浊，咽痒，痰白清稀为辨证要点。

治法：疏风散寒，宣肺止咳。

方药：金沸草散加减。寒邪较重加炙麻黄，辛温宣肺；咳重加杏仁、桔梗、枇杷叶，宣肺止咳；痰多加陈皮、茯苓，化痰理气；风寒夹热症见痰黄，鼻流浊涕，方用杏苏散加大青叶、黄芩，清肺热。

（2）风热咳嗽。

证候：咳嗽不爽，痰黄黏稠，不易咯出，口渴咽喉痛，鼻流浊涕，伴有发热恶风，头痛，微汗出，舌质红，苔薄黄，脉浮数或指纹浮紫。

证候分析：风热犯肺，肺失清肃，故咳嗽不爽，鼻流浊涕。风热之邪客肺，腠理开泄，则见发热头痛，恶风而微汗自出。风热之邪灼津，炼液成痰，故痰黄黏稠，不易咯出。本证以咳嗽不爽，痰黄黏稠为辨证要点。

治法：疏风解热，宣肺止咳。

方药：桑菊饮加减。肺热重加金银花、黄芩，清宣肺热；咽红肿痛加上牛蒡子、蒲公英，利咽消肿；咳重加枇杷叶、前胡，清肺止咳；痰多加浙贝母、瓜蒌皮，止咳化痰。风热夹湿症见痰多，胸闷等，加薏苡仁、半夏、橘皮，宣肺燥湿。

2. 内伤咳嗽

（1）痰热咳嗽。

证候：咳嗽痰多，色黄黏稠，难以咯出，甚则喉间痰鸣，发热口渴，烦躁不宁，尿少色黄，大便干结，舌质红，苔黄腻，脉滑数或指纹紫滞。

证候分析：肝热心火内蕴，或脾胃积热，炼液成痰，逆乘于肺，或外感之邪，化火入里，灼津生痰，故见咳嗽痰多，色黄黏稠，难以咯出，甚则喉间痰鸣。气火上升，肺气不宣，心火亢盛，故发热口渴，烦躁不宁。肺与大肠相表里，肺气不降则大便干结。本证以咳痰多，色黄黏稠，难以咯出为辨证要点。

治法：清肺化痰止咳。

方药：清金化痰汤加减。痰多色黄，黏稠难咯出加瓜蒌皮、胆南星、青礞石、葶苈子，清肺化痰；咳重，胸胁疼痛加郁金、青皮，理气通络；心烦口渴加石膏、郁金、竹叶，清心除烦；大便秘结加瓜蒌仁、制大黄，润肠通便。

（2）痰湿咳嗽。

证候：咳嗽重浊，痰多壅盛，色白而稀，喉间痰声辘辘，胸闷，神乏困倦，纳呆，舌淡红，苔白腻，脉滑或指纹沉滞。

证候分析：痰湿从脾滋生，上渍于肺，痰阻肺络，故见咳嗽重浊，痰多壅盛，色白而稀。痰阻气道，则喉间痰声辘辘。痰湿内停，气失宣降则胸闷，神乏困倦。湿浊困脾，脾失运化，故纳呆。本证以痰多壅盛，色白而稀为辨证要点。

治法：燥湿化痰止咳。

方药：三拗汤合二陈汤加减。痰涎壅盛加苏子、莱菔子、白芥子，利气化痰；湿盛加苍术、厚朴，燥湿健脾，宽胸行气；咳嗽重加款冬花、百部、枇杷叶，宣肺化痰；纳呆者加焦神曲、麦芽、焦山楂，醒脾消食。

（3）气虚咳嗽。

证候：咳嗽反复不已，咳而无力，痰白清稀，面色苍白，气短懒言，语声低微，自汗畏寒，平素易感，纳呆，舌淡嫩，边有齿痕，脉细无力。

证候分析：肺为气之主，肺虚则气无所主，腠理不密，肺失清肃，故见咳而无力，咳嗽反复不已，自汗畏寒。肺虚及脾，则脾虚水湿不能运化，酿液成痰，则痰白清稀。肺脾气虚，故面色苍白，气短懒言，语声低微。本证以咳嗽反复不已，咳而无力，痰白清稀，气短懒言为辨证要点。常由痰湿咳嗽转化而来。

治法：健脾补肺，益气化痰。

方药：六君子汤加味。气虚重加黄芪、黄精，益气补虚；咳重痰多加杏仁、川贝母、炙枇杷叶，化痰止咳；食少纳呆加焦山楂、焦神曲，和胃消食。

（4）阴虚咳嗽。

证候：干咳无痰，或痰少而黏，或痰中带血，不易咯出，口渴咽干，喉痒，声音嘶哑，午后潮热或手足心热，舌红，少苔，脉细数。

证候分析：肺热伤阴，阴虚生燥，故见干咳无痰，或痰少而黏，不易咯出，口渴咽干，喉痒，声音嘶哑。阴虚则生内热，故午后潮热，手足心热。热伤血络，故咳嗽痰中带血。阴津耗伤，无以上承则口渴咽干。本证以干咳无痰，喉痒声嘶为辨证要点。常由痰热咳嗽转化而来。

治法：养阴润肺，兼清余热。

方药：沙参麦冬汤加减。阴虚重加地骨皮、石斛、玄参、阿胶，养阴清热；咳嗽重加炙紫菀、川贝母、炙枇杷叶，润肺止咳；咳重，痰中带血加仙鹤草、白茅根、侧柏叶、藕节炭，清肺止血。

（二）中药成药

1. 急支糖浆

急支糖浆用于外感咳嗽。每次 5 ～ 10mL，每天 3 次口服。

2. 羚羊清肺散

羚羊清肺散用于痰热咳嗽。每次 1 ～ 2g，每天 3 次口服。

3. 养阴清肺口服液

养阴清肺口服液用于阴虚咳嗽。每次 5 ～ 10mL，每天 2 ～ 3 次口服；6 岁以上，每次 20mL，每天 2 ～ 3 次口服。

（三）针灸疗法

1. 针刺取穴

太渊、肺俞，天突、曲池、丰隆。

2. 操作

背部腧穴宜斜刺、浅刺，以防伤及内脏；天突穴点刺，切勿进针过深或向两旁斜刺；其他穴位常规针刺。每天 1 次。

（四）拔罐疗法

取身柱、风门、肺俞用三棱针点刺大椎穴位，以微出血为佳，然后用中型火罐拔于穴位上，以侧卧横拔为宜，5 ～ 10 分钟起罐，隔天 1 次。

第二节　中医治疗小儿肺炎

肺炎系由不同病原体或其他因素所致的肺部炎症。临床以发热、咳嗽、气促、呼吸困难及肺部固定湿啰音为主要表现。发病季节以冬春二季为多发，寒冷地区发病率高。肺炎可发生在任何年龄，但以婴幼儿为多发。肺炎是我国婴儿死亡的第一位原因。因此，加强对本病的防治十分重要。

一、病因病机

小儿肺炎喘嗽发生的原因，主要有外因和内因两大类。外因责之于感受风邪，或由其他疾病传变而来；内因责之于小儿形气未充，肺脏娇嫩，卫外不固。

肺为娇脏，肺主气，司呼吸，外合皮毛，开窍于鼻。外感风邪，由口鼻或皮毛而入，侵犯肺卫，致肺气郁闭；肺失宣降，闭郁不宣，化热灼津，炼液成痰，阻于气道，肃降无权，从而出现咳嗽、气喘、痰鸣、鼻煽等肺气闭塞的证候，发为肺炎喘嗽。

（一）风寒闭肺

风寒之邪外侵，寒邪束肺，肺气郁闭，失于宣降，肺气上逆，则致呛咳气急；卫阳为寒邪所遏，阳气不得敷布全身，则见恶寒发热而无汗；肺气郁闭，水液输化无权，凝而为痰，则见痰涎色白而清稀。

（二）风热闭肺

风热之邪外侵，热邪闭肺，肺气郁阻，失于宣肃，则致发热咳嗽；邪闭肺络，水液输化无权，留滞肺络，凝聚为痰，或温热之邪，化热灼津，炼液为痰，痰阻气道，壅盛于肺，则见咳嗽剧烈，喉间痰鸣，气急鼻煽。本证也可由外感风寒之证转化而来。

（三）痰热闭肺

邪热闭阻于肺，导致肺失于宣肃，肺津因之熏灼凝聚，痰热胶结，闭阻于肺，则致发热咳嗽，气急鼻煽，喉间痰鸣；痰堵胸宇，胃失和降，则胸闷胀满，泛吐痰涎；肺热壅盛，则见面赤口渴；肺气郁闭，气滞血瘀，血流不畅，则致口唇发绀。

（四）毒热闭肺

邪气炽盛，毒热内闭肺气，或痰热炽盛化火，熏灼肺金，则致高热持续，咳嗽剧烈，气急喘憋，烦躁口渴，面赤唇红，小便短黄，大便干结；毒热耗灼阴津，津不上承，清窍不利则见涕泪俱无，鼻孔干燥如煤烟。

（五）阴虚肺热

小儿肺脏娇嫩，邪伤于肺，后期正虚邪恋。久热久咳，耗伤肺阴，则见干咳、无痰，舌红乏津。余邪留恋不去，则致低热盗汗，舌苔腻，脉细数。

（六）肺脾气虚

体质虚弱儿或伴有其他疾病者，感受外邪后易累及于脾，导致病情迁延不愈。若病程中肺气耗伤太过，正虚未复，余邪留恋，则发热起伏不定；肺虚气无所主，则致咳嗽无力；肺气虚弱，营卫失和，卫表失固，则动辄汗出；脾虚运化不健，痰湿内生，则致喉中痰鸣，食欲缺乏，大便溏；肺脾气虚，气血生化乏源，则见面色无华，神疲乏力，舌淡苔薄，脉细无力。

肺主气而朝百脉。小儿肺脏娇嫩，或素体虚弱，感邪之后，病情进展，由肺而涉及其他脏腑。如肺为邪闭，气机不利，气为血之帅，气滞则血瘀，心血运行不畅，可致心失所养，心气不足，心阳不能运行敷布全身，则致面色苍白，口唇发绀，四肢厥冷。肝为藏血之脏，右胁为肝脏之位，肝血瘀阻，故右胁下出现痞块。脉通于心，心阳虚，运血无力，则脉微弱而数，出现心阳虚衰之变证。

小儿感受风温之邪，易化热化火，内陷厥阴，邪热内陷手厥阴心包经，则致壮热，烦躁，神志不清；邪热内陷足厥阴肝经，则热盛动风，致两目窜视，口噤项强。小儿肺失肃降，可引起脾胃升降失司，以致浊气停聚，大肠之气不得下行，出现腹胀、便秘等证候。肺炎喘嗽的病机关键为肺气郁闭，痰热是其主要病理产物，病变部位主要在肺，常累及心肝。

二、中医治疗

(一)辨证论治

病初起多有表证,但很快入里化热。病初辨证应分清风热还是风寒,凡恶寒发热,无汗,咳嗽气急,痰多清稀,舌质不红,舌苔白,为风寒闭肺;若发热恶风,咳嗽气急,痰多黏稠或色黄,咽红,舌质红,苔薄白或黄,为风热闭肺;痰阻肺闭时应辨清热重还是痰重,如热重高热不退,烦渴引饮;如痰重喉中痰声辘辘,胸高气急。凡咳嗽喘促,气急鼻煽,喉间痰鸣,泛吐痰涎,为痰热闭肺;若高热炽盛,面红唇赤,气急喘憋,烦躁口渴,为毒热闭肺。若出现心阳虚衰,或邪陷厥阴则为危重变证。

凡发病急,病程短多为实证。发病缓,病程长多为虚证或虚实夹杂之证。肺炎喘嗽治疗,以开肺化痰,止咳平喘为基本法则。气滞血瘀者,佐以活血化瘀;肺与大肠相表里,壮热炽盛时宜用通下药以通腑泄热。病久肺脾气虚者,宜健脾补肺为主;若阴虚肺热,治以养阴润肺,兼清解余热。出现变证,心阳虚衰者,宜温补心阳;邪陷厥阴者,宜开窍熄风。

1. 常证

(1)风寒闭肺。

证候:恶寒发热,头身痛,无汗,呛咳气急,痰白而稀,口不渴,咽不红,舌质不红,舌苔薄白或白腻,脉浮紧,指纹浮红。

治法:辛温宣肺,化痰止咳。

方药:华盖散加减。若恶寒身痛重加桂枝、白芷,温散表寒;痰多,苔白腻加半夏、莱菔子,止咳化痰;若寒邪外束,内有郁热,症见发热口渴,面赤心烦,苔白,脉数则宜用大青龙汤,表里双解。

(2)风热闭肺。

证候:发热恶风,头痛,微有汗出,咳嗽气急,痰多,痰黏稠或黄,口渴咽红,舌红,苔薄白或黄,脉浮数。重证则见高热,咳嗽微喘,气急鼻煽,喉中痰鸣,面赤,便干尿黄,舌红,苔黄,脉滑数,指纹浮紫或紫滞。

治法:辛凉宣肺,清热化痰。

方药:银翘散合麻杏石甘汤加减。咳剧痰多加浙贝母、瓜蒌皮、天竺黄,清化痰热;热重加黄芩、山栀、板蓝根、鱼腥草,清肺泄热;夹有积滞加莱菔子、全瓜蒌,化痰通腑。

(3)痰热闭肺。

证候:发热,烦躁,咳嗽喘促,气急鼻煽,喉间痰鸣,口唇发绀,面赤口渴,胸闷胀满,泛吐痰涎,舌质红,舌苔黄腻,脉弦滑。

治法:清热涤痰,开肺定喘。

方药:五虎汤合葶苈大枣泻肺汤。痰盛加浙贝母、天竺黄、鲜竹沥,清化痰热;热甚加栀子、虎杖,清泄肺热;热盛便秘,痰壅喘急加生大黄,或用牛黄夺命散,涤痰泻火;面唇发绀者,加丹参、赤芍,活血化瘀。

（4）毒热闭肺。

证候：高热持续，咳嗽剧烈，气急鼻煽，喘憋，涕泪俱无，鼻孔干燥，面赤唇红，烦躁口渴，小便短黄，大便秘结，舌红面干，舌苔黄，脉滑数。

治法：清热解毒，泻肺开闭。

方药：黄连解毒汤合三拗汤加减。热重加虎杖、蒲公英、败酱草，清热解毒；腹胀、大便秘结加生大黄、玄明粉，通腑泄热；口干鼻燥、涕泪俱无加生地黄、玄参、麦冬，润肺生津；咳嗽重加前胡、款冬花，宣肺止咳；烦躁不宁加白芍、钩藤，清心宁神。

（5）阴虚肺热。

证候：病程较长，干咳少痰，低热盗汗，面色潮红，五心烦热，舌质红乏津，舌苔花剥、少苔或无苔，脉细数，指纹淡红。

治法：养阴清肺，润肺止咳。

方药：沙参麦冬汤加减。余邪留恋、低热起伏加地骨皮、知母、黄芩、鳖甲、青蒿，滋阴清热；久咳加百部、枇杷叶、百合、诃子，敛肺止咳；汗多加龙骨、牡蛎、酸枣仁、五味子，敛阴止汗。

（6）肺脾气虚。

证候：低热起伏不定，面白少华，动则汗出，咳嗽无力，喉中痰鸣，食欲下降，便溏，舌质偏淡，舌苔薄白，脉细无力。

治法：补肺健脾，益气化痰。

方药：人参五味子汤加减。咳嗽痰多去五味子，加半夏、陈皮、紫菀、杏仁，化痰止咳；咳嗽重加紫菀、款冬花，宣肺止咳；动则汗出重加黄芪、龙骨、牡蛎，固表止汗；汗出不温加桂枝、白芍，温卫和营；食欲下降加山楂、神曲、麦芽，健胃助运；久泻不止加炒扁豆、山药、煨木香、煨诃子，健脾止泻。

2. 变证

（1）心阳虚衰。

证候：突然面色苍白，口唇发绀，呼吸困难，或呼吸浅促，额汗不温，四肢厥冷，烦躁不安，或神萎淡漠，右胁下出现痞块并逐渐增大，舌质略紫，苔薄白，脉细弱而数，指纹青紫，可达命关。

治法：温补心阳，救逆固脱。

方药：参附龙牡救逆汤加减。若气阳虚衰可用独参汤或参附汤少量频服以救急；气阴两竭加麦冬；右胁下痞块可酌加红花、丹参以活血化瘀；叹息样呼吸加黄芪、山萸肉、熟地黄，益肺顺气。

（2）邪陷厥阴。

证候：壮热烦躁，神昏谵语，四肢抽搐，口噤项强，两目窜视，舌质红绛，指纹青紫，可达命关，或透关射甲。

治法：平肝熄风，清心开窍。

方药：羚角钩藤汤合牛黄清心丸加减。若昏迷痰多加菖蒲、胆南星、竹沥等，豁痰开窍；高热神昏抽搐可选加紫雪丹、安宫牛黄丸和至宝丹等。

（二）中药成药

1. 养阴清肺口服液

养阴清肺口服液用于阴虚肺热证。口服。1岁以内2.5mL，1～6岁5～10mL，6岁以上10mL，每天2～3次。

2. 止咳橘红口服液

止咳橘红口服液用于痰热闭肺证。口服。每次5mL，每天2～3次。

3. 儿童清肺丸

儿童清肺丸用于痰热闭肺证。口服。每次1丸，每天2次；3岁以下每次半丸。

（三）针灸疗法

1. 针刺

（1）主穴：取大椎、肺俞、天突（点刺）、尺泽、太渊。

（2）配穴：喘憋重者，加取膻中（平刺）、定喘（针后拔罐）；痰热闭肺者，加取丰隆、曲池；毒热闭肺者，加取身柱（点刺拔罐）。

2. 灸法

隔姜灸百会、神阙、气海，有回阳固脱作用。

（四）拔罐疗法

取双侧肩胛下部，拔火罐。每次5～10分钟，每天1次，5天为1个疗程。适用于肺炎湿啰音久不消退者。

（五）中药外治法

主要采用敷贴疗法，用于肺炎后期迁延不愈或痰多、两肺湿啰音经久不消失者。

（1）白芥子末、面粉各30g，加水调和，用纱布包后，敷贴背部，每天一次，每次约15分钟，以皮肤发红为止，连敷3天。

（2）大黄、芒硝、大蒜各15～30g，调成膏状，纱布包，敷贴背部，大蒜有刺激性，严重过敏体质者要慎用，如皮肤未出现刺激反应，可连用3～5天。

三、预防与调护

（一）预防

（1）积极锻炼身体，预防急性呼吸道感染。

（2）加强营养，防止佝偻病及营养不良是预防重症肺炎的关键。

（3）预防并发症及继发感染。已患肺炎的婴幼儿抵抗力低，在病房中应将不同病原体肺炎患儿分室居住。恢复期及新入院的患儿应尽量分开。医务人员接触不同患儿时，要注意消毒隔离操作。

（二）调护

（1）保持室内空气流通，室温以18～20℃为宜，相对湿度60%。

（2）呼吸急促时，应保持气道通畅，随时吸痰。

（3）咳嗽剧烈时可抱起小儿轻拍其背部，伴呕吐时应防止呕吐物吸入气管。

（4）重症肺炎患儿要加强巡视，监测血压、心率等，密切观察病情变化。

第三节　中医治疗小儿急性支气管炎

急性支气管炎是支气管黏膜的急性炎症，常累及气管，故又称急性气管支气管炎。临床以咳嗽、咳痰为主要症状，多继发于上呼吸道感染之后，或为麻疹、百日咳、伤寒等急性传染病的一种临床表现。冬春季发病较多，3 岁以内小儿多见。

本病相当于中医学中的"外感咳嗽"。

一、病因病机

以感受外邪为主，病位在肺。风邪犯肺，肺失肃降，肺气上逆则咳嗽。肺主通调水道，肺失清肃，则肺不布津，凝聚为痰则咳痰。风易兼夹它邪而为病，夹寒则伴见鼻塞声重，流清涕等风寒表证；夹热则伴见鼻咽干燥，流浊涕等风热表证；夹燥则伴见干咳少痰或无痰等风燥犯肺之证。故临床有风寒、风热、风燥之不同。若咳嗽日久不愈，耗伤肺之气阴，则可转为内伤咳嗽。

二、中医治疗

中医以疏散外邪，宣通肺气为基本治疗原则。一般尽量不用镇咳剂或镇静剂，以免抑制咳嗽反射，影响黏痰咯出。

（一）辨证论治

本病采用八纲辨证。根据咳嗽的声音、痰量及颜色辨寒热。一般咳声较急或咳声重浊，有少量白色稀痰者，多属风寒；咳嗽不爽，痰黄黏稠，不易咯出，伴口渴咽喉痛者，多属风热；咳嗽痰少，不易咯出，或痰中带有血丝，鼻燥咽干者多属风燥。因外感咳嗽为正盛邪实之证，故治疗时不宜过早使用苦寒、滋腻、收涩之品，以免留邪。

1. 风寒咳嗽

证候：初起咳嗽屡做，咳声较急或重浊，有少量白色稀痰。咽痒声重，鼻塞流涕，恶寒，无汗，或有发热，头痛，身痛等，舌淡红，苔薄白，脉浮紧。

治法：疏风散寒，宣肺止咳。

方药：杏苏散加减。若痰多加金沸草、苏子，降气化痰；若风寒束表重加荆芥、防风、麻黄，解表散寒；若风寒夹热或寒包热加麻黄、黄芩、石膏，外解表寒兼清里热。

2. 风热咳嗽

证候：咳嗽不爽，吐黄色黏稠痰，不易咯出，口渴咽喉痛，鼻流浊涕，伴发热恶寒，汗出头痛，舌质红，苔薄黄，脉浮数。

治法：疏风清热，宣肺止咳。

方药：桑菊饮加减。热重加生石膏、黄芩、知母；痰多加川贝母、瓜蒌、葶苈子；咳重加炙杷叶、前胡；若喘促明显合用麻杏石甘汤，宣肺平喘。

3. 风燥咳嗽

证候：干咳痰少不易咯出，或痰中带有血丝。鼻燥咽干，咳甚则胸痛。或有恶寒、发热。舌尖红，苔薄黄欠润，脉浮数。

治法：疏散表邪，润肺化痰。

方药：桑杏汤加减。伤津较重加麦冬、玉竹；咽喉痛加玄参、马勃；鼻衄加生地黄、牡丹皮、白茅根。

（二）中药成药

1. 川贝枇杷糖浆

川贝枇杷糖浆用于风热咳嗽。口服，3 岁以下，每次 3mL；3 岁以上，每次 5mL。均每天 3 次。

2. 急支糖浆

急支糖浆用于治疗急性支气管炎、慢性支气管炎急性发作等。口服，每次 5～10mL，每天 3 次。

3. 针灸疗法

针刺取穴：太渊、肺俞，天突、丰隆；操作：背部腧穴宜斜刺、浅刺，以防伤及内脏；天突穴点刺，切勿进针过深或向两旁斜刺；其他穴位常规针刺。每天 1 次。

4. 中药外治法

（1）鱼腥草 15g，青黛、海蛤壳各 10g，葱白 3 根，冰片 0.3g。将前三味研末，取葱白、冰片与药末捣烂如糊状，外敷脐部，适用于风热咳嗽。

（2）白芥子、半夏、细辛各 3g，麻黄、肉桂各 5g，丁香 0.5g。共研细末，外敷脐部，适用于风寒咳嗽。

三、预防与调护

（一）预防

（1）注意气候变化，尤其是在秋冬季节，注意保暖，防止受凉感冒。
（2）改善居住环境，保持室内空气流通，避免煤气、尘烟等刺激。
（3）注意合理喂养，加强户外锻炼，增强小儿抗病能力。

（二）调护

（1）饮食宜清淡，避免辛辣、油腻之品，多饮水。
（2）经常变换体位及叩背部，以促进痰液排出。
（3）注意背、腹部保暖。

第四节　中医治疗小儿食欲缺乏

食欲下降是指长期的食欲下降或消失。临床主要表现为无食欲，伴生长发育落后。本病在中医学中也称"食欲缺乏"。

一、病因病机

（一）情志失调

小儿神气怯弱，易受惊恐，若惊吓打骂，或所欲不遂，或思念压抑，或环境变更均可导致情志抑郁，肝失条达，气机不畅，乘脾犯胃，导致食欲缺乏。

（二）喂养不当

小儿脾常不足，乳食不知自节，家长喂养不当，过食肥甘，恣意零食，冷热无度，饥饱无度或滥用滋补制品，均可损伤脾胃。

（三）先天不足或他病所伤

误用攻伐，或过用苦寒之品损伤脾胃；或过用温燥耗伤胃阴；或夏伤暑湿，脾为湿困等均可使运化受纳失常导致食欲缺乏。

二、中医治疗

（一）辨证论治

1. 脾运失健

主证：食欲缺乏，厌恶进食，食不知味，常伴嗳气，胸闷脘痞，大便不畅，进食或偶食过多则脘腹胀满，苔白腻或微黄。

治法：调和脾胃，运脾开胃。

方药：不换金正气散加减。苍术、陈皮、佩兰、藿香、半夏、枳实、神曲、鸡内金、麦芽等。暑湿困阻加青蒿、大豆黄卷、荷叶；热象著者加黄芩、生薏苡仁、六一散；脘痞腹胀加木香、莱菔子；苔厚腻加厚朴、草豆蔻；食滞中阻用曲麦枳术丸加减，神曲、山楂、枳实、槟榔、苍术、香附、茯苓、谷芽等；乳积加砂仁；食积化热加连翘、胡黄连。

2. 脾胃气虚

主证：不思进食、形体偏瘦。常兼面色少华，精神不振，便中含未消化食物，舌体胖嫩，舌淡，苔薄白，部分患儿易出汗，易患外感。

治法：补脾益气，佐以助运。

方药：异功散加味。党参、茯苓、白术、甘草、白扁豆、陈皮、砂仁、山楂、神曲。苔腻便溏白术易苍术，加薏苡仁；大便稀溏加煨姜、益智仁；汗多易感加黄芪、牡蛎、防风、浮小麦；情志抑郁加柴胡、郁金、川芎。

3. 脾胃阴虚

主证：纳谷呆钝，食少饮多，常伴面色萎黄，皮肤失润，大便偏干，小便短黄，舌偏红少津，苔少或花剥，部分小儿手足心热，烦躁少寐。

治法：运脾益胃，养阴生津。

方药：养胃增液汤加减。沙参、山药、麦冬、玉竹、石斛、乌梅、白芍、甘草、谷芽、麦芽、香橼皮等。脾气不足加太子参、茯苓、白扁豆；便秘加火麻仁、郁李仁；口渴烦躁者加天花粉、胡黄连、芦根；手足心热，夜寐不宁者加地骨皮、酸枣仁、丹皮。

（二）针灸疗法

1. 针刺疗法

取穴：双四缝。

方法：刺四缝出血隔 3 天 1 次。

2. 灸法

取穴：双足三里。

方法：艾条重灸 30 分钟每天 1 次。

3. 耳压法

取王不留行籽，用胶布粘贴于一侧耳的脾、肾、神门、皮质下等穴。每 4 天交换 1 次。

（三）推拿疗法

1. 补脾土 100 次

脾土位于拇指外侧缘（桡侧）从指尖到指根成一直线。医者用拇指外侧缘沿患者拇指外侧缘从指尖向指根方向推 100 次，每天 1 次，10 次为 1 个疗程。

2. 推三关 100 次

三关位于前臂桡侧缘从腕关节到肘关节成一直线。医者用食、中二指从腕关节向肘关节直推 100 次，每天 1 次，10 次为 1 个疗程。

3. 揉中脘 5 分钟

中脘位于脐与剑突连线中点。医者用掌根紧贴穴位顺时针方向旋转 5 分钟，手法宜轻柔，每天 1 次，10 次为 1 个疗程。

4. 按揉足三里

以拇指指腹紧贴足三里穴位上，用力按揉 10 次，每天 1 次，10 次为 1 个疗程。

5. 清大肠

大肠位于示指桡侧缘，从指尖到指根成一直线。医者用拇指桡侧缘从指根向指尖方向推 100 次。10 次为 1 个疗程。

第五节　中医治疗小儿腹泻

中医治疗小儿腹泻，主要是指通过中医理论辨证施治，对儿童因脾胃虚弱、感受外邪、饮食不当等原因引发的腹泻进行调理和治疗。小儿腹泻在中医上称为"泄泻"，以大便稀薄、次数增多为特征，可伴有腹痛、食欲缺乏、倦怠等症状。中医认为，小儿"脾常不足"，脾胃娇嫩、易虚易实，因此更易受到外邪侵袭或饮食失调的影响。

中医治疗小儿腹泻重在调理脾胃、祛邪扶正，常采用健脾益气、祛湿止泻、和胃理气等方法，以疏风解表、清热化湿、温中散寒等辨证手法，用药物调理、推拿、针灸等手段恢复脾胃功能，达到止泻、改善消化的目的。

一、病因病机

中医认为小儿腹泻的病因病机主要与脾胃虚弱、感受外邪、饮食失调等因素相关。

（一）脾胃虚弱

1. 小儿生理特点与脾胃功能关系

中医认为小儿脾常不足，这是由于小儿处于生长发育阶段，脾胃功能尚未完全成熟，消化能力相对较弱，容易受到外界各种因素的影响。脾在中医理论中主运化，即负责将食物中的水谷精微吸收并转化为气血津液等营养物质，输送到全身各个脏腑组织，以维持人体的正常生理功能。若小儿脾虚失运，脾胃的运化功能失常，水谷精微无法正常吸收和转化，就会导致水湿内停于体内。水湿在肠道积聚，肠道失去正常的固摄功能，从而引发腹泻。

2. 临床表现及特点

脾胃虚弱型这种类型的腹泻多见于体质虚弱或反复腹泻的患儿。大便表现为稀溏，质地较软，不成形，有时可能伴有未消化的食物残渣。患儿食欲下降，对食物缺乏兴趣，食量明显减少。面色萎黄，缺乏光泽，这是由于脾胃虚弱，气血生化不足所致。精神倦怠，表现为小儿精神不振、乏力、不爱活动，容易疲劳。此类患儿通常还可能伴有四肢乏力、形体消瘦等症状，严重影响小儿的生长发育和身体健康。

（二）感受外邪

1. 小儿易受外邪侵袭的原因

小儿阳气未充，体质娇嫩，对外界环境的适应能力和抵抗力相对较弱，因此容易受到外邪的侵袭。外感风寒或风热之邪均可侵犯脾胃，影响脾胃的正常运化功能。当风寒之邪侵袭人体时，寒邪具有收引、凝滞的特性，会使脾胃的阳气受损，脾失健运，胃失和降。脾胃功能失调，肠道的运化异常，水湿无法正常代谢，下注于肠道而形成腹泻。

2. 不同外邪所致腹泻的症状差异

外感风寒引起的腹泻多表现为大便清稀，质地如水样，颜色较淡。同时，患儿伴有恶寒发热等症状，即怕冷、寒战，体温升高。风寒之邪束表，还可能出现头痛、鼻塞、流清涕等表证。而外感风热之邪所致的腹泻，大便多为黄水便，颜色较黄，质地相对较稀。患儿常伴口渴、发热等症状，由于风热之邪易伤津液，所以患儿口渴明显。此外，还可能出现咽喉疼痛、流黄涕、舌尖红等风热表证。

（三）饮食失调

1. 小儿脾胃与饮食的关系

小儿脾胃娇嫩，消化功能尚未健全，对于食物的消化和吸收能力有限。过食生冷食物，如冷饮、生鱼片等，会损伤脾胃的阳气，导致脾胃虚寒，运化功能失常。过食肥甘厚味食物，如油炸食品、甜食等，不易消化，容易在体内生湿生热，阻碍脾胃的正常运化。乳食不节，即喂养不当，如过度喂养、进食不规律等，也会使脾胃负担过重，导致脾胃功能受损。

2. 食积性腹泻的临床表现

饮食不当所致的腹泻通常伴有腹胀，小儿腹部胀满，叩诊呈鼓音，这是由于食物积滞在胃肠，气机不畅所致。恶心是常见症状之一，患儿在进食后或闻到食物气味时容易出现恶心。食积还会表现为口中酸臭，这是因为食物在胃肠内发酵，产生异味，上泛于口。常见于食积性腹泻的患儿，大便中可能含有未消化的食物残渣，气味酸臭。此外，患儿还可能出现食欲下降、舌苔厚腻等症状。

（四）湿热内蕴

1. 湿热环境与小儿腹泻的关系

湿热内蕴也是小儿腹泻的常见病机之一。尤其在湿热季节，如夏季或梅雨季节，以及湿热环境下，空气中的湿度较大，热邪与湿邪相互交织，容易侵袭人体。小儿体质纯阳，易感受湿热之邪。湿热之邪下注肠道，干扰肠胃的正常运化功能。湿邪具有重浊、黏滞的特性，热邪则易伤津液、化火，两者共同作用，导致肠道功能紊乱，出现腹泻。

2. 湿热内蕴型腹泻的症状特点

湿热内蕴型腹泻的大便稀溏，且气味臭秽，这是由于湿热之邪熏蒸肠道，使大便中的水分增多，同时产生异味。患儿伴有口渴症状，这是因为热邪伤津，体内津液亏损。发热是常见表现之一，热邪在体内蒸腾，使体温升高。烦躁不安也是此类型腹泻的特点之一，湿热之邪扰乱心神，使小儿情绪不稳定，表现为烦躁、哭闹。此外，患儿还可能出现小便短黄、舌苔黄腻等症状。

二、中医治疗

中医治疗小儿腹泻的方式主要通过辨证施治，结合内治和外治的方法来调理脾胃、祛邪止泻。

（一）内治法（药物治疗）

根据病因辨证施治，通过中药方剂调理脾胃，消除病因。

1. 脾虚型腹泻

（1）病因病机与用药原则：小儿脾常不足，脾胃功能发育不全，消化能力较弱。若脾虚失运，水谷精微无法正常吸收转化，水湿内停，肠道失于固摄，便会引发腹泻。对于脾虚型腹泻，治疗应以健脾益气、温中止泻为主要原则。

四君子汤是治疗脾虚型腹泻的常用方剂之一。该方剂由人参、白术、茯苓、炙甘草组成。人参大补元气，健脾益胃；白术健脾燥湿，加强脾胃的运化功能；茯苓利水渗湿，健脾宁心；炙甘草调和诸药，同时也具有健脾益气的作用。四君子汤以其温和的药性，通过健脾益气，恢复脾胃的正常运化功能，从而达到止泻的目的。

参苓白术散也是治疗脾虚型腹泻的有效方剂。其主要成分包括人参、茯苓、白术、山药、白扁豆、莲子、薏苡仁、砂仁、桔梗、甘草等。方中人参、白术、茯苓、甘草健脾益气；山药、白扁豆、莲子补脾止泻；薏苡仁利水渗湿；砂仁化湿行气；桔梗宣肺利气，载药上行。参苓白术散具有健脾、益气、渗湿、止泻的功效，对于脾虚型腹泻伴有食欲下降、面色萎黄、精神倦怠等症状的患儿尤为适用。

（2）临床应用及注意事项：在临床应用中，医生会根据患儿的具体病情和体质进行方剂的调整。对于脾虚症状较轻的患儿，可以适当减少人参等大补之品的用量，以免过于滋补而导致脾胃壅滞。对于伴有腹胀、纳呆等消化不良症状的患儿，可以加入陈皮、枳壳等理气消胀的药物。

此外，在使用健脾益气类药物治疗脾虚型腹泻时，应注意饮食的调理。避免给患儿食用生冷、油腻、不易消化的食物，以免加重脾胃负担。同时，要注意饮食的规律，定时、定量，避免过饥过饱。

2. 风寒型腹泻

（1）病因病机与方剂特点：小儿阳气未充，体质娇嫩，易受外邪侵袭。外感风寒之邪可侵犯脾胃，使脾失健运，胃失和降，肠道运化异常，水湿下注而成腹泻。治疗风寒型腹泻常用温中散寒、祛风止泻的方剂。

藿香正气散是治疗风寒型腹泻的经典方剂之一。该方剂由藿香、紫苏、白芷、大腹皮、茯苓、白术、半夏曲、陈皮、厚朴、桔梗、炙甘草等组成。藿香芳香化湿，和中止呕，为君药；紫苏、白芷解表散寒，芳香化湿；大腹皮、厚朴行气化湿，畅中除满；茯苓、白术、半夏曲健脾燥湿，和胃降逆；陈皮理气和中，燥湿化痰；桔梗宣肺利气，载药上行；炙甘草调和诸药。藿香正气散具有解表化湿、理气和中的功效，对于外感风寒、内伤湿滞所致的腹泻有良好的疗效。

香砂六君子汤也是治疗风寒型腹泻的常用方剂。方中人参、白术、茯苓、甘草健脾益气；半夏、陈皮、木香、砂仁理气和胃，温中散寒。该方剂以健脾益气为主，兼有理气散寒的作用，适用于风寒型腹泻伴有脾胃虚弱的患儿。

（2）临床应用及注意事项：在临床应用中，对于风寒症状较重的患儿，可以加入防风、荆芥等祛风散寒的药物。若伴有恶寒发热、头痛等表证，可以适当配合解表药，如麻黄、桂枝等。但应注意用量不宜过大，以免发汗太过损伤正气。此外，在治疗风寒型腹泻时，要注意保暖，避免再次受寒。可以给患儿适当添加衣物，保持室内温暖。同时，饮食宜清淡温热，避免食用生冷食。

3. 湿热型腹泻

（1）病因病机与用药思路：湿热内蕴是小儿腹泻的常见病机之一。尤其在湿热季节或湿热环境下，小儿易感受湿热之邪。湿热下注肠道，干扰肠胃的正常运化，导致大便稀溏且味臭，伴有口渴、发热、烦躁等症状。治疗湿热型腹泻应以清热祛湿、调理肠胃为主要原则。

葛根芩连汤是治疗湿热型腹泻的常用方剂。该方剂由葛根、黄芩、黄连、炙甘草组成。葛根解肌清热，升阳止泻；黄芩、黄连清热燥湿，泻火解毒；炙甘草调和诸药，缓急止痛。葛根芩连汤具有清热、燥湿、止泻的功效，对于湿热型腹泻伴有发热、口渴、大便臭秽等症状的患儿疗效显著。

白头翁汤也是治疗湿热型腹泻的有效方剂之一。方中白头翁清热解毒，凉血止痢；黄连、黄柏清热燥湿，泻火解毒；秦皮清热燥湿，收涩止痢。白头翁汤主要用于湿热痢疾，但对于湿热型腹泻也有一定的疗效。

（2）临床应用及注意事项：在临床应用中，对于湿热症状较重的患儿，可以加大黄芩、黄连等清热燥湿药物的用量。若伴有肛门灼热、小便短赤等症状，可以加入滑石、通草等利水通淋的药物，以清热利湿。

治疗湿热型腹泻时，要注意饮食的清淡。避免食用辛辣、油腻、温热性食物，以免加重湿热之邪。可以给患儿多喝温开水，以促进湿热之邪的排出。同时，要注意观察患儿的病情变化，若出现高热、烦躁不安、脱水等症状，应及时采取相应的治疗措施。

4. 食滞型腹泻

（1）病因病机与治疗重点：小儿脾胃娇嫩，过食生冷、肥甘厚味或乳食不节，易损伤脾胃，导致运化失常，水湿停滞，形成腹泻。食滞型腹泻的治疗重点在于消食导滞，恢复肠胃的运化功能。

保和丸是治疗食滞型腹泻的常用方剂。该方剂由山楂、神曲、半夏、茯苓、陈皮、连翘、莱菔子组成。山楂、神曲消食化积；半夏、茯苓、陈皮和胃利湿；连翘清热散结；莱菔子消食下气。保和丸具有消食、导滞、和胃的功效，对于食滞型腹泻伴有腹胀、恶心、食积、口中酸臭等症状的患儿有较好的疗效。

枳实导滞丸也是治疗食滞型腹泻的有效方剂。方中枳实、大黄、神曲、茯苓、黄芩、黄连、白术、泽泻等组成。枳实、大黄消积导滞，泻下通便；神曲消食化积；茯苓、白术健脾利湿；黄芩、黄连清热燥湿；泽泻利水渗湿。枳实导滞丸具有消积导滞、清热利湿的功效，适用于食滞较重且伴有湿热症状的患儿。

（2）临床应用及注意事项：在临床应用中，对于食滞症状较轻的患儿，可以采用饮食调理的方法，如减少食量、给予易消化的食物等。对于食滞较重的患儿，可以适当加大消食导滞药物的用量。但应注意避免过度使用泻下药，以免损伤脾胃正气。

治疗食滞型腹泻时，要注意控制饮食。避免给患儿食用过多的食物，尤其是油腻、不易消化的食物。可以给予清淡、易消化的饮食，如米汤、面汤等。同时，要注意观察患儿的大便情况，若大便次数过多或出现脱水等症状，应及时补充水分和电解质。

（二）外治法

外治法是小儿腹泻中常用的辅助治疗方法，包括贴敷、按摩、针灸等。

1. 脐部贴敷

（1）药物选择与作用原理：脐部贴敷是小儿腹泻中常用的外治法之一。在脐部贴敷中药，如丁香、肉桂、吴茱萸等，具有温阳散寒、健脾止泻的作用。脐部又称神阙穴，是人体的重要穴位之一，与脏腑经络有着密切的联系。通过脐部贴敷药物，可以使药物的有效成分通过脐部皮肤渗透进入体内，直达病所，发挥治疗作用。

丁香具有温中降逆、补肾助阳的功效。肉桂温经通脉，散寒止痛。吴茱萸散寒止痛，降逆止呕，助阳止泻。这些药物贴敷在脐部，可以温暖脾胃，驱散寒邪，促进脾胃的运化功能，从而缓解腹泻症状。

（2）临床应用及注意事项：在临床应用中，医生会根据患儿的病情选择合适的药物进行脐部贴敷。对于风寒型腹泻或脾虚型腹泻的患儿，脐部贴敷效果较好。贴敷时，要注意药物的清洁和卫生，避免污染脐部。同时，要注意观察患儿的皮肤反应，若出现过敏等不良反应，应及时停止贴敷。

此外，脐部贴敷的时间不宜过长，一般为 4 ～ 6 小时。贴敷后，要注意保持脐部的干燥，避免沾水。对于皮肤娇嫩的婴幼儿，贴敷时要注意药物的浓度和贴敷的时间，以免对皮肤造成损伤。

2. 穴位按摩

（1）穴位选择与按摩方法：穴位按摩是一种安全、有效的外治法。按摩腹部，足三里、脾俞、胃俞等穴位，有助于调理脾胃，促进肠道的蠕动，缓解腹泻。

按摩腹部时，可以采用顺时针方向按摩，以促进肠道的蠕动，帮助消化。足三里是足阳明胃经的合穴，具有调理脾胃、补中益气、通经活络、扶正祛邪的功效。按摩足三里时，可以用拇指按压穴位，每次按压 1 ～ 2 分钟，以局部有酸胀感为宜。脾俞、胃俞分别是脾和胃的背俞穴，按摩这两个穴位可以调节脾胃功能。按摩时，可以用拇指或示指指腹按压穴位，每次按压 1 ～ 2 分钟，以局部有酸胀感为宜。

（2）临床应用及注意事项：在临床应用中，穴位按摩可以作为辅助治疗方法，与内治法相结合，提高治疗效果。对于小儿腹泻伴有腹胀、腹痛等症状的患儿，穴位按摩效果较好。按摩时，要注意力度适中，避免用力过猛对患儿造成伤害。同时，要注意按摩的时间和频率，一般每次按摩 10 ～ 15 分钟，每天 2 ～ 3 次。

此外，穴位按摩需要在专业医生的指导下进行，家长可以在医生的指导下学习按摩方法，以便在家中为患儿进行按摩。对于病情较重的患儿，应及时就医，采取综合治疗措施。

3. 艾灸

（1）穴位选择与艾灸作用：艾灸神阙、足三里等穴位，适用于寒湿型腹泻。艾灸具有温阳散寒、增强脾胃功能的作用。通过艾灸穴位，可以激发人体的阳气，驱散寒邪，促进脾胃的运化功能，从而缓解腹泻症状。

神阙穴位于脐中央，是人体的重要穴位之一。艾灸神阙穴可以温暖脾胃，止泻、止痛。足三里是足阳明胃经的合穴，艾灸足三里可以调节脾胃功能，增强机体的免疫力。

（2）临床应用及注意事项：在临床应用中，艾灸的时间和温度要适中，避免烫伤患儿。一般每次艾灸 10 ～ 15 分钟，以局部皮肤微微发红为宜。对于年龄较小的婴幼儿，艾灸时要注意安全，可以采用间接艾灸的方法，如隔姜灸、隔蒜灸等。

此外，艾灸应在专业医生的指导下进行，家长可以在医生的指导下学习艾灸方法，以便在家中为患儿进行艾灸。对于病情较重的患儿，应及时就医，采取综合治疗措施。同时，要注意观察患儿的病情变化，若出现发热、烦躁不安等症状，应停止艾灸，并及时就医。

（三）推拿疗法

1. 推拿穴位与作用机制

（1）适用于小儿脾胃虚弱的情况：推拿疗法适用于小儿脾胃虚弱的情况，可在腹部、脾俞、天枢等穴位进行推拿。腹部推拿可以促进肠道的蠕动，帮助消化。脾俞是脾的背俞穴，推拿脾俞可以调节脾胃功能，增强脾胃的运化能力。天枢是大肠的募穴，推拿天枢可以调节肠道功能，止泻、止痛。

（2）调和气血、促进消化、改善肠胃功能：通过推拿这些穴位，可以调和气血，促进消化，改善肠胃功能，达到止泻的效果。推拿时，要注意手法轻柔、均匀、持久，避免用力过猛对患儿造成伤害。同时，要注意推拿的时间和频率，一般每次推拿 10～15 分钟，每天 2～3 次。

2. 临床应用及注意事项

（1）专业医生指导与家长学习：在临床应用中，推拿疗法需要在专业医生的指导下进行。家长可以在医生的指导下学习推拿方法，以便在家中为患儿进行推拿。但对于病情较重的患儿，应及时就医，采取综合治疗措施。

（2）观察病情变化与注意安全：推拿时要注意观察患儿的病情变化，若出现发热、烦躁不安等症状，应停止推拿，并及时就医。同时，要注意推拿的环境和卫生，避免在寒冷、潮湿的环境中进行推拿。对于皮肤娇嫩的婴幼儿，推拿时要注意手法的轻柔，避免对皮肤造成损伤。

（四）饮食调理

1. 清淡易消化食物的选择

（1）重要性及原则：饮食调理在治疗小儿腹泻中尤为重要。宜给予患儿清淡、易消化的食物，避免生冷、辛辣、油腻的饮食，以防加重脾胃负担。清淡易消化的食物可以减轻肠胃的负担，促进肠胃的恢复。同时，要注意饮食的规律，定时、定量，避免过饥过饱。

（2）具体食物推荐：可适量添加小米粥、山药粥等健脾益胃的食物。小米粥具有健脾和胃、补益虚损的功效，适合脾胃虚弱的患儿食用。山药粥具有健脾益胃、补肾固精的功效，对于小儿腹泻伴有食欲下降、面色萎黄等症状的患儿有较好的疗效。此外，还可以给患儿食用胡萝卜汤、苹果泥等食物，这些食物具有收敛止泻的作用。

2. 饮食禁忌与注意事项

（1）避免加重脾胃负担的食物：避免患儿食用生冷食物，如冷饮、生鱼片等，以免损伤脾胃的阳气。避免食用辛辣食物，如辣椒、花椒等，以免刺激肠胃，加重腹泻症状。避免食用油腻食物，如油炸食品、肥肉等，以免加重肠胃的负担，影响消化功能。

（2）观察患儿饮食反应与调整：在饮食调理过程中，要注意观察患儿的饮食反应。若患儿对某种食物过敏或不耐受，应及时停止食用。同时，要根据患儿的病情和消化功能，逐渐调整饮食的种类和量，避免过度喂养。对于腹泻严重的患儿，应适当减少食量，增加喂养的次数，以保证患儿的营养需求。

（五）中药泡足

1. 药物选择与作用原理

（1）艾叶、花椒等中药的功效：将艾叶、花椒等中药煮水泡足，有温阳散寒的作用。艾叶具有温经止血、散寒止痛、祛湿止痒的功效。花椒具有温中止痛、杀虫止痒的功效。这些中药煮水泡足，可以通过足部的穴位和经络，将药物的有效成分输送到全身，达到温阳散寒、辅助治疗腹泻的效果。

（2）适合的腹泻类型：中药泡足适合风寒型腹泻或脾虚型腹泻。对于这些类型的腹泻，通过温阳散寒，可以改善周身血循环，促进脾胃的运化功能，从而缓解腹泻症状。

2. 临床应用及注意事项

（1）煮水方法与泡足时间：在临床应用中，将艾叶、花椒等中药加水煮沸后，待水温适宜时进行泡足。一般每次泡足15～20分钟，每天1～2次。泡足时，要注意水温不宜过高，以免烫伤患儿。同时，要注意保持室内温暖，避免患儿在泡足过程中受寒。

（2）观察患儿反应与安全事项：泡足过程中，要注意观察患儿的反应。若患儿出现不适或过敏等症状，应立即停止泡足，并及时就医。对于年龄较小的婴幼儿，泡足时要注意安全，避免滑倒或溺水。同时，要注意中药的质量和卫生，避免使用过期或变质的中药。

第六节　中医治疗小儿腹痛

腹痛是指胃脘以下、脐周及耻骨以上部位发生的疼痛，包括大腹痛、脐腹痛、少腹痛和小腹痛。大腹痛是指胃脘以下，脐部以上腹部疼痛；脐腹痛是指脐周部位疼痛；少腹痛是指小腹两侧或一侧疼痛；小腹痛是指下腹部的正中部位疼痛。

腹痛是小儿常见的证候，可见于任何年龄与季节，其中一部分腹痛属于急腹症范围，常需要外科紧急处理，误诊漏诊易造成严重损害，甚至危及生命。腹痛的命名，最早见于《素问·举痛论》："厥气客于阴股，寒气上及少腹，血涩在下相引，故腹痛引阴股"。作为病证论述则首见于《诸病源候论》中有"腹痛候"和"心腹痛候"等。后世一般将腹痛分为寒、热、虚、实四大类，以便于临床掌握。

导致腹痛的疾病很多，主要有全身性疾病及腹部以外器官疾病；腹部器官的器质性疾病；由于消化功能紊乱引起的功能性腹痛，占腹痛患儿总数的50%～70%。本节的讨论以功能性腹痛为主，其他类型的腹痛应在明确病因诊断，并给以相应治疗的基础上，参考本节内容辨证论治。

一、病因病机

小儿脾胃薄弱，经脉未盛，易为各种病邪所干扰。六腑以通降为顺，经脉以流通为畅，感受寒邪、乳食积滞、脾胃虚寒、情志刺激、外伤，皆可使气滞于脾胃肠腑，经脉失调，凝滞不通则腹痛。

（一）感受寒邪

由于护理不当，衣被单薄，腹部为风冷之气所侵，或因过食生冷瓜果，中阳受戕。寒主收引，寒凝气滞，则经络不畅，气血不行而腹痛。

（二）乳食积滞

小儿脾常不足，运化力弱，乳食又不知自节，故易伤食。如过食油腻厚味，或强进饮食，或临卧多食，致乳食停滞，郁积胃肠，气机壅塞，痞满腹胀、腹痛。或平时过食辛辣香燥、膏粱厚味，胃肠积滞，或积滞日久化热，肠中津液不足致燥热闭结，使气机不利，传导之令不行而致腹痛。

（三）脏腑虚冷

素体脾阳虚弱，脏腑虚冷，或寒湿内停，损伤阳气。阳气不振，温煦失职，阴寒内盛，气机不畅，腹部绵绵做痛。

（四）气滞血瘀

小儿情志不畅，肝失条达，肝气横逆，犯于脾胃，中焦气机壅塞，血脉凝滞，导致气血运行不畅，产生腹痛。

由于病因不同，小儿素体差异，形成病机属性有寒热之分。一般感受寒邪，或过食生冷，或素体阳虚而腹痛者，属于寒性腹痛；过食辛辣香燥或膏粱厚味而成积滞，热结阳明而腹痛者，属于热性腹痛；若因气滞血瘀者，常表现为寒热错杂之证。其发病急、变化快，因寒、热、食、积等损伤所致者，多为实证；其起病缓，变化慢，常因脏腑虚弱所致者，多为虚证。两者也可相互转化，实证未得到及时治疗，可以转为虚证；虚证复感寒邪或伤于乳食，又可成虚实夹杂之证。

二、中医治疗

（一）辨证论治

本病以腹痛为主要症状，辨证时首先辨气、血、虫、食。腹痛由气滞者，有情志失调病史，胀痛时聚时散、痛无定处；属血瘀者，有跌扑损伤或手术史，腹部刺痛，痛有定处，按之痛剧，局部满硬；属虫积者，有大便排虫史，或镜检有虫卵，脐周疼痛，时做时止；属食积者，有乳食不节史，见嗳腐吞酸，呕吐不食，脘腹胀满。再辨寒、热、虚、实，如疼痛阵做，得寒痛减，兼有口渴引饮，大便秘结，小便黄赤，舌红苔黄少津，脉洪大而数，指纹紫者属热；暴痛而无间歇，得热痛减，兼有口不渴，下利清谷，小便清利，舌淡苔白滑润，脉迟或紧，指纹红者属寒；如痛无定处，喜按，痛缓无形，舌淡少苔，脉无力者属虚；如痛有定处，拒按，或按之痛甚者属实。

腹痛证候，往往相互转化，互相兼夹。如疼痛缠绵发作，可以郁而化热；热痛日久不愈，可以转为虚寒，成为寒热错杂证；气滞可以导致血瘀，血瘀可使气机不畅；虫积可兼食滞，食滞有利于肠虫的寄生等。

治疗腹痛，以调理气机，疏通经脉为主要原则，即以"通"字立法。根据不同的证型分别治以温散寒邪、消食导滞、通腑泄热、温中补虚、活血化瘀。除内服药外，还常使用推拿、外治、针灸等法配合治疗，可提高疗效。

1. 腹部中寒

证候：腹部疼痛，阵阵发作，得温则舒，遇寒痛甚，肠鸣辘辘，面色苍白，痛甚者，额冷汗出，唇色紫暗，肢冷，或兼吐泻，小便清长，舌淡红，苔白滑，脉沉弦紧，或指纹红。

证候分析：有外感寒邪或饮食生冷病史，寒主收引，故其腹痛特点为拘急疼痛，肠鸣彻痛，得温则缓，遇冷痛甚。患儿以往常有类似发作病史。

治法：温中散寒，理气止痛。

方药：养脏散加减。腹胀加砂仁、枳壳，理气消胀；恶心、呕吐加法半夏、藿香，和胃止呕；兼泄泻加炮姜、煨肉豆蔻，温中止泻；抽掣阵痛加小茴香、延胡索，温中活血止痛。

2. 乳食积滞

证候：脘腹胀满，疼痛拒按，不思乳食，嗳腐吞酸，或时有呕吐，吐物酸馊，或腹痛欲泻，泻后痛减，矢气频做，粪便秽臭，夜卧不安，时时啼哭，舌淡红，苔厚腻，脉象沉滑，或指纹紫滞。

证候分析：有伤乳伤食病史，脘腹胀满，疼痛拒按，不思乳食是本证的特征。吐物酸馊，矢气频做，粪便秽臭，腹痛欲泻，泻后痛减，皆是伤乳伤食之表现。本证可与腹部中寒、脾胃虚寒、胃热气逆证候并见。

治法：消食导滞，行气止痛。

方药：香砂平胃散加减。腹胀明显，大便不通加槟榔、莱菔子，通导积滞；兼感寒邪加藿香、干姜，温中散寒；食积蕴郁化热加生大黄、黄连，清热通腑，荡涤肠胃之积热。

3. 胃肠结热

证候：腹部胀满，疼痛拒按，大便秘结，烦躁不安，烦热口渴，手足心热，唇舌鲜红，舌苔黄燥，脉滑数或沉实，或指纹紫滞。

证候分析：腹痛胀满，拒按便秘为本证特点，但有邪正俱盛和邪实正虚的区别。若正气未衰，里实已成者，痞满燥实四证俱现，腹痛急剧，脉沉实有力，为邪正俱盛证。若里热津伤，正气衰惫，而燥热未结，里实未去，即燥实为主，痞满不甚，腹痛未能缓解，但精神疲惫，舌干少津者，为邪实正虚。

治法：通腑泄热，行气止痛。

方药：大承气汤加减。若口干，舌质红少津加玄参、麦冬、生地黄，养阴生津。因肝胆失于疏泄，肝热犯胃而实热腹痛，用大柴胡汤加减。

4. 脾胃虚寒

证候：腹痛绵绵，时做时止，痛处喜温喜按，面白少华，精神倦怠，手足不温，乳食减少，或食后腹胀，大便稀溏，唇舌淡白，脉沉缓，或指纹淡红。

证候分析：本证因素体阳虚，中阳不足，或病程中过用消导、攻伐药物，损伤阳气，脏腑失于温养，拘急而痛。本证特点为起病缓慢，腹痛绵绵，喜按喜温，病程较长，反复发作，为虚寒之证。

治法：温中理脾，缓急止痛。

方药：小建中汤合理中丸加减。小建中汤偏于温经和营、缓急止痛，理中丸偏于温中祛寒。气血不足明显加黄芪、当归，补益气血；肾阳不足加附子、肉桂，温补元阳；伴呕吐清涎加丁香、吴茱萸，温中降逆。脾虚兼气滞用厚朴温中汤。

5. 气滞血瘀

证候：腹痛经久不愈，痛有定处，痛如锥刺，或腹部症块拒按，肚腹硬胀，青筋显露，舌紫暗或有瘀点，脉涩，或指纹紫滞。

证候分析：本证以痛有定处，痛如锥刺，拒按或腹部癥块为特征，常有外伤、手术或癥瘕等病史。同时，瘀血也可导致气滞，故常表现为痛而兼胀，其癥块随病位而定。

治法：活血化瘀，行气止痛。

方药：少腹逐瘀汤加减。兼胀痛加川楝子、乌药以理气止痛；有癥块或有手术、外伤史加三棱、莪术，散瘀消癥。这类药物易于伤津耗血，去病大半则止服，康复期应加用补气之品，如黄芪、人参等，培补元气。

（二）中成药

1. 大山楂丸

大山楂丸用于乳食积滞证。每服 3g，每天 3 次。

2. 木香槟榔丸

木香槟榔丸用于乳食积滞证。每服 1.5～3g，每天 2～3 次。

3. 附子理中丸

附子理中丸用于脾胃虚寒证。每服 2～3g，每天 2～3 次。

4. 元胡止痛片

元胡止痛片用于气滞血瘀证。每服 2～3 片，每天 2～3 次。

5. 越鞠丸

越鞠丸用于气滞腹痛。每服 3～7 岁 2g，大于 7 岁 3g，每天 2 次。

（三）针灸疗法

通常使用针刺法，取足三里枢、中脘。寒证腹痛加灸神阙，食积加针刺内庭。呕吐加针刺内关。快速进针，平补平泻，捻转或提插。年龄较大儿童可留针 15 分钟，留至腹痛消失。

（四）推拿疗法

（1）揉一窝风，揉外劳宫，摩腹，按拿肚角。用于腹部中寒证。

（2）清脾胃，运八卦，推四横纹，清板门，清大肠，分腹阴阳。用于乳食积滞证。

（五）中药外治法

（1）公丁香 3g，白豆蔻 3g，肉桂 2g，白胡椒 4g，共研细末，过 100 目筛，贮瓶备用。用时取药末 1～1.5g，填敷脐中，再外贴万应膏。用于腹部中寒证、脾胃虚寒证。

（2）香附 60g，食盐 6g，生姜 9g，混合捣烂炒热，用布包成 2 份，轮流熨腹部。用于腹部中寒证。

第八章　儿童保健

第一节　生长监测和定期检查

生长监测是定期连续测量儿童的体格发育指标，并记录在生长发育图中，根据其相应指标在生长发育图的走向，结合儿童生活史分析儿童营养状况及生长发育状况的过程。通过生长监测，可以指导家长正确认识儿童生长发育状况和发育规律，科学喂养；而且有利于早期发现生长偏离，采取相应的干预措施，促使小儿充分地生长。

一、生长监测的意义

儿童生长监测是联合国儿童基金会推荐的一套较完整的儿童系统保健的方案，实践证明儿童生长监测成本低，效益高，对于有效降低儿童营养不良的发病率起着非常重要的作用。随着社会经济水平的提高，我国儿童面临营养不良和超重、肥胖的双向表现，生长监测被赋予了新的内容。

儿童生长发育呈现出持续、不均衡发展的规律，而且受到遗传和环境的双重影响。生长发育过程中受营养、疾病、家庭社会环境等因素影响可能出现偏离儿童自身的生长发育轨迹的现象，表现为体重、身高等体格发育指标的波动，监测体重、身高等指标有助于及时发现生长偏离的情况。体重是全身重量的总和，受近期营养、疾病等因素的影响，是敏感地反映儿童近期营养状况的指标，即使轻微的变化也能准确地测量出来。身高则相对稳定，随着生长发育而逐步累积，短期内的疾病、营养问题对身高的影响不明显，反映的是儿童长期营养状况和生长速度。

因此，为适应基层儿童保健工作及家庭自我监测的需要，基本的生长发育图采用年龄别体重作为参考曲线。由于儿童正常体重存在一定的变异，一次测量结果只能反映当时的营养水平，不能很好地反映儿童生长状况，需要结合其他体格测量指标并通过定期连续的测量，分析儿童体重增长速度和趋势，早期发现生长偏离的现象。

目前生长监测已在全球得到广泛应用。1982年以来，我国在10个妇幼卫生示范县开展了生长监测的研究，探索儿童生长监测在我国实施的途径和效果，并绘制了适合我国国情的"小儿生长发育图"。随后，向全国推广了研究成果和经验。近年来，我国学者李辉根据2005年全国9城区儿童体格测量指标调查结果编制出了18岁内儿童体重、身高生长发育图，为现今的儿童生长监测提供了最新的参考数据。目前，全国各地在初级儿童保健工作中，已逐步采用了生长监测这一手段来监测生长偏离的情况。通过使用生长监测图，父母也可以学会亲自监测儿童的营养状况，更能及时发现儿童的营养问题，提高家庭自我保健能力，促进儿童健康发展。

二、生长监测图

为了教育、动员家长做好儿童的保健，WHO 推荐家长和基层单位儿童保健工作者使用的小儿生长发育图是按照年龄、性别、体重指标绘制而成的。

2009 年版国家基本公共卫生服务规范中要求应用生长曲线管理 0～36 个月儿童生长发育的情况。由于儿童体格生长有性别差异，男童、女童体格生长的参考指标也不相同，因此我国的小儿生长发育图有两种，分别为男女童使用。

年龄别体重曲线图（图 8-1、图 8-2）以月龄为横坐标，体重为纵坐标，图中包括 5 条曲线："0" 为同性别、同年龄组正常儿童的平均体重，"+2""-2" 为均值 ±2 个标准差，"+3""-3" 为均值 ±3 个标准差。均值 +2 个标准差以上为肥胖，均值 -2 个标准差以下为体重低下。结合同性别、同年龄体重图可以有效地发现营养不良及超重、肥胖儿童。

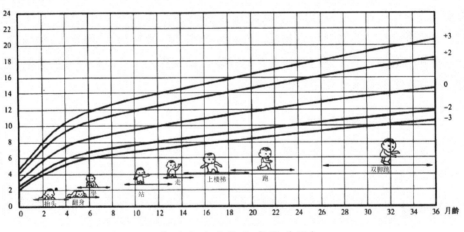

图 8-1　我国小儿生长发育图（男）

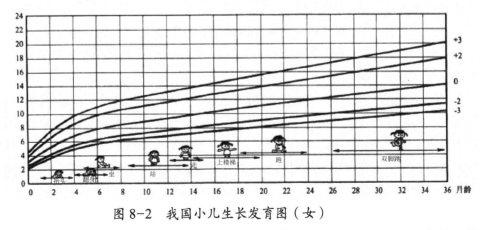

图 8-2　我国小儿生长发育图（女）

WHO 出于不同国家儿童生长水平比较的需要，建立了一个可供发展中国家使用的国际标准。喂养良好的健康儿童或生长没有受约束的儿童，其身高和体重的生长至少在

5 岁以前不同种族和地区的儿童非常相似；但是，不同种族儿童的生长方式存在一定差异，建立自己国家儿童的生长标准和生长曲线非常必要。自 1975 年以来，每隔 10 年进行一次的 9 市 7 岁以下儿童体格发育调查，为儿童生长发育评价提供了我国儿童的生长参照值。

2009 年由卫生部（现卫生健康委员会）妇幼保健和社区卫生司、首都儿科研究所，以及 9 市儿童体格发育调查研究协作组联合，应用 2005 年 9 市 7 岁以下儿童的体格测量调查资料，计算出均值、标准差和百分位数，经过修匀平滑处理制成我国儿童生长曲线。此次编制的生长曲线包括 0～6 岁（男、女）年龄身长（身高）百分位曲线图、标准差单位曲线图，0～6 岁（男、女）年龄体重百分位曲线图、标准差单位曲线图，0～6 岁（男、女）年龄头围百分位曲线图、标准差单位曲线图，0～6 岁（男、女）年龄胸围百分位曲线图、标准差单位曲线图等。

百分位图容易理解，可作动态评价，能直观反映出个体或群体儿童的营养状况、生长水平及变化规律，帮助医师、家长通过目测就能直观、快速地了解儿童生长发育的状况，更适合家长监测儿童发育状况；而标准差图则能够更为准确地描述极端值儿童的状态，有利于医师、儿童保健工作者及时发现发育偏离的儿童。两种方法可以互相转换，用哪种方法主要取决于使用者的偏好。

三、生长监测实施方法

儿童生长监测通常采用测量、标记、两线、评估和指导几个步骤。下面以体重监测为例介绍实施方法。

（一）定期、连续地测量儿童的体重、身长（身高）、头围、胸围等体格发育指标

1. 监测时间

（1）家庭监测时间相对机动，随时可以进行，由于体重受短期的饮食、疾病影响较明显，一般可 1 个月监测一次。

（2）保健机构一般开展定期监测，新生儿期于出生时、生后 14 天及 28 天分别测一次，6 个月以内婴儿每月测量一次，7～12 个月婴儿每 2 个月测量一次，1～3 岁儿童每 3 个月测量一次。

（3）体弱儿管理：早产儿、双胎儿、重度窒息儿、低出生体重儿，以及先天性心脏病、癫痫病、神经精神发育迟缓、活动期佝偻病、中重度贫血、中重度营养不良、连续两次测量体重不见增加或者下降、反复感染（反复呼吸道感染每个月 1～2 次）、体质虚弱的儿童应列入体弱儿范畴。体弱儿童应加强生长监测，给予个体化的处理，严重者转上级医疗保健机构随访。

2. 测量要求

体重测量前，应注意调整磅秤零点，让儿童尽量排空大小便，脱去外套、鞋帽等，以保证测量的准确性。

（二）描记儿童的体重、身长（身高）曲线

每次测量儿童体重、身长（身高）后，在小儿生长发育图的横坐标上找出本次测量时的月龄，在纵坐标上找出体重、身长（身高）测量值，在该月龄的上方与测量值相交的空格里画一圆点。然后画一条线，将本次画的圆点与前次画的圆点连接起来。

（三）评估儿童的生长曲线的走向

在小儿生长发育图上，儿童生长的曲线通常有三种情况。①正常曲线：即儿童生长曲线与参考曲线走向相平行，说明体重增长正常。②体重曲线上扬：即本次体重值明显增长，儿童生长曲线较参考曲线走向上扬，说明体重增加过快；一般与摄食过多有关。③体重曲线向下偏离：即本次体重增长值不如理想值，儿童生长曲线较参考曲线走向向下偏离，说明体重未增或不理想；一般与营养不足、疾病等有关。

（四）根据生长曲线的变化及原因指导家长

在测量、标记儿童体重曲线的同时，要对家长进行面对面的健康教育，促使家长理解儿童的体重曲线在生长发育图中的走向，并从中了解儿童的生长趋势，以及相应曲线走向的意义。对生长发育有问题的儿童，从以下几个方面进行诊断和干预。

（1）对营养缺乏的儿童，分析营养不足的原因，从辅食添加、饮食习惯、儿童食欲状况等方面进行询问分析，有条件时可根据儿童的年龄计算出应有的摄入量进行膳食评估及营养计算。必要时做一些营养方面的实验室检测。鼓励母乳喂养，指导家长正确添加辅食，纠正不良饮食习惯，解决入量不足或有关营养素不足的问题。在喂养指导的同时，每月监测儿童的体重，继续观察体重增长的趋势。

（2）对由于感染（如腹泻、上呼吸道感染、肺炎等）所致体重增长减慢的儿童，要针对感染的病因给予及时治疗。对反复感染的儿童，可选用增强儿童免疫功能的药物，调节机体免疫力，以达到减少和控制感染的目的。

（3）对由于照顾不当所致的儿童生长曲线异常，要采取综合措施，尽可能改善居住和卫生条件，为儿童提供良好、愉快的生活环境，同时加强儿童的体格锻炼，增加室外活动的时间，积极防治疾病，以保证儿童健康成长。

四、生长监测注意事项

应用小儿生长发育图监测和评价儿童体格生长时，应注意下列问题。

（一）小儿生长发育图中参考标准的选择

世界各国儿童因为种族、地理等因素的差异具有不同的成年身高和成熟速度，但他们的生长方式大致相似。正是由于上述差异，一定人群需要合适的参考标准进行比较。如果是应用一个参考标准来对儿童的生长进行筛选，就应该使用一个较好的全球标准。

虽然我国是一个大国家，南北地区的地理、气候、经济文化水平、生活水平、卫生设施和医疗保健存在一定的差异，各地区的儿童体格生长水平必然存在地区差异，但是儿童生长监测的目的是早期发现生长偏离的儿童，及时分析其原因，采取相应的措施，

改变环境中存在的某些不利因素对儿童生长的影响（如平衡膳食、加强疾病管理、宣传科学育儿知识等），促使儿童生长的遗传潜力得到发挥。

因此，在小儿生长发育图中采用一个比较好的全国性参考标准，比各地区采用各自的地区性标准更有积极意义，有利于动员全社会都来关心儿童的健康生长，而不仅仅是妇幼卫生工作者单枪匹马的努力。

（二）如何评价儿童的体格生长

生长监测重要的是观察体重曲线的走向和曲线的形状。只要个体的体重曲线始终与生长发育图中的参考曲线平行，就说明该儿童的生长速度是适合其年龄的，表明目前儿童的生长状况正常。如果儿童的体重曲线变平坦或者向下倾斜，不与图中的参考曲线平行，那就得引起医务人员注意，需要仔细检查，以便早期发现生长缓慢的儿童，加强管理。

同时对那些体重曲线持续在 2 个标准差或第 20 百分位以下的儿童，要测量身高，计算年龄别身高、年龄别体重、身高别体重，用三项指标进行综合评估，避免将营养正常而身材矮小的儿童错误诊断为营养不良。另一方面，如果确实是营养不良，在进行干预前，要区分是近期营养不良还是既往慢性营养不良。

此外，儿童的生长发育不是一个匀速的过程，有时可表现为停滞一段时间后又快速赶上。在这种情况下，要缩短监测的间隔，连续纵向观察一段时间，避免将生长正常的儿童错误地认为是出现异常情况了。

第二节　儿童体格发育评价

儿童处于快速生长发育阶段，身体形态及各部分比例变化较大。运用儿童生长发育指标判断儿童的生长发育是否正常，只是大致估计的标准。由于儿童生长发育受遗传、性别、生活环境、营养状况等因素的综合影响，儿童个体的实际生长发育状况存在着一定的差距，但差异的正常范围应在 ±10%。所以，充分了解儿童各阶段生长发育的规律、特点，从儿童的体格生长水平、生长趋势、生长速度及体格各部分的比例的匀称程度，间接的评价儿童的营养状况，对部分体格生长发育偏离的儿童及时采取指导与干预措施，可促进儿童整体的健康成长。

一、体格生长评价的内容

对儿童的体格发育进行评价是依据儿童体格生长规律来判断其生长状况，包括生长水平、生长速度及匀称程度三个方面。

（一）生长水平

以体重、身高（长）、头围、胸围、上臂围等评价发育水平。将某一年龄所获得的某一项体格生长测量值与参考人群值相比较，得出该儿童在同质人群（同年龄、同性别）中所处的位置，即为此儿童该项体格生长指标在此年龄的生长水平。

（二）生长速度

以身长或体重进行定期连续测量（纵向观察），所获得的该项指标与其在某一年龄阶段的参考人群值的生长速度相比较，用正常、不增、下降和增长不足的结果表示。这种动态纵向观察个体儿童生长的方法最能反映个体儿童的生长轨道和趋势，体现生长的个体差异。

（三）匀称程度

匀称程度是用多项体格生长指标之间关系进行综合评价，反映体型和身材的匀称度。通常用体重与身高的比值表示。当体重低于或高于身高发育所相应的体重增长范围时为体型发育不均，以坐高（顶臀高）与身长（高）的比值反映下肢发育状况。

正确评价儿童体格生长状况，必须注意采用准确的测量用具及统一的测量方法，定期纵向观察。同时有可用的参考人群值，评价时将实际测量值与参考人群标准值比较，结果以等级表示，参照人群值的选择决定评价的结果。中华人民共和国卫生部建议采用2005 年我国九大城市儿童的体格生长数据为我国儿童参照人群值。

二、体格生长评价的方法

目前，我国常用的体格生长评价方法有均值离差法、百分位法、中位数法、标准差离差法、曲线图法、指数法和骨龄评价。

（一）均值离差法

均值离差法常用于横断面测量值的分析和评价。正常儿童生长发育状况多呈正态分布，常用均值离差法，以平均值（$\overline{X}$）加减标准差（SD）来表示。均值离差法是我国目前儿童保健门诊及基层保健人员最常见的体格生长评估方法。根据不同年龄、性别，固定分组，通过大量人群的横断面调查、测量值分析，算出发育水平、体型匀称型的平均值（$\overline{X}$）和标准差（SD），如 68.3% 的儿童生长水平在 $\overline{X}\pm1SD$ 范围内；95.4% 的儿童在 $\overline{X}\pm2SD$ 范围内；99.7% 的儿童在 $\overline{X}\pm3SD$ 范围内。通常以 $\overline{X}\pm2SD$（包含 95% 总体）为正常范围。用小儿体格生长指标的实测值与均值比较，确定和评价小儿发育等级。

这种评价法的优点是简单易行，缺点是只能用单项指标评价，不能对小儿体型进行评价，也不能对生长动态进行评价。有些家长喜欢将自家小儿与同龄儿童比胖瘦、比高矮，而不能正确地判断儿童是否正常健康。

（二）百分位数法

百分位数法适用于正态和非正态分布状况，这是近年来世界上常用来评价体格生长的方法。当测量值呈偏正态分布时，百分位数法能更准确的反映所测数值的分布情况。当变量呈正态分布时，百分位数法与离差法两者相应数相当接近。由于样本常呈偏正态分布，则两者的相应数值略有差别。

在体格生长评价时两者都广泛应用，目前一般都用百分位数法。离差法计算较简单；

百分位数法计算相对较复杂，但精确。

（三）中位数法

当样本变量呈正态分布时，中位数等于均数和第 50 百分位数。当样本变量分布不是完全正态时，选用中位数而不是算术平均数作为中间值。因此时样本中少数变量分布在一端，用均数表示则对个别变量值影响大。故用中位数表示变量的平均水平较妥。

中分位数法即把某一组变量值按大小顺序排列起来，求出某个百分位的数值，然后将百分位数列表。以第 50 百分位（P_{50}）为中位数，其余百分位为离散距，常用 P_3、P_{10}、P_{25}、P_{50}、P_{75}、P_{90}、P_{97} 表所。P_3 代表第 3 百分位数值，P_{97} 代表第 97 百分位数值，从 P_3 到 P_{97} 包括了全样本的 95%。当变量值不完全呈正态分布时，百分位法比标准差法能更准确地反映实际数值。本法的适用范围和优缺点与标准差法相似，只是数值分布更为细致，准确性更高。

（四）标准差离差法（Z 评分法，SDS）

标准差离差法是用偏离标准差程度来反映生长情况，可在不同人群间进行生长状况的比较。

$$Z = \frac{X - \bar{x}}{SD}$$

其中：X 为实际测量值，$\bar{X}$ 为均值，SD 为标准差。Z 在 ±2.0 以内属正常范围，$Z = 0$ 表示实际测量值与该年龄组均值相等。

（五）生长曲线评价法

生长曲线评价法是指按年龄的体重、按年龄的身长或按年龄的头围将不同时间系统的数值测量画成曲线进行评估。评出生长水平，生长趋势，生长速度。

（六）指数法

指数法是用数学公式将几项有关体格生长的指标联系起来综合判断体格生长、营养状况、体型、体质。在儿童保健工作中保健人员根据不同的目的和要求，选择不同的指数法进行评估。

1. 体重指数（BMI）

$$BMI = 体重 / [身高（长）m]^2$$

体重指数是体重、身高的测量指数。体重指数将身高（长）的平方设想为儿童的体积，它既反映一定体积的重量，又反映机体组织的密度。生长期儿童 BMI 值增加时，脂肪组织与非脂肪组织都增加。因此，儿童的 BMI 值与年龄、性别、成熟状况有关，即婴儿 BMI 值增加快，学龄前下降，4～6 岁为最低；然后上升逐渐达成人水平。所以，BMI 有一个先渐渐增大后渐渐缩小的过程。我国的转折点在 6 个月以后。BMI 与身体脂肪直接测量及皮下脂肪测量显著相关，可为超重的危险预测因素，也是评估婴幼儿营养状况的一个较好的指标。

2. 身高胸围指数

$$身高胸围指数 = [胸围（cm） / 身高（cm）] \times 100$$

新生儿身高胸围指数约为 64.3，3 岁幼儿约为 53。

这是一个体重指数，当小儿长高时胸廓随之发育，呼吸功能增强。胸部的皮下脂肪随年龄、营养状况、生活习惯、男女性别而不同。粗壮型该指数较高，瘦长型则较低。

3. 身高坐高指数

$$身高坐高指数 = [坐高（cm）/ 身高（cm）] \times 100$$

这是表明上下身长度的比例。随着年龄的增加，上身所占的比例逐渐减小，下身所占的比例逐渐增加。肢体发育与躯干发育不正常的儿童，该指数异常。

（七）骨龄评价

骨龄是指骨骼的年龄，可反映个体儿童发育水平和成熟程度。目前国内外制订骨龄标准的方法有图谱法、计分法和重点标志观察法。

1. 标准图谱法

将适宜人群从出生到成熟个体年龄组的 X 线片的中位数片顺序排列构成系列图谱标准。评价时将个体儿童的 X 线片与标准图谱进行比较，找出所在位置，从而确定其骨龄。此法操作简单，评价结果可靠。

目前国际通用的是 G-P 图谱（由 Greulich 及 Pyle 于 1959 年修订后建立的手、腕部骨骼成熟系列 X 线图谱）。

2. 计分法

按各骨成熟过程中的形态变化，人为地将其划分为不同的发育阶段，对 X 线片的详细特征给予相应年龄发育分，再综合各骨发育分之和而换算成骨龄，骨骼发育完全成熟时总分为 1000 分。此法应用复杂，正确使用于临床困难较大。

3. 重点标志观察法

通过观察若干继发性骨化中心出现的时间、成熟程度、出现数目、干骺愈合的年龄性别特征来衡量个体的成熟水平。此方法比较灵活，结果可靠，但具体操作烦琐。

三、体格生长偏离

大部分儿童在良好适宜的环境下其遗传潜力得到较好的发挥，遵循一定的规律或"轨迹"稳定生长。但若受到体内外某些因素的影响，使生长速度异常，致体格生长水平与匀称度发生异常时，即出现了生长偏离正常规律或"轨迹"的现象。因此，生长偏离发生的时间、程度需要通过定期纵向观察才能早发现、早干预。体格生长偏离是儿童生长过程中最常见的问题，有些可始于胎儿期，部分为遗传、代谢、内分泌疾病所致，还有少数因神经心理因素所致，大多数与后天营养和疾病密切相关。生长偏离有时影响整个机体，有时影响部分机体；有的可呈现"赶上生长"，有的则不可逆转。常见的体格生长偏离有以下几个。

（一）体重生长偏离

1. 体重过重

体重过重是指体重超出同龄同性别正常儿童体重平均数加 2 个标准差（或第 97 百

分位）者。

2. 体重过轻

体重过轻是指体重低于同龄同性别正常儿童体重平均数减 2 个标准差（或第 3 百分位）者。

（二）身高（长）生长偏离

1. 高身材

高身材是指身高超过同龄同性别儿童身高平均数加 2 个标准差（或第 97 百分位）者。

2. 矮身材

矮身材是指身高低于同龄同性别儿童身高平均数减 2 个标准差（或第 3 百分位）者。

（三）头围生长偏离

1. 头围过大

头围过大是指头围大于同龄同性别儿童头围均数加 2 个标准差（或第 97 百分位）者。

2. 头围过小

头围过小是指头围小于同龄同性别儿童头围均数减 2 个标准差（或第 3 百分位）者。

第三节　儿童喂养

不同年龄阶段儿童所需营养素的质和量有所不同，因此应按各年龄组儿童的生长发育特点进行具体的营养指导。在进行儿童营养指导的同时，应注意指导家长培养儿童对食物的正确认识和正确的饮食行为。

一、婴儿喂养

（一）婴儿喂养方式

1. 人乳喂养

人乳喂养是自人类进化以来就存在的一种天然喂养方式。而兽乳喂养婴儿只有 100 多年的历史。配方奶喂养的发展虽然拯救了许多婴儿的生命，但在母亲和婴儿双方都产生问题，如营养、疾病、情感等问题。

（1）人乳喂养的优点：研究已证实如果所有的母亲产后 1 小时即哺乳可挽救 100 万婴儿的性命。人乳喂养经济（仅 1/5 配方奶喂养的费用）、方便、温度适宜、有利于婴儿心理健康。母亲哺乳可加快乳母产后子宫复原，减少再受孕的机会。因哺乳可提高血中催乳素水平，抑制卵巢对促滤泡素的反应，使雌二醇下降，抑制垂体对促黄体生成素分泌，使黄体缺乏正常冲动，减少排卵。

（2）建立良好的人乳喂养：成功的人乳喂养应当是母子双方都积极参与并感到满足。当母亲喂养能力提高，婴儿的摄乳量也将提高。建立良好的人乳喂养需要孕母分泌充足的乳汁，哺乳时出现有效的射乳反射及婴儿有力的吸吮。

1）产前准备：大多数健康的孕妇都具有哺乳的能力，但真正成功的哺乳则需要孕妇身、心两方面的准备和积极的措施。保证孕妇合理营养，孕期体重增加适当（12～14kg），女性可贮存足够脂肪，供哺乳能量的消耗。妊娠前女性的BMI宜维持在正常范围内。因尽管妊娠期消瘦的女性的体重增加适当，仍有出生低体重胎儿的危险；肥胖女性有妊娠合并症的危险，如剖宫产、妊娠糖尿病、高血压、出生缺陷和围生期死亡等。妊娠、哺乳妇女适当营养素摄入对胎儿和乳汁的分泌是重要的。若妊娠、哺乳期女性营养不足可使胎儿宫内营养不良、乳汁某些营养素不足（如VitA、$VitB_1$、$VitB_6$、$VitB_{12}$、碘）。妊娠期妇女应增加能量200～300kcal/d（+15%），哺乳期妇女应增加能量500kcal/d（+25%）。

2）乳头保健：女性的乳头形状大小各有不同。大多数女性的乳头突出，易于婴儿吸吮。少数女性的乳头扁平或内陷，常见于初产妇。因妊娠期女性乳头皮肤变得松软，约1/3的女性有不同程度的乳头扁平或内陷。但只有1/10的女性的乳头扁平持续到分娩。真正的乳头内陷是乳头皮肤与底部组织粘连，使哺乳困难，需要产前或产后做简单的乳头挤、捏护理，每天用清水（忌用肥皂或乙醇之类）擦洗乳头。应让母亲知道不是用乳头喂养婴儿，而是乳房喂养。如方法正确，大部分婴儿仍可从扁平或内陷乳头吸吮乳汁。

每次哺乳后可挤出少许乳汁均匀地涂在乳头上，乳汁中丰富的蛋白质和抑菌物质对乳头表皮有保护作用，可防止乳头皮肤皲裂。

3）刺激催乳素分泌：泌乳与乳汁的合成、分泌的调节和乳汁的排出有关。乳腺由结缔组织分隔为15～25个叶，每叶又分为若干小叶。每个乳叶是一个复管泡状腺。小叶内导管、叶间导管、总导管、输乳管将腺泡腔与乳头连通。乳腺泡腔和导管周围有肌上皮细胞。腺垂体分泌的催乳素与乳腺细胞受体结合刺激乳腺细胞合成乳汁。妊娠期女性血中高水平的雌激素和孕酮与催乳素竞争乳腺细胞受体，故妊娠期的乳腺泌乳极少。分娩后女性雌激素和孕酮的血浓度迅速降低，催乳素与乳腺细胞受体结合，乳腺开始泌乳。婴儿吸吮母亲乳头，乳头的传入神经将冲动经脊髓传入下丘脑，使腺垂体分泌大量催乳素入血。

母体血中高水平的催乳素使乳腺细胞不断生成乳汁，有维持泌乳的作用。若增加哺乳期哺乳次数并及时排空乳房，便能使催乳素维持在较高的水平；不哺乳的女性血中催乳素的浓度常在分娩后一周降到妊娠早期的低水平。婴儿吸吮对母亲乳头的刺激同时可传到下丘脑的室旁核，反射性地引起神经垂体分泌缩宫素。缩宫素使包绕在腺泡和乳小管周围的肌上皮细胞收缩，将乳汁挤到乳导管，迅速从双侧乳头射乳。射乳发生在婴儿吸吮30～45秒后。射乳反射可让婴儿在短时间内获大量乳汁，乳房排空，有利于乳汁的合成、分泌。此外缩宫素还使子宫平滑肌收缩，排出恶露、促进子宫复原。

0～2月龄的小婴儿每天多次、按需哺乳，使吸吮有力，乳头得到多次刺激，乳汁分泌增加。按需哺乳不仅可使催乳素在血中维持较高的浓度，还能保证婴儿有较强的吸吮力。因此，有力的吸吮是促进乳汁分泌的重要因素。如给婴儿喂过多糖水，常使其缺乏饥饿感，导致婴儿思睡、吸吮无力，则乳母的乳头缺乏刺激，泌乳量减少。产后乳晕的传入神经特别敏感，诱导缩宫素分泌的条件反射易于建立。出生后2周是建立人乳喂养的关键时期。吸吮是主要的条件刺激，应尽早开始第一次吸吮（产后15分钟到2小时内）。

　　婴儿出生后第一次吸吮的时间对成功建立人乳喂养十分关键。出生时嗅觉、视觉和触觉的发育使婴儿能本能地实现"乳房爬行"，帮助婴儿很快找到母亲的乳房，开始第一次吸吮。如果婴儿不能很快开始第一次吸吮，婴儿的警觉关键期即过去而进入睡眠，婴儿的第一次吸吮被延迟。尽早第一次吸吮也可减轻婴儿生理性黄疸。因频繁吸吮，刺激肠蠕动，排便增加，减少胆红质的肠肝循环；同时还可减轻生理性体重下降，减少低血糖的发生。

　　4）促进乳房分泌：吸乳前让母亲先湿热敷乳房，促进乳房循环血流量。2～3分钟后，从外侧边缘向乳晕方向轻拍或按摩乳房，促进乳房感觉神经的传导和泌乳。两侧乳房应先后交替进行哺乳。若一侧乳房奶量已满足婴儿需要，则可每次轮流哺喂一侧乳房，并将另一侧的乳汁用吸奶器吸出。每次哺乳应让乳汁排空。

　　5）正确的喂哺技巧：正确的母乳喂哺姿势可刺激婴儿的口腔动力，有利于吸吮。正确的喂哺技巧还包括如何唤起婴儿的最佳进奶状态，如哺乳前让婴儿用鼻推压或舔母亲的乳房，哺乳时婴儿的气味、身体的接触都可刺激乳母的射乳反射；等待哺乳的婴儿应是清醒状态、有饥饿感、并已更换干净的尿布。

　　6）乳母心情愉快：因与泌乳有关的多种激素都直接或间接地受下丘脑的调节，下丘脑功能与情绪有关，故泌乳受情绪的影响很大。心情压抑可以刺激肾上腺素分泌，使乳腺血流量减少，阻碍营养物质和有关激素进入乳房，从而使乳汁分泌减少。刻板地规定哺乳时间也可造成精神紧张，故在婴儿早期应采取按需哺乳的方式，并保证乳母的身心愉快和充足的睡眠，避免精神紧张，可促进泌乳。

　　（3）断离人乳：其他食物引入至完全替代人乳为断离人乳期。婴儿从4～6月龄开始逐渐以配方奶替代人乳，配方奶量至800mL/d即可完全替代人乳（12～18月龄）。为了帮助婴儿顺利断离人乳，应培养婴儿有良好的进食习惯，如3～4月龄后宜逐渐定时哺乳，4～6月龄逐渐断夜间奶，培养对其他食物的兴趣及进食的技能等。引入配方奶直接用杯喂养可避免奶瓶喂养的问题，如睡时吸奶形成"奶瓶龋齿"，或将吸吮奶嘴作为抚慰婴儿的方法。

　　（4）不宜哺乳的情况：母亲感染HIV、患有严重疾病应停止哺乳，如慢性肾炎、糖尿病、恶性肿瘤、精神病、癫痫或心功能不全等。乳母患急性传染病时，可将乳汁挤出，经消毒后哺喂。乙型肝炎的母婴传播主要发生在临产或分娩时，是通过胎盘或血液传递的，因此乙型肝炎病毒携带者并非哺乳的禁忌。母亲感染结核病，经治疗，无临床症状时可继续哺乳。

　　2. 部分人乳喂养

　　人乳与配方奶或其他食物同时喂养婴儿为部分人乳喂养。人乳与配方奶喂养时有两种情况应注意。

　　（1）补授法：4月龄内的人乳喂养婴儿体重增长不满意时，常提示人乳不足。此时用配方奶（或其他乳制品）补充人乳喂养为补授法。补授时，人乳哺喂次数一般不变，每次先哺人乳，将两侧乳房吸空后再以配方奶或兽乳补足人乳不足部分。这样有利于刺激人乳分泌。补授的乳量由婴儿食欲及人乳量多少而定，即缺多少补多少。

（2）代授法：人乳喂养婴儿至 4～6 月龄时，为断离人乳逐渐引入配方奶（或其他乳制品）替代人乳，为代授法。即在某一次人乳哺喂时，有意减少哺喂人乳量，增加配方奶量（或其他乳制品），逐渐替代此次人乳量。依此类推直到完全替代所有的人乳。

4 个月内的婴儿人乳量不足时，如用代授法，减少了人乳哺喂次数，乳头得到的刺激减少，乳汁分泌降低。4～6 月龄婴儿如用补授法，婴儿易眷恋母亲，难以断离。

3. 配方奶喂养

4 月龄以内的婴儿由于各种原因不能进行人乳喂养时，完全采用配方奶喂哺婴儿，称为配方奶喂养。

（1）配方奶喂养方法：同人乳喂养一样，配方奶喂哺婴儿也需要有正确的喂哺技巧，包括正确的喂哺姿势、唤起婴儿的最佳进奶状态。配方奶喂哺婴儿应特别注意选用适宜的奶嘴和奶瓶、奶液温度适当、奶瓶清洁及喂哺时奶瓶的位置，同时奶液宜即冲即食，不宜用微波炉热奶，以免奶液受热不均或过烫，米粉加入奶液中不利于婴儿学习吞咽。

（2）奶粉调配：规范的奶粉调配方法在保证婴儿营养摄入中至关重要。一般市售配方奶粉配备统一规格的专用小勺。如盛 4.4g 奶粉的专用小勺，1 平勺宜加入 30mL 温开水；盛 8.8g 奶粉的专用小勺，1 平勺宜加入 60mL 温开水（重量比均为 1：7）。

注：1 平勺为自然舀后刮平，若摇或磕"平"可使奶粉重量增加，冲调后的奶液浓度增加。

（3）奶量摄入估计：配方奶是 6 月龄以内婴儿的主要营养来源。实际工作中为了正确指导家长或评价婴儿的营养状况，常需要估计婴儿奶的摄入量。婴儿的体重、推荐摄入量（RNI）及奶制品规格是估计婴儿奶量的必备资料。一般市售婴儿配方奶粉 100g 供能约 500kcal，婴儿能量需要量为 95～100kcal/（kg·d），故需婴儿配方奶粉约 20g/（kg·d）或 150mL/（kg·d）。或用月消耗奶粉量估计日奶量，如月消耗 900g 奶粉 4 听，相当婴儿进食奶量 900mL/d。按规定调配的配方奶蛋白质与矿物质浓度接近人乳，只要奶量适当，总液量也可满足需要。

4. 婴儿食物转换

婴儿期随着生长发育的逐渐成熟，需要经历由出生时的纯乳类向成人固体食物转换的过渡时期。应让婴儿在食物转换的过渡时期逐渐接受成人固体食物，培养对各类食物的喜爱和自己进食的能力。

（1）不同喂养方式婴儿的食物转换：婴儿喂养的食物转换过程是让婴儿逐渐适应各种食物的味道、培养婴儿对其他食物的兴趣、逐渐由乳类为主要食物转换为进食固体为主的过程。由于出生后不同的喂养方式，在食物转换的过渡时期婴儿喂养的方法略有不同。人乳喂养婴儿的食物转换问题是帮助婴儿逐渐用配方奶完全替代人乳，同时引入其他食物；部分人乳喂养和配方奶喂养婴儿的食物转换是逐渐引入其他食物。

（2）过渡期食物：给婴儿第一次引入的食物常被称为过渡期食物（可以是液体或半固体、固体食物）。过渡时期食物即婴儿期第一阶段食物，常称为换乳食物、旧称辅食或断乳食物，是除人乳或配方奶（兽乳）外，为过渡到成人固体食物所添加的富含能量和各种营养素的泥状食物（半固体食物）。给婴儿引入食物的时间和过程应适合婴儿的接受能力，保证食物的结构、风味等能够被婴儿接受。

引入其他食物的年龄没有严格的规定，应根据婴儿发育成熟状况决定。乳母产后6个月乳汁营养价值逐渐下降，不能满足婴儿生长需要；婴儿消化道发育逐渐成熟，如酶的发育、咀嚼与吞咽能力的发育、牙的萌出等；婴儿可控制头在需要时转向食物（勺）或吃饱后把头转开，均提示婴儿应开始由依赖乳类食物过渡到独立进食。一般应在婴儿体重达 6.5～7kg 时，此时年龄多为 4～6 月龄。

给婴儿首先选择的其他食物应是易于吸收、能满足生长需要、又不易产生过敏的食物。因 4～6 月龄的婴儿体内贮存铁消耗已尽，选择的食物还同时应给婴儿补充铁营养。通常能满足这些条件的食物是强化铁的米粉。其次引入的食物是根块茎蔬菜、水果，补充少量维生素、矿物质营养外，主要是训练婴儿的味觉。7～8 月龄后逐渐引入婴儿第二阶段食物，包括动物性食物，如鱼类、蛋类、肉类和豆制品。引入的食物制作应以当地食物为基础，注意食物的质地、营养密度、卫生、制作的多样性。此期乳类仍为婴儿营养的主要来源，应保证至少 800mL。

儿童喜爱他们熟悉的食物，这不是食物本身的特点，而是儿童从自己的经历中获得，婴儿最初对新食物的抵抗可通过多次体验改变。因此，婴儿食物转变期有一个对其他食物逐渐习惯的过程。此期让婴儿熟悉多种食物，特别是蔬菜类，有利于儿童期对食物的接受能力。因此，食物的引入应由少到多，即在哺乳后立即给予婴儿少量强化铁的米粉（1 勺→2 勺→多勺），6～7 月龄后可代替 1～2 次乳量；一种到多种，如蔬菜的引入，应每种菜泥（茸）尝 2 次 / 天，直至 3～4 天婴儿习惯后再换另一种，以刺激味觉的发育。

单一食物引入的方法可帮助了解婴儿是否出现食物过敏。为训练婴儿的进食能力应注意引入的方法和食物的质地。如用勺、杯进食可帮助口腔动作协调，学习吞咽。婴儿 7～9 月龄后食物的质地从泥（茸）状过渡到碎末状可帮助学习咀嚼，增加食物的能量密度。此期还应注意婴儿神经心理发育对食物转变的作用，如允许手抓食物，既可增加婴儿进食的兴趣，又有利于眼手动作协调和培养独立能力。

（二）婴儿喂养建议

1. 0～3 月龄

（1）乳类：纯人乳或部分人乳或配方奶。

（2）小于 3 月龄婴儿应按需喂哺，8～12 次，乳量 500～750mL/d。

（3）3 月龄后逐渐定时，6～8 次，乳量 600～800mL/d。

注：每天 6～8 次小便提示液体量充足；不必另加水或其他果汁。

2. 4～6 月龄

（1）乳类：部分人乳或配方奶。

（2）定时（3～4 小时）哺乳：5～6 次，每次乳量增加，800～1000mL/d，逐渐停止夜间哺乳。

（3）强化铁的谷类：可用人乳或配方奶调配，开始少量（1 勺），逐渐增加。

（4）水果、蔬菜类：开始引入水果泥 1 ～ 2 勺、蔬菜泥（瓜类、根块类、豆荚类）1 ～ 2 勺，每天 2 ～ 3 次。

（5）进食能力训练：开始用勺，5 月龄左右开始学习用杯喝。

注：第一阶段食物引入不影响乳量；先引入菜泥或水果泥；每种新的菜泥或水果泥引入需 3 ～ 5 天，观察婴儿是否耐受；菜泥中无盐、油；水果泥不加糖或水。

3. 6 ～ 7 月龄

（1）乳类：部分人乳或配方奶。

（2）定时哺乳：4 ～ 5 次，每次乳量增加，900 ～ 1000mL/d。

（3）强化铁的谷类：1/2 餐。

（4）稠粥或面条：1 餐。

（5）水果、蔬菜类：每天水果 1/2 个、碎菜 25 ～ 50g。

（6）肉类：可开始引入少量。

（7）蛋黄：可开始引入。

（8）进食能力训练：婴儿可坐在一高椅子上与成人共进餐。

注：可在进食稠粥或面条后饮奶；食物清淡，少盐、油、糖；有充足乳类蛋白质，不需要增加过多其他动物蛋白质。

4. 8 ～ 12 月龄

（1）乳类：逐渐以配方奶替代人乳，乳类约 4 次，乳量 800 ～ 1000mL/d。

（2）软食（软饭、面食）：2 餐（100 ～ 150g）。

（3）水果、蔬菜类：每天水果 50g、碎菜 50 ～ 100g。

（4）肉类：25 ～ 50g。

（5）进食能力训练：学习自己用勺进食，用杯喝奶；与成人同桌进餐 1 ～ 2 次。

注意：可让婴儿手拿条状或指状水果蔬菜，学习咀嚼；食入肉类量不影响乳量；于 1 岁前不给蜂蜜或糖水。

（三）常见问题

1. 溢乳

15% 的婴儿常出现溢乳，可因过度喂养、不成熟的胃肠运动类型、不稳定的进食时间引起。同时，婴儿胃成水平位置，韧带松弛，易折叠；贲门括约肌松弛，幽门括约肌发育较好等消化道的解剖生理特点使小于 6 月龄的婴儿常常出现胃食道反流（GER）。此外，喂养方法不当，如奶头过大、吞入气体过多时，婴儿也往往出现溢乳。

2. 食物引入时间不当

过早引入固体食物影响人乳铁吸收，增加食物过敏和肠道感染的机会；过晚引入其他食物，错过味觉、咀嚼功能发育的关键年龄，则造成进食行为异常、断离人乳困难、婴儿营养不足等问题。

3. 能量摄入不足

8 ～ 9 月龄的婴儿已可接受能量密度较高的成人固体食物。如经常食用能量密度低的食物（汤面、稀粥、汤饭、米粉），或摄入液量过多，婴儿可表现进食后不满足，体重增长不足，甚至下降，或常于夜间醒来要求进食。

婴儿后期消化功能发育较成熟，应注意逐渐增加婴儿 7～8 月龄后的固体食物能量密度比，以满足生长需要。避免给婴儿过多液量而影响进食，因婴儿食物构成仍有较多的乳类，食物质地较软，含水量已较多。

4. 进餐频繁

胃的排空与否与消化能力密切相关。6 月龄后婴儿进餐仍频繁（超过 7～8 次／天），或延迟停止夜间进食，使胃排空不足，影响婴儿食欲。一般安排婴儿一天六餐有利于消化系统。

胃排空与食糜的组成有关，脂肪、蛋白质可延长排空时间。如凝块大、脂肪多的食物影响胃的蠕动和分泌功能，胃内停留时间较长。水在胃的排空时间 0.5～1 小时，人乳 2～3 小时，牛乳 3～4 小时，混合食物 4～5 小时。温度、年龄、全身状况也可影响排空时间。

5. 喂养困难

大多数儿童经历各种味道、质地和各种喂养方法后会自然进食。反射性吸吮和饥饿提供最初的进食动力。然而，在儿童发育的任何阶段，生理的因素和病理的疾病均可干扰儿童进食。如难以适应环境、过度敏感气质的婴儿常有不稳定的进食时间，常表现感觉或行为为主的喂养困难；唇（腭）裂婴儿吸吮时不能关闭口腔，产生无效吸吮；发育迟缓或其他并发症常有运动性的喂养障碍，如脑瘫儿童表现为口腔运动或吞咽功能不全，即吸吮差或吐舌，不能从勺中吃，不能咀嚼固体食物，有时会被液体或固体在吸气时噎塞，导致口腔摄食差，生长不足。适当、早期评价和治疗儿童喂养问题，可减少营养、生长、发育问题的发生。

6. 换乳困难

6 月龄左右的婴儿应逐渐由人乳喂养转换配方乳喂养，婴儿常出现拒绝吸吮现象。首先应除外婴儿对牛奶蛋白过敏。配方奶替代人乳时，婴儿对配方奶味和人造乳头有一适应过程。抚养人应有耐心，可在婴儿饥饿时用配方奶替代人乳，或先喂配方奶后喂人乳，否则婴儿容易拒绝奶瓶；或用 2 条硅胶管分别粘在母亲的乳头上，婴儿吸吮时配方奶同时被虹吸摄入，混淆婴儿的味觉以逐渐适应。

二、幼儿营养与膳食安排

（一）幼儿进食特点

1. 生长速度减慢

1 岁后幼儿生长逐渐平稳。因此，幼儿进食相对稳定，较婴儿期旺盛的食欲相对略有下降。

2. 心理行为影响

幼儿神经心理发育迅速，对周围世界充满好奇，表现出探索性行为，进食时也表现出强烈的自我进食欲望。成人如忽略了幼儿的要求，仍按小婴儿的方法抚养，幼儿可表现不合作与违拗心理；而且幼儿注意力易被分散，幼儿进食时玩玩具、看电视等做法都会降低对食物的注意力，使进食下降。应允许幼儿参与进食，满足其自我进食欲望，培养其独立进食能力。

3. 家庭成员的影响

家庭成员进食的行为和对食物的反应可作为幼儿的榜样。由于学习与社会的作用，幼儿的进食过程影响以后接受食物的类型。如给予幼儿食物是在积极的社会情况下（如奖励），或与愉快的社会行为有关，则幼儿对食物的偏爱会增加；强迫进食可使幼儿不喜欢有营养的食物。

4. 进食技能发育状况

幼儿的进食技能发育状况与婴儿期的训练有关，错过训练吞咽、咀嚼的关键期，长期食物过细，幼儿期会表现为不愿吃固体食物，或含在口中不吞。

5. 食欲波动

幼儿有自己能量摄入的判断能力。这种能力不但在一餐中表现出来，连续数餐都可被证实。幼儿可能一日早餐吃很多，次日早餐什么也没吃；一天中可能会吃较少的早餐，但吃较多的中餐和较少的晚餐。变化的进食行为提示幼儿有调节进食的能力。研究显示幼儿餐间摄入的差别可达 40%，但一日的能量摄入比较一致，只有 10% 的变化。

（二）幼儿膳食安排

幼儿膳食中各种营养素和能量的摄入需满足该年龄阶段幼儿的生理需要，蛋白质每天 40g 左右，其中优质蛋白（动物性蛋白质和豆类蛋白质）应占总蛋白的 1/3 ～ 1/2。蛋白质、脂肪和糖类产能占比分别为 10% ～ 15%、25% ～ 30%、50% ～ 60%。但膳食安排应合理，四餐（奶类 2，主食 2）二点为宜。频繁进食、夜间进食、过多饮水均会破坏幼儿进食规律，影响食欲。

第四节　早期儿童发展与健康促进

一、早期儿童发展的科学依据和重要性

近 20 年来，儿童早期发展的学科有了很大的进展，这些进展在很大程度上受到系统生物学、脑神经科学和发育儿科学等重要学科进展的影响和推动，使儿童早期发展获得了新的理论支持和循证基础。基因和环境的作用决定了大脑的发育，包括认知、情感、行为和社会能力的发展。现代社会对人们的素质和能力培养提出了更高的要求，从而对儿童的发展也提出了更高的要求。生命科学和社会科学的进步，使人们对体格和心理行为发育规律及原理的认识不断深化，使人们具有更多、更有效地促进儿童发展的知识和技能，以改善和创建有利于儿童发展的环境。

国际上已将 0 ～ 6 岁儿童的早期生长和发育，定义为儿童早期发展，包括体格发育和心理行为发育。鉴于其重要性，美国、日本、加拿大等发达国家已经将保障和促进儿

童早期发展，列为提高人口素质、发展人力资源、加强国家综合实力和竞争力的战略措施。随着我国经济和科学技术的快速发展，重视儿童早期发展将成为提高我国人口素质，促进社会经济文化和科学技术可持续发展的重要保障。

二、儿童早期综合发展的概念

儿童的生长发育是一个综合的发展过程，发育的各个方面，如体格、心理和社会能力等，既有各自的发育需求和特点，而又互相关联、协同发展。体格发育会影响心理和社会能力的发育，而心理发育的问题也会影响体格发育。

儿童早期综合发展（IECD）包括卫生、营养、教育、环境和保护五个方面。IECD是一个整体概念，产前/产后保健、卫生保健、营养、智力开发、学前教育、生活技能、父母科学育儿能力、饮食和卫生、情爱关怀等种种因素，均能影响儿童的早期发展。

三、儿童早期发展的评估和干预

对儿童早期发展进行评估的目的是衡量儿童发育的水平；检测发育过程中存在的问题和缺陷；发现产生问题和缺陷的原因及环境因素；监测干预的实施；评价实施干预的效果和问题。

（一）评估

评估的内容包括体格发育和心理行为发育两方面。体格发育可通过监测生长发育曲线来实现。心理行为发育包括以下五个方面：①认知或智能发育：包括记忆、问题处理和数的概念及理解等。②语言发育和交流能力：包括领会谈话和表达思想，即掌握感受性和表达性语言。③社交和情感发育：包括对相互关系的理解，调整自我和他人情感的能力，交往技能等。④性格：即面对日常或特殊状态时生理和心理的趋向、稳定性和自制力。⑤精细和大运动发育：包括儿童的坐、立、走、跑和用手操作细小物品的能力等。心理行为发育评估方法包括测验量表法和观察法。

（二）干预

1. 对象

干预对象可分两种，有器质性疾病的儿童（其发育迟缓或偏差主要由原发病引起）；非器质性病变的儿童（其发育过程中的问题主要与环境因素，家庭、父母及保育人员等有关）。

2. 干预策略

针对儿童的直接干预（集中干预）；针对父母的间接干预（家庭干预，如提高父母养育技能、改善家庭环境条件等）和综合干预。

3. 干预的完整步骤

①对儿童进行评估：包括发育水平、问题、产生的原因和影响因素。②制定干预方案：包括干预重点、内容和措施。③组织实施。④进行再评估：包括效果、实施中的问题等。

4. 干预的主要领域

WHO 提出七个干预的领域,包括支持孕产妇和新生儿健康;改善营养和喂养方法;预防和管理传染性疾病;预防和管理损伤及暴力;降低环境危害;支持青少年健康;促进心理行为发育等。

四、倡导健康促进的措施

(一) 倡导孕产妇保健和新生儿健康

妊娠时期和儿童生命最初 3 年是关系到儿童生存、成长和发展的最重要时期。通过倡导孕产妇保健和新生儿健康,可以预防宫内感染、宫内营养不良、胎儿畸形、早产、新生儿窒息,减少遗传性疾病的发生,降低孕产妇病死率和新生儿病死率。

应积极倡导孕产妇保健,做好健康宣教和遗传咨询指导,宣传优生优育科学知识;保证孕产妇合理的营养和良好的情绪;避免环境毒物暴露和感染;开展孕产妇保健系统管理和高危孕产妇的监测及管理;重视围生期保健和新生儿健康,预防并及时救治胎儿宫内缺氧、窒息,推广新生儿窒息复苏抢救技术,预防感染,加强护理,降低新生儿发病率和病死率。

(二) 倡导科学的营养和喂养方法

均衡合理的营养是儿童健康成长和体格、认知、社会情绪全面发展的基础。2002年中国居民营养与健康调查发现,我国 5 岁以下儿童生长迟缓发生率、低体重和消瘦发生率分别为 14.3%、7.8% 和 2.5%,以 6 个月内婴儿最低,1 ~ 2 岁幼儿最高,并存在显著的城乡差异。0 ~ 6 岁儿童超重和肥胖率分别为 3.4% 和 2.0%,并呈现增长趋势。4 个月内基本纯母乳喂养率为 71.6%,6 个月仍有母乳喂养的婴儿为 84.3%,而过早添加固体或补充食品和添加不及时两种不合理情况同时存在。

5 岁以内儿童贫血仍是一个突出的营养问题,患病率高达 18.8%。胎儿和婴幼儿早期的营养与健康状况关系到成年期慢性非感染性疾病的发生和发展。因此,倡导科学的营养和喂养方法,包括倡导母乳喂养、补充食品的科学添加和食物质地的转换、膳食的合理安排,不仅对提高儿童健康水平,促进儿童体格、认知和社会情绪的全面发展具有重要的意义,也是从源头预防控制成年期慢性非感染性疾病,如糖尿病、心血管疾病、肿瘤等的发生发展,达到提高人口素质和生命质量的目的。

(三) 儿童生长和发育监测

定期儿童生长和发育监测可以早期发现儿童生长和发育的偏异或相关疾病,早期干预或进一步诊断、治疗,最后达到降低伤残率、减轻伤残程度、提高儿童健康水平和人口素质的目标。通过推广儿童体格生长发育监测,指导预防儿童营养不良、体重低下、生长迟缓、消瘦、肥胖和营养缺乏性疾病等,提高儿童体质,并从源头控制成人期慢性疾病的发生发展。

通过倡导儿童发育监测,早期筛查并干预运动发育迟缓、语言和言语发育迟缓、社交障碍等各种发育偏异，降低残疾发生率；通过发育监测和筛查，早期发现脑瘫、精神发育迟缓、儿童进行性骨干发育不全（PDD）、学习困难、各种遗传代谢性或染色体缺陷疾病，以便早期诊断、早期治疗，从而减轻伤残程度。

（四）提高父母和养育人科学育儿能力

提高父母和养育人科学育儿能力是倡导健康促进的重要内容之一。包括：①宣传教育：为父母及养育人提供科学育儿知识，形式包括书籍、录像、媒体、宣传册、育儿课堂或小型座谈、电话咨询或面对面咨询等。②技能传授：包括现场指导、示范、训练父母及养育人的科学育儿技能，如母乳哺喂技能的指导、补充食品制做的示范、补充食品喂养技能的指导和示范、婴儿早期运动训练的示范和培训等。③心理支持和鼓励：通过咨询，给予父母和养育人心理上的支持和鼓励，并给予医学咨询和指导，帮助父母和家庭解决在育儿过程中所遇到的问题和困难，如喂养问题、睡眠问题、疾病的护理问题等。

（五）早期刺激和早期干预

为儿童提供早期环境刺激和早期干预，是促进儿童早期发展的重要措施之一。科学研究表明，婴儿自出生起即已具备了接受早期刺激和早期干预的神经基础，良好的环境刺激给婴儿提供各种感知觉的经验，是大脑发育不可缺少的条件，早期良好的环境刺激将刺激神经元的功能分化和成熟，树突、突触连接、神经环路的形成，从而塑造最优的皮质细胞结构；对围生期有脑损伤危险因素或已有脑损伤的婴儿，可充分利用发育期大脑可塑性强、代偿性好的特点，利用不同大脑功能的发育关键期，提供良好的环境刺激和早期干预训练，使脑功能得到良好的代偿，促进大脑发育和脑功能的康复，从而降低伤残率、减轻伤残程度。

因此，应提倡早期良好的环境刺激和早期干预，根据儿童不同年龄神经运动和心理行为发育规律，提供与其年龄或发育水平相适应的丰富的环境刺激和早期干预训练，包括丰富的感知觉、语言、运动、认知和情绪的刺激，及针对性的干预训练，使儿童充分发挥自身潜能，创造最佳人生开端。

（六）预防和管理传染性疾病

随着社会进步和科学发展，传染性疾病已得到有效控制，但儿童期，尤其是婴幼儿期，自身免疫系统尚未发育完善，对疾病的抵抗力较低，极易受到传染性疾病的侵袭；同时，有些已经得到控制的传染病（如结核）在全球范围内出现回升，艾滋病等新的传染病在世界范围内广泛传播。因此，预防和管理传染病仍是关系儿童健康的主要问题。

在倡导健康促进中，应继续重视传染病的预防和管理，实施计划免疫，采取综合管理和防治措施，切实预防传染病的发生、控制传染病的流行；同时，倡导儿童疾病综合管理（IMCI），有效提高贫困和灾难地区儿童感染性疾病和传染性疾病的治愈率，保障儿童生命和健康。

（七）预防和管理损伤、暴力

儿童损伤和暴力问题已被国际学术界认为是 21 世纪儿童期的重要健康问题。发达国家和中等收入发展中国家的流行病学报告表明，从 20 世纪 70 年代末期起，伤害死亡居于 0～18 岁儿童死亡顺位中的首位，占总死亡人数的 30% 左右。在我国，据 1991～2000 年伤害死亡的调查报道，儿童因损伤和暴力死亡占总死亡的比例为 1～4 岁 33.8%，5～9 岁 56.6%，10～14 岁 45.5%。

因此，预防和管理损伤、暴力是促进儿童早期发展的重要干预领域之一。应大力倡导对儿童损伤和暴力的预防和管理，全社会重视，制定有关的法律法规，建立干预机构；改善环境，改进产品；开展预防儿童损伤和暴力的健康教育，设置安全卫生教育课程，制定综合干预措施；建立儿童损伤和暴力的应急预案和急救体系；从而减少因儿童损伤和暴力而导致的伤残和死亡，保证儿童健康发展。

（八）重视环境卫生，降低环境危害

儿童生活环境包括自然环境和社会环境。自然环境中许多因素会影响儿童的健康和发育。例如，生态环境的恶化、工业和生活污染、温室效应导致的气候恶化、大气层的破坏等宏观环境因素，以及日常环境因素，包括儿童活动空间减少、室内污染、食品和饮水卫生问题、环境卫生、学校条件等。因此，应重视环境卫生，降低环境危害，控制各种环境污染，如工业和生活污染，提倡安全饮水，加强食品卫生监督，尤其是婴幼儿食品卫生的监督力度，为儿童的健康发展提供良好的自然环境。

社会环境问题对儿童的影响越来越明显。例如，人们生活方式和行为的改变，传统文化的改变，家庭和社会结构的变化，学习的压力和竞争，IT 网络和虚拟社会的出现，饮食方式和习惯的改变，价值观念的改变，道德观念及道德教育问题，宣传媒体的信息灌输，儿童相关产业的广告和促销活动（商业环境），以及人们不良行为及生活方式的影响（如吸烟、饮酒）。处境困难儿童，如离异家庭的子女、孤残儿、流浪儿、极端贫困家庭的儿童等，他们遭遇的身心发育的问题更为突出。社会因素的主要载体是家庭、学校和社区，也是影响儿童发展的三个最重要的环境。

在儿童早期的环境因素中，家庭是关键，在家庭环境中父母是关键。应该充分认识和评价家庭和父母在儿童早期发展中的关键作用，通过对家庭、社区的传播活动，大力宣传健康的道德观念、生活方式，提倡积极健康的文化体育活动，传播科学知识，帮助建立和睦、充满活力的家庭环境，避免忽视、溺爱和暴力。为促进儿童早期发展提供最充分的支持。

（九）支持青少年健康

青春期是儿童生长发育的一个重要阶段。此期儿童身体各方面都经历着巨大变化，机体功能更加完善，而生殖系统也日趋成熟，新陈代谢旺盛，激素分泌增加，同时心理发育也发生巨大的变化，如自我认同和自我意识的发展，意志和行为的发展，出现第二反抗期。此期，容易出现营养、内分泌、心理和行为问题，如肥胖、青春期生长和性发育问题、焦虑、抑郁、自杀、上网成瘾、吸烟、酗酒、药物滥用等心理行为问题。

因此，支持青少年健康是青春期健康促进的重要任务，具体包括：①认识与生理发育相关的问题，指导青春期营养、青春期生长和性发育。②促进青少年认知发展，尤其

是健康的情感发展，自我情绪的调节和处理。③促进青少年自我和认同的发展，指导青少年提升自尊感和自我价值，学会在对不同的观点保持开放性思维的同时能够表达个人的观点。④指导并支持青少年的自主性向积极的方向发展。⑤指导家庭为青少年建立行为标准、培养正确的道德和价值观、提供情感支持，同时指导青少年如何与父母及家庭成员建立良好的关系。⑥促进青少年健康的同伴关系，提高自信，培训青少年社会技能，降低或抵抗来自同伴的问题压力。

（十）促进心理行为发育

心理行为发育是儿童健康成长的一个重要方面，与体格生长发育相互影响，同时也是内因（遗传和神经系统功能的成熟）与外因（环境和经历）交互作用的结果。促进心理行为发育是促进儿童早期发展的重要内容之一。包括：①积极发展感知觉。②促进语言的发展。③培养并促进注意力的发展、记忆和想象力的发展、思维的发展、情绪和情感的发展。④培养坚强的意志，促进个性和性格发展。⑤培养社会交往能力的发展。

总之，我们应该积极倡导健康促进，为儿童提供一个理想的生活和成长环境，包括恰当的健康照顾（医疗、保健）；良好的养育，充足而合理的营养；足够的认知刺激、情感支持和游戏机会等，使他们能在充满爱的环境中长大，以有效地保障和促进儿童的健康和发展。

第五节　高危儿专案管理

一、高危儿管理的概念和意义

高危儿管理是针对在母亲妊娠、分娩、新生儿或婴幼儿期内因早产、低出生体重、窒息等高风险因素影响其生长发育的特殊人群，提供系统、连续的随访与监测，并开展早期干预，以促进其最佳发展。高危儿管理包括发育评估、健康监测和个性化干预措施，旨在通过科学手段及早发现潜在的发育问题或功能障碍，并采取有效干预，帮助高危儿在运动、语言、认知及社会情绪等方面实现最优发展。

这一管理的意义在于，首先，通过早期监测和评估，能及时发现并纠正发育迟缓或异常的早期信号，提高高危儿的整体生长发育质量；其次，科学的干预有助于减少脑瘫、视力和听力障碍、学习困难等后遗症，改善高危儿的长期预后；再次，高危儿管理通过指导家庭科学育儿，增强家长在护理和教育高危儿过程中的信心和能力；最后，通过对高危儿的早期干预，可以有效减轻因发育障碍造成的医疗和社会负担，为社会资源的合理配置提供支持。高危儿管理不仅改善了高危儿的生活质量，也为其健康成长创造了有利条件，具有显著的社会和公共卫生价值。

（一）高危儿随访的实施方案和分级管理

高危儿随访的实施方案包括高危儿的筛查和分类，高危儿咨询、生长发育评估、转诊，高危儿的综合干预和预后监测。

1. 高危儿的筛查和分类

针对新生儿展开高危因素的筛查工作，高危儿主要源自新生儿重症监护室出院的婴儿，高危因素包括：出生体重方面为早产、极低体重儿、宫内发育迟缓。神经系统方面为存在新生儿缺氧缺血性脑病并伴有抽搐、新生儿惊厥、颅内出血、化脓性脑膜炎的病史，持续的头颅B超、CT、MRI出现异常，如脑室扩张或者不对称、脑室周围白质软化、脑穿通、小脑畸形等。呼吸系统方面为运用体外膜肺氧合、慢性肺部疾病、依靠呼吸机辅助治疗等。

其他方面为持续的喂养难题，持续的低血糖，高胆红素血症，家庭、社会环境不佳等。不同种类的高危儿往往需要不同侧重点的监测与管理，与此同时，在第1～2年里，依旧需要专科医师予以治疗和管理。

2. 高危儿咨询、评估和转诊

对高危儿进行咨询和评估包括以下几个方面，首先，针对疾病相关的健康问题，涵盖神经系统、呼吸系统、视力和听力等方面的健康状况与预后进行专业咨询，以便早期识别潜在风险。其次，提供喂养指导和体格生长的综合评估，确保营养摄入和生长发育达到最佳水平。最后，还对高危儿的运动、语言、心理和行为发育进行系统评估，以全面了解其发育状况。

同时，关注社会经济因素及家庭养育环境的影响，通过环境评估来识别可能影响儿童健康和发育的外部因素。对于特定的复杂问题，如持续性惊厥、早产儿视网膜病及慢性肺部疾病，应及时转诊至相关专科或多学科团队进行进一步治疗和监测。而对于明确的发育迟缓或发育障碍，则应转至上级医院进行更详细的评估诊断，或至专业康复机构接受系统的综合干预，以优化高危儿的整体健康及功能预后。

3. 高危儿的综合干预和预后监测

基于高危儿的健康状况和评估结果，为其家庭提供系统的干预服务，包括家庭咨询与指导、育儿知识的增加、技能培训等，确保高危儿及其家庭在身心健康和照护方面得到全面支持。干预过程中，通过综合评估监测个体预后变化，以便及时调整干预方案。在高危儿随访中，应全面考量特殊疾病及其对儿童发育的潜在影响、健康问题对日常生活的作用、体格发育、心理社会发育等多方面因素，尤其关注家庭与社会环境的影响。生物风险因素与环境风险因素往往相互作用，影响远期发育预后。

在出生后2年内，生物因素对运动发育影响显著，而2岁后社会环境则对认知发育和学业表现起关键作用。尽管儿童保健医师无法逆转已存在的器质性损害，但通过家庭支持和社会环境改善，可显著促进儿童发育与功能提高。

高危儿随访和管理的主要要点包括以下几点。

（1）疾病相关需求，如家庭氧疗、药物治疗等。

（2）喂养与体格发育指导，关注喂养困难并进行生长监测，必要时转专科。

（3）视听系统监测，尤其是早产、极低体重儿应定期筛查。

（4）发育筛查，定期进行神经运动及发育监测。

（5）家庭环境评估，对改善家庭养育条件提出建议，并提供心理支持。

（6）社区健康教育，增加家庭对高危儿随访重要性的认识。

（7）转诊需求，根据实际情况提出转诊建议，确保后续治疗的连续性。

（8）干预策略，根据高危儿个体需求提出干预方案，与专业治疗团队配合并反馈效果。

目前，高危儿管理和早期干预的运作模式在全球范围内不断探索。美国、新加坡等国推行以社区为基础、家庭为中心的多学科协作模式，由政府和社会组织共同提供服务；而我国正逐步探索以社区为基础、家庭为中心的分层管理模式，以确保高危儿获得持续而精准的干预支持。

（二）高危儿特殊问题的评估和管理要点

1. 神经系统

未成熟儿和极低出生体重儿的主要脑损伤原因包括颅内出血、脑室周围白质软化、脑白质发育不良和宫内发育迟缓；足月儿常见的脑损伤则主要由围生期窒息、严重缺氧缺血性脑病、颅内出血及颅内感染引起，这些损伤的严重程度与远期神经发育密切相关。重度脑损伤可能导致脑瘫、癫痫、脑积水、视听障碍及智力低下（IQ < 70）。近 20 年的研究表明，极低出生体重儿的重度残疾发生率为 10%。在婴儿期常见暂时性神经运动异常，如肌张力增高或降低、肌无力和斜视等；轻微的神经发育异常更为常见（发生率为 30% ~ 50%），表现为精细运动协调困难、感知和学习障碍，多见于年长儿童。

（1）评估：所有上述高危婴儿应进行视力和听力检测，并在出生后 1 年内完成视力和听力筛查，有条件的机构应进行视觉和听觉诱发电位检查，以早期发现斜视、复发性中耳炎及语言发育迟缓等问题。在婴儿期应进行详细的神经与运动系统检查，并定期进行发育监测；1 岁后应实施特殊的发育筛查和评估。

（2）管理：对婴儿期出现的暂时或长期的运动、语言、认知及社会情绪发育问题，应定期进行评估和干预指导，严重者应转诊至专业康复机构。干预方案可通过社区服务中心或各级妇幼保健机构指导家庭完成。若婴儿存在视听障碍，则应由专科医师、发育行为儿科医师和康复治疗师协同治疗。对于年长儿童，提供学习问题的咨询和制订个性化教育计划同样至关重要。

2. 呼吸系统

在 NICU 出院的高危儿中，慢性肺疾病、支气管肺发育不良、反复呼吸暂停、气道梗阻是常见的呼吸系统问题。其中，慢性肺疾病的发生率为 5% ~ 35%，症状通常在出生后两年内逐渐消失。约 20% 的极低出生体重儿患有反应性气道疾病，其发病率为正常出生体重儿的两倍。

（1）评估：①呼吸状况：评估静息呼吸频率，观察有无呼吸费力（如吸气性凹陷）、呼气相延长、呼气性喘鸣或啰音等症状。②氧合状况：定期检测血红蛋白（Hb）、红细胞比积（Hct）、脉搏血氧饱和度或进行动脉血气分析，以监测高危儿出院后的氧合情况。③药物治疗：对于出院后仍需要药物治疗的患儿，应了解所用药物及剂量，监测药物不良反应，必要时测定血药浓度。

（2）管理：若高危儿存在呼吸系统问题，应转诊至专科治疗并进行协同管理。在喂养方面，应指导液体摄入的限制，确保热能和营养素的补充，监测体重增长；指导家长监测患儿呼吸频率、呼吸暂停情况，进行胸部物理治疗，避免接触吸烟等呼吸道刺激物，并提高家长的护理技能。

3. 其他

患有持续性肺动脉高压、接受 ECMO 治疗、高胆红素血症需要换血治疗或有惊厥、先天感染史（如 TORCH 感染）的高危儿存在晚发性听力障碍的风险，可能影响语言及认知发育。此外，高胆红素脑病、低血糖伴惊厥及先天性感染的高危儿面临脑瘫、智力低下及学习困难的风险。

评估和管理应根据高危儿的原发疾病或高危因素制定。如对持续性肺动脉高压或接受 ECMO 治疗的高危儿，应包含：①呼吸系统的评估与管理（详见呼吸系统内容）。②中枢神经系统的评估与管理，包括定期进行脑干听觉诱发电位检测、视力筛查、神经系统检查及发育监测。有高胆红素脑病、低血糖伴惊厥、先天性感染史的患儿应进行神经系统的全面评估（详见神经系统内容）。对有先天性感染史（如 TORCH、梅毒等）的高危儿，除神经系统的评估外，还应关注其他系统（如呼吸、心血管、消化系统）的影响及其转归和预后。

二、高危儿随访监测内容

(一) 营养、体格发育评估

高危儿出院后常伴持续的喂养困难，包括吸吮与吞咽不协调、热量摄入不足及因心肺疾病引起的容量不耐受等。充足的营养是大脑及体格发育的关键保障，应基于标准生长曲线前瞻性地监测高危儿的生长模式。早产儿应使用特制的早产儿生长曲线进行评估，但我国目前尚无专门曲线，故可通过年龄矫正（实际周龄减去早产周数）后使用常规生长曲线进行评估。早产儿的"赶上生长"通常限于特定年龄范围，40 月龄后身长、18 月龄后头围及 24 月龄后体重的生长无须再进行年龄矫正，可直接按实际年龄评估。

1. 体重生长评估

（1）体重生长百分位下降或低于第 5 百分位：当早产儿体重生长百分位下降或低于第 5 百分位时，这是一个重要的警示信号，可能意味着存在营养不良或体重不增的问题。这可能是由于多种原因引起的，如喂养不当、消化吸收不良、代谢异常或潜在的疾病因素等。对于这种情况，需要进一步详细检查，包括评估喂养方式是否合理、消化系统功能是否正常，以及是否存在其他疾病影响营养摄入和利用。通过针对性的干预，如调整喂养方案、治疗潜在疾病等，以促进早产儿体重的正常增长，保障其身体发育和健康。

（2）赶上生长或超过原有生长百分位（出生后 2 年内）：在出生后的 2 年内，如果早产儿出现赶上生长并逐渐达到同龄足月儿的生长水平，这是一个较为理想的情况。这表明早产儿在出生后通过适当的营养支持和良好的护理，能够克服出生时的生长劣势，逐渐追赶上正常的生长轨迹。这对于早产儿的长期健康和发展具有积极意义，意味着其身体各器官系统的发育有了较好的基础，也为其未来的学习、生活等方面提供了更有利的条件。在这个过程中，持续的监测和合理的营养管理等措施起到了关键作用。

2. 生长曲线评估

（1）生长曲线平行于第 5 百分位（极低出生体重儿或宫内发育迟缓儿童）：对于极低出生体重儿或宫内发育迟缓儿童，其生长曲线平行于第 5 百分位，表现为缓慢生长。这种情况需要密切关注，虽然他们可能在以相对稳定但缓慢的速度生长，但仍需进一步评估其生长潜力和可能存在的影响因素。可能需要优化营养方案、加强护理措施，以及定期监测各项生长指标和身体发育情况，以确保他们尽可能地实现最佳的生长和发育。同时，要注意观察是否存在其他伴随的问题，如神经发育迟缓等，以便及时进行干预。

（2）头围生长评估：头围快速生长：当发现早产儿出现不成比例的头围快速增长时，需要进行头颅超声或 CT 扫描以排除脑积水的可能。脑积水会导致颅内压力增高，影响大脑的正常发育，如果不及时诊断和治疗，可能会导致严重的神经系统后遗症。因此，对头围快速增长的及时评估和检查是非常必要的，可以早期发现潜在的问题并采取相应的治疗措施，减少对大脑发育的不良影响。

（3）头围生长显著落后于其他体格参数：如果头围生长显著落后于其他体格参数，通常提示大脑发育不良，与精神发育迟滞密切相关。头围是反映大脑发育的一个重要指标，头围过小可能意味着大脑的生长和发育受到了限制。在这种情况下，需要进一步进行神经系统评估和相关检查，如神经影像学检查、神经发育评估等，以明确大脑发育的具体情况，并制定相应的干预措施，如早期康复训练、神经刺激治疗等，以促进大脑的发育和功能改善，提高早产儿的生活质量和未来的发展潜力。

（二）听力筛查

所有高危儿均需要进行听力筛查，特别是神经系统高危因素的婴儿，如颅内出血、感染及缺氧缺血性脑病，同时关注对听神经中枢有损害的因素，包括高胆红素血症、先天性感染、持续性肺动脉高压和 ECMO 治疗等。有条件的单位应进行脑干听觉诱发电位检查，出院时首次筛查，6 个月时复查。若初筛异常或未通过，应在 42 天内复筛；若听性脑干反应（ABR）筛查异常，则应每 1 ～ 2 个月复查或至少每 3 个月复查，必要时转专科。

（三）视觉评估

许多从 NICU 出院的早产儿易患早产儿视网膜病、斜视和近视，因此应密切监测视力，高危儿尤其是早产儿的视觉筛查应有眼科专科医师参与。

（四）神经运动系统评估

建议所有高危儿进行神经运动系统的监测，特别是神经系统高危因素和早产儿。健康早产儿的神经运动发育通常会在 1 ～ 2 年内赶上同龄足月儿。新生儿期可采用新生儿行为评估（Brazelton 行为评估）或国内的 20 项新生儿行为神经评估；1 岁内推荐使用 INFANIB 神经运动评估；Peabody 量表还可评估运动发育并提供干预指导。评估频率在出生后半年每个月一次，随后每 2 个月一次；1 ～ 2 岁时每 3 个月一次，2 岁后每半年一次，并持续至至少 3 岁。如评估提示脑瘫，应转诊至专科进一步检查及康复治疗。

（五）精神发育评估

高危儿精神发育评估通常采用发育商或智商测试。极低出生体重儿的发育商低于 68% ～ 70% 的发生率，在 2 岁时达 5% ～ 20%，体重越低，发生率越高。常规体检时应评估发育里程碑，早产儿可采用矫正年龄进行评估。社区机构可使用 ASQ 或丹佛发育筛查，但应补充定期的诊断性评估。1 年和 2 年末进行标准诊断性评估，发现异常及时转诊并制订干预计划。常用的评估量表包括贝利发育量表、盖瑟尔发育量表等，年长儿童则可使用韦氏智力量表。

（六）语言发育评估

语言发育筛查和评估应关注窒息、缺氧及颅内出血等围生期高危因素对听力和言语发育的影响。高危儿语言发育评估包括：①听力检查，以排除听力受损导致的言语迟缓。②结合精神运动发育评估，判断运动、语言、认知及行为发育的一致性及异常行为特征。③特殊语言发育筛查，如语言理解和表达，通过早期语言发育量表或汉语沟通发展量表（CDI）评估语言发育情况。

（七）社会情绪和行为评估

近年来对高危儿的社会情绪及行为评估受到越来越多的关注。高危儿（如早产儿、极低体重儿等）常见多动症和注意力缺陷。行为问题的风险因素还包括家庭环境压力、母亲抑郁及忽视或暴力等，这些行为问题可能导致学习困难及学业失败。社会情绪及行为评估可结合贝利发育量表中的婴儿行为记录表，并评估家庭环境，如必要时使用 Achenbanch 儿童行为量表筛查社会能力及行为问题。根据问题类型和功能损害程度进行干预，部分行为问题通过特殊教育调整，严重者应进行心理治疗或药物治疗。

三、高危儿的早期干预

早期干预（EI）即为有残疾风险和发育迟缓的高危儿及其家庭提供服务和支持，以有利于 0 ～ 3 岁儿童的最佳发展。早期干预的方法有多种，有针对儿童的直接干预，针对父母养育技能和家庭养育环境的间接干预，但综合的、完整的干预体系最有效。

（一）早期干预的目的

（1）充分发挥儿童的潜能，促进高危儿体格、认知和社会情绪的全面发展，降低伤残率，减轻伤残程度。

（2）增强家庭满足高危儿特殊需要的能力。

（二）综合干预的关键组成

（1）建立对高危儿进行随访、筛查，以及早期鉴别、诊断和转诊、干预和治疗的管理体系。

（2）制订个体化的家庭服务计划。

（3）制订以社区为基础、家庭为中心，围绕儿童的个体化早期干预训练计划。

（4）多机构、多领域专业人员的参与和协调，提供咨询和指导。目前，国内早期干预模式多以家庭指导为主，即专业工作人员对家长进行有计划或有组织的专业辅导，宣传在社区和家庭水平开展的干预方法，为儿童制订一个系统的干预计划，指导父母在家中对儿童进行训练和教育，并定期评估。同时也开展中心式的干预模式，便于儿童参加小组活动，增进同伴交流，也便于父母间的交流。

（三）个体化的干预方案

（1）即通过评估，了解儿童目前运动、语言、社会交往等各功能区的功能和技能水平，以现有的水平为起点，制订训练计划。

（2）了解家庭的经济能力、资源和关心的问题，根据家庭实际情况提供帮助和指导，并制订适宜家庭条件和能力的干预训练计划。

（3）制订预期达到的目标，并定期测评，根据发育进程修订训练方案。

（4）了解儿童是否需要接受特殊的治疗服务，合理安排治疗和训练时间。

（5）了解开展早期干预的"自然环境"，即儿童日常生活、玩耍和学习的养育环境，包括家庭和社区，对父母和养育人员进行培训，改善其对儿童的态度和理解，提高养育技能。

（6）制订计划，使早期干预的儿童成功过渡进入学前教育。

（四）早期干预原则

早期干预的原则是以儿童发展、家庭系统和人类生态环境的科学研究为理论依据。早期干预服务理念已从原来狭义的只为个体儿童提供治疗性服务转变为儿童作为社区、家庭整体一部分的广义服务。内容包括听力、视力、发音－语言训练、运动功能训练、健康护理咨询、家访、家庭培训、营养咨询、发育咨询、心理服务、康复治疗、特殊指导、社会工作服务等。

1. 教育干预

为高危儿家庭提供早期干预的教育课程，使高危儿父母及家庭理解早期干预的重要性，并给予父母及高危儿家庭心理支持，缓解父母及家庭的紧张压力、焦虑和负罪的心理，鼓励父母及家庭为高危儿提供一个充满爱心的、良好的刺激环境。

2. 心理干预

心理干预可以针对父母或家庭，也可以针对儿童。如针对母亲的抑郁、儿童的行为问题等，可提供心理咨询、心理治疗、药物治疗、行为治疗和认知疗法。

3. 运动干预

运动干预应基于运动发育情况、神经运动检查和发育行为儿科医师的诊断，最常用的运动干预治疗有两种。

（1）神经发育治疗（NDT）：是基于神经系统发育是分级的，同时具有一定的可塑性的概念。因此，NDT着重于姿势、步态和运动发育的训练，包括日常生活技能、知觉能力，如手－眼协调、空间位置觉和运动发育顺序等，以引导获得运动技能。

（2）感觉综合治疗：通过触觉、本体感受和前庭功能的训练构建感觉经历，以产生适应性的运动反应。

4. 言语 – 语言干预

听力干预由听力专家（或耳鼻咽喉科专家）实施，包括监测听力敏锐度、提供助听器、评估感染后中耳功能等。言语 – 语言干预训练包括言语治疗师与儿童一对一的干预治疗、小组治疗和课堂治疗。言语治疗师（口腔 – 运动治疗师）是整个言语 – 语言干预计划的一部分。首先评估儿童的言语、语言、认知交流、吞咽技能，确定言语 – 语言发育迟缓或障碍的问题所在。语言干预活动在与儿童的互动游戏和交谈中实施，治疗师通过图片、书本、实物或活动过程中的事件刺激儿童的语言发育。

同时，提供儿童正确的发音范式，反复练习以建立言语和语言技能。构音清晰度治疗是在游戏、活动过程中，治疗师为儿童提供正确的发音、构音范式，同时，训练儿童的口腔和舌运动。所用的干预活动应与儿童的发育年龄相适应，并满足儿童的特殊需要。父母的参与对儿童言语 – 语言治疗的进步和成功起着关键作用。

5. 社会环境干预

社会环境干预通常采用社区工作者与家庭沟通和交流的模式。了解家庭的经济能力、父母受教育情况和关心的问题，根据家庭实际情况提供帮助和指导；与多种服务机构联系并协调，制订适宜家庭条件和能力的干预训练计划。

6. 医学干预

除提供初级保健外，尚需了解高危儿的特殊医学治疗情况，如癫痫的药物治疗和监测，慢性肺部疾病的氧疗和药物治疗，以及对残疾的特殊治疗。与父母、家庭一起讨论并指导监测药物的治疗过程，通过疗效和不良反应的监测，及时反馈给专科医师或治疗师，以改善治疗方案。虽然许多残疾是不可逆的，但通过医学药物治疗和适宜的干预，可最大程度减轻功能受损。

第六节　孤独症谱系障碍

孤独症谱系障碍又称广泛性发育障碍（PDD）、自闭症。PDD 以社会功能、语言和沟通缺陷及异常兴趣和行为为特征，影响儿童与外环境交流，涉及脑功能障碍。儿童最基本的社会交往功能受损，包括社会回应、沟通能力及对他人的感觉。PDD 包括儿童孤独症、阿斯佩格综合征（AS）、待分类的广泛性发育障碍、雷特综合征和儿童瓦解性精神障碍。其中以儿童孤独症和阿斯佩格综合征最为常见。

一、孤独症

（一）临床表现

1. 语言障碍

孤独症儿童语言障碍表现多样。多数孤独症儿童语言发育落后，2～3 岁时仍不会说话。部分儿童开始语言发育正常，后出现语言倒退，词汇急剧减少；或虽会说话，但不会语言交流，表现重复刻板语言或自言自语，词汇内容单调、语调平淡、难以理解，似鹦鹉学舌；不能正确运用"你""我""他"等人称代词。

2. 社交障碍

社交障碍是孤独症的核心症状。儿童独自玩耍或独自发呆，听力正常却不理睬他人的呼唤或指令；缺乏与他人的交流和目光对视，不愿或不会与其他儿童一起玩，不参与合作性游戏。不怕陌生人，与父母之间缺乏安全依恋关系，不在乎母亲的行为，缺乏分离焦虑。不能用语言和眼神表达需求，不会用肢体语言表达意思，常牵拉大人的手指自己要的东西。

3. 兴趣狭隘、刻板行为

儿童可同时有数种刻板行为或变化刻板行为。对同龄儿童喜爱的活动和游戏不感兴趣，却对某些物件或活动表现异常的兴趣，伴重复、刻板动作。如特别喜欢旋转的物体，嗅闻物品或人，不停开关电器或门，来回奔走、排列玩具或积木，舞动双手，反复看电视广告或天气预报，只听某一首或几首音乐等。

4. 智力异常

约 80% 孤独症儿童智力落后，50% 智商（IQ）低于 50。20% 智力正常的孤独症儿童中有 5% 的儿童可有某些能力超常，称高功能孤独症。如很强的记忆力、计算、智力拼图、音乐或美术等，图像思维上表现卓越，但缺乏抽象逻辑思维。孤独症儿童的智力测验结果常呈言语智商相对低、操作智商相对高，语言智商低者预后差。

5. 感知觉异常

多数孤独症儿童存在感觉异常，如对某些声音特别敏感、恐惧或喜好，不喜欢被人拥抱或触摸，对打针、跌倒疼痛感觉迟钝；不能整体把握事物和理解对象，更关注事物的非特征性和不重要的信息。

6. 认知缺陷

存在处理社会情感信息的特异性缺陷和信息处理、计划和注意力方面的缺陷两种认知缺陷。不会做想象游戏，不会扮演假设对象，缺乏模仿或模拟性游戏。

7. 其他

孤独症儿童多伴有多动和注意力不集中，易被误诊为多动症。常发脾气、尖叫、攻击和自伤等行为（撞头、咬手、抓挠、摩擦等）。自伤孤独症儿童体格发育、面容无异常。

（二）诊断

2～3 岁语言发育落后的儿童，合并非语言交流障碍和刻板行为应高度疑诊孤独症。诊断主要通过病史询问、体格检查，以及儿童行为观察和量表评定。对疑似儿童患病史询问和行为观察，根据设计问题或量表进行结构式或半结构式访谈。常用量表有 ABC 量表和 CARS 量表。

孤独症诊断标准（DSM-Ⅳ）包括下述（1）、（2）、（3）中的六项以上，至少有两项是（1）中的，（2）、（3）中至少各一项。

（1）社会交往有质的缺损，表现至少为下列两项。

①非言语性交流行为的应用有显著缺损，如眼神交流、面部表情、躯体姿态、社交

手势等方面。

②与相似年龄儿童缺乏应有的同伴关系。

③缺乏自发地寻求与分享乐趣或成绩的机会，如不会显示、携带或指出感兴趣的物品或对象。

④缺乏社交或感情的相互关系。

（2）言语交流有质的缺损，表现至少为下列之一。

①口语发育延迟或缺如，并不伴有以其他交流方式来代替或补偿的企图，如手势或姿态。

②虽有足够的言语能力，但不能与他人开始或维持一段交谈。

③刻板地重复一些言语或言语奇怪。

④缺乏各种自发的儿童假扮游戏或社交性游戏活动。

（3）重复刻板的、有限的行为、兴趣和活动，表现至少为下列之一。

①沉浸于某一种或几种刻板的有限的兴趣，而其注意力集中的程度却异乎寻常。

②固执于某些特殊的没有实际价值的常规行为或仪式动作。

③刻板重复的装相行为，如手指扑动或扭转、复杂的全身动作等。

④持久地沉浸于物体的部件。

孤独症应与特殊性语言发育延迟、精神发育迟滞、儿童精神分裂症、选择性缄默症、强迫症、脆性 X 染色体综合征、结节性硬化、未恰当治疗的苯丙酮尿症、威廉姆斯综合征等疾病相鉴别诊断。

（三）治疗

目前无特异治疗方法，采用以教育训练为主和以药物为辅的方法。

1. 结构化教育

结构化教育的内容包括模仿、粗细运动、知觉能力、认知、手眼协调、语言理解和表达、生活自理、社交及情绪情感等方面。治疗师通过语言、身体姿势、提示、标签、图表、文字等方法增进儿童对训练内容的理解和掌握；同时运用行为强化原理和其他行为矫正技术帮助儿童克服异常行为，增加良好行为。课程可在专业机构开展，也可在家庭中进行。

2. 行为分析疗法

采用行为塑造原理，以正性强化为主促进儿童各项能力发展。核心部分是任务分解技术（DTT），包括治疗师发出指令、儿童的反应、对儿童反应的应答、停顿。行为分析的结构是：①任务分析与分解。②分解任务强化训练，在一定的时间内只进行某分解任务的训练。③奖励（正性强化）任务的完成，每完成一个分解任务都必须给予强化，强化物主要是食品、玩具和口头或身体姿势表扬，强化随着进步逐渐隐退。④提示和提示渐退，根据儿童的发展情况给予不同程度的提示或帮助，随着所学内容的熟练逐渐减少提示和帮助。⑤间歇，两个分解任务训练之间需要短暂的休息。训练有一定强度，20～40 小时／周，1～3 次／天，3 小时／次。

3. 药物治疗

尚无特异治疗药物。可采用药物控制或减缓儿童问题行为，如利培酮可减轻攻击和多动行为；选择性 5- 羟色胺再摄入抑制剂可减缓重复刻板行为；哌甲酯可缓解儿童的多动和冲动；用抗痉挛药物治疗攻击性行为儿童尚处于临床试验阶段。

（四）预后

学龄前多见典型儿童孤独症，学龄期后部分儿童可对父母产生有限的依恋和一定的社会性反应，语言技能也可得到一定发展，但仍明显偏异。自伤和其他行为问题更为常见，且可能变得更难处理。少部分青少年孤独症的症状可改善，另一部分则行为退化。孤独症儿童伴智力严重低下可出现癫痫发作，至成年期后多数孤独症严重功能缺陷。

高功能孤独症儿童学习和职业上可取得一定的成就，或可在某些学科领域获得突出成就（5% ～ 17%），但仍存在人际交往困难。孤独症呈现慢性病程，61% ～ 74% 孤独症儿童需要家庭或特殊机构长期照料。

二、阿斯佩格综合征（AS）

AS 以局限而异常兴趣行为模式和社会交往困难为特征的神经系统发育障碍性疾病，分类属于广泛性发育障碍（PDD）。AS 是否属高功能孤独症或为一种社会行为谱的边缘状态，尚有争议。

（一）临床表现

1. 社会交往缺陷

偏于离群、孤立，接触他人方式异常或奇特，显得古怪。过分以自我为中心，不适当的社会适应方式。尽管有交友意愿，但不理解对方的情感感受和愿望，或交友方式不当而难以交友。交友失败常导致挫折感，并因之继发情绪障碍。拘泥于公式化、刻板的行为规范和社会规则，无法理解别人的意图或想法，或不会表达而引发人际矛盾。部分AS 对他人缺乏同情心，或对他人情绪表现无动于衷。

2. 语言沟通异常

语言发育大致正常，也可表现较高的语言智商，但在社交性沟通和表现形式上异常，如韵律差、语调平淡、缺乏抑扬顿挫、话题松散、离题、喋喋不休或长篇大论，内容多为个人感兴趣和范围狭窄的话题，学究式或成人语言，话题缺乏逻辑连贯性，极少用语言表达情感或幽默，也难于理解他人的幽默。成人以后，仍有语言学方面的缺欠。偏于单向社会交往，与同龄人建立友谊困难。

3. 狭隘兴趣模式和行为

自幼对天文、地理、历史、数学、物理、生物、恐龙或机械类等学科知识着迷，主动记忆和积累许多相关知识。幼年易被父母视为"早慧"或"天才儿童"。平时沉浸于感兴趣的事物中，不知疲倦地阅读大量书籍，逢人便讲有关内容。课堂上好动和注意力不集中，不服从指令，讨厌朗读、书写和上体育课。行为幼稚、缺乏与年龄相适的羞耻感或道德感，不讲究个人卫生。

4. 运动发育不良

表现手眼协调不良、动作笨拙、走路常磕绊跌倒。运动不灵活、步态僵化、姿势古怪、操作技能差，易弄伤自己，不愿上体育课。

（二）诊断与治疗

诊断应仔细观察了解儿童的表现特征和行为举止，并结合临床症状描述和 DSM-IV 标准进行诊断。迄今临床也无特异治疗方法，轻者无须干预矫治。防治重点在于接纳和理解儿童，避免严厉呵斥与体罚，发现和发挥其特长。关注和指导社会行为、道德意识，注重培养社会适应性。症状突显或有并发症者可适当采用药物治疗（如利培酮和盐酸氟西汀分散片）。

阿斯佩格综合征诊断标准（DSM-IV）有以下几点。

（1）在社交方面存在障碍，表现出至少以下两种情况。

①在使用一些非言语性的行为进行社会交往的能力上有显著的缺损，如目光对视、面部表情、身体姿势和手势。

②不能建立与其年龄相称的适当的伙伴关系。

③缺乏自发地寻求与他人分享快乐、喜好或者成功的欲望。

④缺少交际性和情感性的互惠行为。

（2）在行为、喜好和活动方面固执地坚持重复和不变的模式，表现出至少以下一种情况。

①总是处于一种或以上的不变的兴趣中，其强烈程度和兴趣集中的地方都是不正常的。

②显著而顽固地坚持一些特殊的、无意义的程序和仪式。

③反复不变地维持一些自己形成的特殊的习惯。

④长时间地注意物体的一部分。

（3）上述障碍严重损害了儿童在社会交往、职业或其他重要领域的功能。

（4）在语言发育上没有明显的具临床意义的全面迟滞（如在两岁以前会讲单个词，三岁以前懂得使用交谈性的短语）。

（5）在认知能力的发育、自理能力、适应行为（社交方面除外）和儿童时期对外界环境的好奇心等方面的发育不存在明显的具临床意义的迟滞。

（6）不符合其他 PDD 和精神分裂症的诊断标准。

（三）预后

AS 发病率高于孤独症，预后比孤独症要好。AS 儿童可正常上学并生活在社会主流中，甚至少数 AS 可能成为某一学科方面的优秀人才。早期教育治疗在家庭和学校积极配合下，AS 儿童的症状可逐渐得到不同程度的改善。但部分 AS 儿童在沟通、交往等方面无显著改善。家长、教师应对 AS 有所了解，避免简单粗暴的教育方法致 AS 儿童发生情绪障碍（如抑郁、躁狂抑郁）。AS 儿童出现品行障碍和学习障碍（书写障碍）等问题的概率较高。

三、雷特综合征

雷特综合征（RS）由 Rett 报道，是一种严重的神经系统发育障碍。RS 多在 6～24 个月龄发病，女童多见，发病率为 1/15 000～1/10 000，99.5% 为散发，0.5% 为家族遗传性。RS 属 X 染色体显性遗传病，为 X 染色体 Xq28 区的 MeCP-2 基因突变。已发现多种突变类型，包括碱基插入、碱基置换导致的无义突变等，不同类型的突变与症状严重性有关。RS 的发展有四个阶段。

（一）早期起病停滞阶段（6～18 个月龄）

头围生长减速或停滞，大脑比正常儿童小 12%～34%。

（二）快速倒退阶段（1～4 岁）

表现孤独症样行为，语言功能丧失、对人和周围环境失去兴趣、智力倒退、过度换气，手无目的刻板动作，如扭动、拍手、搓手或洗手样动作。

（三）假性停滞阶段（学龄前至学龄早期）

症状相对稳定，表现严重智力低下和身体姿势异常。

（四）晚期运动衰退阶段（5～15 岁）

躯干运动性共济失调和失用，脊柱侧突和后突，重症儿出现强直状态，多数患儿伴有癫痫发作。第二阶段易与孤独症混淆，第三、第四阶段出现运动系症状和体征后可鉴别。

四、儿童瓦解性精神障碍

1930 年 Heller 报道儿童瓦解性精神障碍（CDD），又称 Heller 病或婴儿痴呆。2 岁前儿童发育正常，3～4 岁发病，表现语言、社交、游戏和适应能力迅速倒退，大小便失禁等，其症状、损害程度和神经学缺陷类似孤独症。与孤独症鉴别，CDD 儿童有一正常发育时期和明确的发病年龄，故又称为退化性孤独症，预后较原发性孤独症差。

五、待分类的广泛性发育障碍

待分类的广泛性发育障碍（PDD-NOS）的临床表现很多方面类似 PDD，但又不完全符合诊断标准，可包括诊断标准界线以下或以上症状，故也称非典型孤独症，其数量可能多于典型病例。因此，PDD-NOS 诊断可能包括轻型病例和不典型病例，原因是发病年龄较晚、症状不典型。

第七节 精神发育迟滞

精神发育迟滞（MR）又称智力低下，是指 18 岁以下儿童发育期智力明显低于同龄正常儿童水平，并伴有社会适应行为显著缺陷。各国各地区的患病率报道差异很大，世界卫生组织报道 MR 发病率为 1%～2%。我国 0～14 岁儿童患病率为 1.2%，其中城市为 0.5%～0.8%，农村为 1.2%～1.7%。男略多于女。

一、病因

MR 属症状性诊断，病因复杂，约 2/3 患儿病因不明。WHO 界定 10 种病因分类。①感染和中毒。②外伤和物理因素。③代谢障碍和营养。④生后大脑损伤。⑤原因不明的产前因素和疾病。⑥染色体异常。⑦未成熟。⑧严重精神障碍。⑨心理社会剥夺。⑩其他和非特异性的原因。临床上可按先天性或后天性因素分类，或以发病时间分类，即出生前因素、产时或围生期因素和出生后因素三大类。

（一）产前因素：约占 MR 的 43.7%

1. 遗传因素

染色体病，包括性染色体异常和常染色体异常，如 X 脆性染色体、21- 三体综合征（唐氏综合征）、先天性睾丸发育不全（Klinefelter 综合征）、先天性卵巢发育不全综合征（Turner 综合征）等；单基因遗传病、多基因遗传病等，如苯丙酮尿症、半乳糖血症等先天性、遗传性代谢障碍、结节硬化症、头颅畸形等。

2. 宫内因素

即母孕 – 胎儿期有害因素损伤易致神经系统畸形。

（1）宫内感染：孕期感染以病毒多见，如疱疹病毒、巨细胞病毒、单纯疱疹病毒感染，弓形虫等可直接损伤胎儿。

（2）毒性物质和药物中毒：如铅、有机汞等重金属直接损害胎儿神经系统，水杨酸类、地西泮、苯妥英钠等抗癫痫药及碘化物等影响胎儿发育。

（3）妊娠期主动或被动吸烟、饮酒。

（4）射线：妊娠期接触放射线或电磁辐射，如计算机屏幕产生的辐射。

（5）妊娠期疾病：如高血压、严重心脏病、贫血、肾病、糖尿病、癫痫、感染及多次堕胎未成功等，孕妇缺碘，或严重营养不良。

（6）胎盘功能不全：使胎儿发育不良或迟缓。

3. 产前高危因素

（1）父母年龄：母亲年龄＞ 38 岁、父亲年龄＞ 45 岁致胎儿畸变的危险性增加。

（2）孕妇情绪：妊娠期孕妇情绪压抑、焦虑、忧郁或急性创伤和应激等是胎儿神经系统发育缺陷的高危因素。

（二）产时或围生期因素：约占 MR 的 14.1%

1. 缺氧

如宫内窘迫、产程延长、脐带绕颈等可致新生儿缺氧缺血性脑病。

2. 产伤

产伤可致颅内出血、脑梗死等脑损伤。

3. 母婴血型不合

溶血导致胆红素性脑病（核黄疸）。

4. 其他

新生儿颅脑外伤、毒性物质和药物中毒等。

（三）生后因素：约占 MR 的 42.2%

1. 中枢神经系统感染

如化脓性脑膜炎、流行性乙型脑炎、流行性脑脊髓膜炎、结核性脑膜炎、肝性脑病和疫苗接种后神经系统损害、脱髓鞘病等。

2. 内分泌和代谢障碍

如甲状腺功能减退症、先天性代谢障碍等。

3. 心理 - 社会因素

如母爱剥夺、环境剥夺、教育剥夺等。

二、临床表现与分度

（一）轻度 MR

智商为 50 ～ 70，占 MR 的 80% ～ 85%。轻度 MR 儿童早期不易被发现，多在入学后出现学习困难。婴幼儿期可能有语言发育迟缓，复杂语言表达能力困难和运动发育较迟。轻度 MR 儿童学习能力差，如计算、读写、应用抽象思维等困难，可达小学毕业水平。成年后具有低水平的适应职业和社会能力，缺乏环境变化应对能力，可从事简单的劳动和技术性操作。

（二）中度 MR

智商为 35 ～ 49，占 MR 的 10% ～ 20%。中度 MR 儿童婴幼儿期语言和运动发育明显落后；学龄期学习能力低下，表达较复杂的话题内容困难，多与低龄儿童玩耍。部分中度 MR 儿童伴有躯体发育缺陷和神经系统异常。中度 MR 儿童学习能力多在小学三年级前水平，生活自理困难，需要他人监护，经反复训练可从事简单非技术性工作。

（三）重度 MR

智商为 20 ～ 34，占 MR 的 10% 以内。重度 MR 儿童生后 3 ～ 6 个月即表现精神运动发育明显落后，可有躯体先天畸形和神经系统异常（脑瘫、癫痫等），运动和语言能力差。学习困难、理解能力差，成年后仅能说简单语句，无法生活自理，缺乏社会行为能力。

（四）极重度 MR

智商＜ 20。极重度 MR 儿童出生即有明显躯体畸形和神经系统异常，无语言表达能力，不能识别亲人，大运动、语言发育落后，生活无法自理，完全需要他人照顾。

中重度和极重度 MR 儿童多有生理心理异常体征或表现，如体格生长发育迟缓，伸舌样痴呆、愚型面容、毛发枯黄、皮肤白皙、咖啡色斑、皮肤脱色斑、小头畸形、耳郭畸形、唇腭裂、指趾和关节畸形及视力及听力障碍等。

（五）心理行为特征

动机薄弱，缺乏主动需要、追求和期待，缺乏兴趣。感知范围狭窄和速度慢，记忆狭窄，记忆容量小和内容不全，选择功能弱。思维肤浅和迟缓，思维固执和缺乏积极性，难以形成概念。大多中重度患儿有语言缺陷，如发音不清和障碍、词语贫乏、词不达意等。情绪、情感不稳定，分化延迟，难以形成道德感、责任感。还常有歪嘴、咬手指、焦虑、恐惧、好攻击、异食癖等表现。

三、诊断与鉴别诊断

（一）诊断要点

（1）IQ＜70 或＜人群 IQ 均值 2 个标准差（不包括边缘智力）。

（2）社会适应行为缺陷，低于社会所要求的标准。

（3）起病年龄＜18 岁。

诊断应综合病史、体格检查、神经心理测量（智力及行为评价等）、实验检查、神经电生理检查、神经影像学检查等做出诊断。

（二）鉴别诊断

（1）暂时性智力发育迟缓：由于营养不良、早产低体重儿、慢性疾病后、服用镇静药物、不良的心理 - 社会环境等因素可导致智力发育暂时性下降，去除病因后儿童精神发育可恢复正常。

（2）注意缺陷多动障碍。

（3）儿童精神分裂症等。

四、治疗

（一）病因治疗

如遗传代谢性疾病的病因治疗。

（二）对症治疗

如伴躁狂、癫痫、情绪障碍等采用抗精神病药物治疗。

（三）教育和康复训练

教育和康复训练是主要治疗措施。目的是尽可能提高儿童生活质量，减轻家庭、社会负担。按儿童发育水平制定个体化方案，尽早开展运动、感觉技能及日常生活技能训练。

教育训练原则通常包括：①早发现、早干预，提高康复效果。②矫治缺陷，强壮身体，为康复训练奠定基础。③从实际出发，因材施教，充分发展潜能。④强调目标训练，善用教学方法，反复练习，不断巩固，及时提供反馈，增强正确反应。⑤提供最少限制的学习环境，体验到成功的喜悦。⑥教育内容要有系统性，要循序渐进，加强直观性教育，注意教学内容变化。⑦鼓励家长合作参与。

（四）训练方法

1. 临床教学法

临床教学法是典型的个别化教学方法，按 MR 儿童的临床资料与需要设计教育训练方案，通过训练—测验—训练—测验的交替过程，逐步发展儿童的潜能。该教学法形式多样，最常见有三种形式：①个别指导，即一对一地个别指导。②小组教学，将学习问题相类似或学习程度相近的儿童，组成一个小组进行教学。③独立学习，是一种自学活动，让儿童按教材循序渐进地自学。

2. 主题单元教学法

将各种课程划分为若干个系列的小型且具有逻辑顺序的主题学习单元，各科协同配合循序渐进地进行教育训练。如以秋天为课题的教学，可将秋天分解为秋天的月份、秋天的天气、秋天的景色、秋天的水果、秋天的衣着等若干小单元，充分运用视、听、味、嗅、触等感觉器官让儿童去体验秋天。

3. 行为矫正法

运用学习原则，矫治患儿的问题行为或特殊功能障碍。包括四个基本步骤：①认清问题行为。②观察问题行为的前因、过程与结果。③记录问题行为，画出基线。④选择有效的增强物。训练中掌握奖励、强化、递增、由易到难、观察示范、角色扮演、预先提示、委托办事、兴趣置换、顺其自然、对抗反应、分类训练和综合训练等策略。

4. 训练内容

按 MR 儿童的实际能力进行。如轻度 MR 儿童除算术、语文等文化知识课外，可进行大运动、精细动作、感知觉、沟通、社会适应、生活自理、职业技能学习。中度 MR 儿童的训练内容主要与感知功能、生活自理、人际沟通、社会适应能力、实用技能等有关。重度 MR 儿童则重点进行生活自理技能的训练。

第八节　注意缺陷多动障碍

注意缺陷多动障碍（ADHD）又称多动症，以注意力不集中、活动过度、情绪冲动和学习困难为特征的综合征。

一、发病机制

（一）遗传因素

ADHD 家族中 ADHD 发生率远高于非 ADHD 家族，男高于女。一级亲属中 ADHD 伴有反社会行为、情绪冲动，以及焦虑者明显高于正常儿童家庭。父母有酒精中毒、反社会人格、癔症或 ADHD 的后代出现 ADHD 和品行问题的比例较高，遗传率为 0.55%～0.92%；单卵双生子的 ADHD 同病率为 51%，双卵双生子为 33%。ADHD 为多基因遗传，多巴胺和 5-羟色胺等递质代谢通道的受体、转运体、代谢酶基因是易感基因。

（二）神经系统

大脑前额叶有制订计划、执行功能、维持注意、控制冲动、调节攻击等功能。影像学研究表明 ADHD 儿童前额叶皮层局部低血流量灌注，ADHD 大脑皮质运动启动区和上部前额区的葡萄糖代谢低下，提示 ADHD 的特征行为与额叶功能失调有关，表现为执行功能缺陷和工作记忆障碍。PET 显示 ADHD 儿童两侧额前叶、尾状核和基底神经节区血流减少,服用哌甲酯后可改善。

(三)神经递质因素

研究显示 ADHD 儿童脑内多巴胺输送因子 DAT_1 和多巴胺 D_4 受体出现较多变异,失去对多巴胺的感受性。

(四)神经电生理

部分 ADHD 儿童脑电图呈阵发性或弥散性 θ 波活动增加,提示儿童具有觉醒不足。觉醒不足为大脑皮质抑制功能低下,诱发皮质下中枢活动释放,表现多动行为。诱发电位多呈反应潜伏期延长和波幅降低也属于觉醒不足的表现形式。

(五)家庭、社会因素

早期母子分离、早期情感剥夺;或父母有精神或行为问题;父母离婚、亲人死亡、家庭气氛紧张、空间拥挤、处理儿童问题不当等,可诱发或加重症状。父母和(或)教师粗暴处置儿童多动问题,可加重儿童行为和情绪问题。

(六)其他

体内高铅水平可致儿童神经功能损害,导致多动症样行为。人工食品添加剂(如防腐剂、人工色素等)和水杨酸盐可能诱发 ADHD 发生。

二、临床表现

(一)过度活动

婴幼儿期即易兴奋、活动量大、多哭闹、睡眠差、进食困难;学龄儿童课堂纪律差、无法静心作业,做事唐突冒失。少部分儿童课堂上睡觉或疲倦,属觉醒不足型。

(二)注意力不集中

注意力不集中是 ADHD 的核心症状。上课时注意力易被无关刺激吸引分散,学习成绩差。部分多动症儿童对感兴趣事物可产生较强动机,有意注意力延长。

(三)行为冲动

易兴奋和冲动、不顾及后果,甚至伤害他人;不遵守游戏规则;缺乏忍耐或等待;难以理解他人内心活动、表情,或朋友的玩笑而反应过激。

(四)学习困难

多伴有学习成绩不良,近一半多动症儿童有语言理解或表达问题,可伴手眼不协调、短时记忆困难等,出现类似学习障碍(LD)的表现。常伴神经系统软体症。

三、诊断与鉴别诊断

(一)病史收集

记录养育者对儿童病史叙述,重点询问父母有无类似病史;出生前后有无宫内窘迫、产伤、产程过长、出生窒息、早产或出生体重低等；家族内有无癫痫、品行障碍或其他精神疾病史者；现病史应描述儿童出生后气质特点、睡眠状况，言语、动作和智力发育情况如何等。

（二）体格检查

检查儿童生长发育情况，除外视听和运动发育方面问题，进行简单的神经系统软体征检测，如肢体肌张力对称否、共济运动协调否、指鼻对指运动协调准确否等。

（三）心理评估

（1）智力测验：常用中国修订版韦氏儿童智力量表（WISC-CR 和 WPPSKR）；ADHD 易表现临界智力水平或言语智商（VIQ）与操作智商（PIQ）分值差异≥10 分。

（2）注意力评定：多用持续性操作测验（CPT），ADHD 可出现注意力持续短暂、转换困难、易分散等特征，但无特异性。

（3）问卷量表：多用 Conners 量表（有父母用和教师用两种），也用 Achenbach 儿童行为评定量表（CBCL）。分类可有混合型、以注意缺陷为主型和以多动－冲动为主型。诊断时应明确分类与程度（轻度、中度、重度）。与正常儿童的多动、阿斯佩格综合征、品行障碍、精神发育迟滞、抽动障碍、精神分裂症等病鉴别。

（四）ADHD 诊断标准（DSM- V）

（1）注意力缺陷／多动障碍是一种持续的注意缺陷和（或）多动－冲动状态，干扰了功能或发育，以下列 1）或者 2）为特征。

1）注意障碍：至少有下列症状中 6 项（或更多），持续至少 6 个月，且达到了与发育水平不相符的程度，并直接负性地影响了社会和学业／职业活动。这些症状不只是对立行为、违抗、敌意或不理解任务和指令。对于青年和成人至少应有 5 条症状。

a. 经常不能密切关注细节或在作业、工作或其他活动中犯粗心大意的错误（例如，忽视或遗漏细节，工作不精确）。

b. 在任务或游戏活动中经常难以维持注意力（例如，在听课、对话或长时间的阅读中难以维持注意力）。

c. 当别人对其直接讲话时，经常看起来没有在听（例如，即使在没有任何明显干扰的情况下，显得心不在焉）。

d. 经常不遵循指示以致无法完成作业、家务或工作中的职责（例如，可以开始任务但很快就失去注意力，容易分神）。

e. 经常难以组织任务和活动（例如，难以管理有条理的任务；难以把材料和物品放得整整齐齐；凌乱、工作没头绪；不良的时间管理；不能遵守截止日期）。

f. 经常回避、厌恶或不情愿从事那些需要精神上持续努力的任务（例如，学校作业或家庭作业；对于年龄较大的青少年和成人，则为准备报告、完成表格或阅读冗长的文章）。

g. 经常丢失任务或活动所需的物品（例如，学校的资料、铅笔、书、工具、钱包、钥匙、文件、眼镜、手机）。

h. 经常容易被外界的刺激分神（对于年龄较大的青少年和成人，可能包括不相关的想法）。

i. 经常在日常活动中忘记事情（例如，做家务、外出办事；对于年龄较大的青少年和成人，则为回电话、付账单、约会）。

2）多动和冲动：有下列症状至少 6 项（或更多），持续至少 6 个月，且达到了与发育水平不相符的程度，并直接负性地影响了社会和学业／职业活动。

a. 经常手脚动个不停或在座位上扭动。

b. 当被期待坐在座位上时却经常离座（例如，离开所在教室、办公室或其他工作的场所，或是在其他情况下需要保持原地的位置。

c. 经常在不适当的场合跑来跑去或爬上爬下（注：对于青少年或成人，可以仅限于感到坐立不安）。

d. 经常无法安静地玩耍或从事休闲活动。

e. 经常忙个不停，好像被发动机驱动着（例如，在餐厅、会议中无法长时间保持不动或觉得不舒服；可能被他人感受为坐立不安或难以跟上）。

f. 经常讲话过多。

g. 经常在提问还没有讲完之前就把答案脱口而出（例如，接别人的话；不能等待交谈的顺序）。

h. 经常难以等待轮到他／她（例如，当排队等待时）。

i. 经常打断或侵扰他人（例如，插入别人的对话、游戏或活动；没有询问或未经允许就开始使用他人的东西；对于青少年和成人，可能是侵扰或接管他人正在做的事情）。

（2）注意障碍或多动－冲动的症状在 12 岁之前就已存在。

（3）注意障碍或多动－冲动的症状存在于 2 个或更多的场合（例如，在家里、学校或工作中；与朋友或亲属互动中；在其他活动中）。

（4）有明确的证据显示这些症状干扰或降低了社交、学业或职业功能的质量。

（5）排除精神分裂症或其他精神病性障碍，也不能用其他精神障碍来更好地解释（例如，心境障碍、焦虑障碍、分离障碍、人格障碍、物质中毒或戒断）。

（五）诊断分型

1. 组合表现

如果在过去的 6 个月内，同时符合诊断标准 A_1（注意障碍）和诊断标准 A_2（多动－冲动）。

2. 主要表现为注意缺陷

如果在过去的 6 个月内，符合诊断标准 A_1（注意障碍）但不符合诊断标准 A_2（多动－冲动）。

3. 主要表现为多动／冲动

如果在过去的 6 个月内，符合诊断标准 A_2（多动－冲动）但不符合诊断标准 A_1（注意障碍）。

（六）严重程度

1. 轻度

存在非常少的超出诊断所需的症状，且症状导致社交或职业功能方面的轻微损伤。

2. 中度

症状或功能损害介于轻度和重度之间。

3. 重度

存在非常多的超出诊断所需的症状，或存在若干特别严重的症状，或症状导致明显的社交或职业功能方面的损害。

4. 部分缓解

先前符合全部诊断标准，但在过去的 6 个月内不符合全部诊断标准，且症状仍然导致社交、学业或职业功能方面的损害。

四、治疗原则

ADHD 是以大脑神经递质变化为特点的神经发育障碍性疾病，大量的研究和临床实践已证实药物治疗是最佳选择，合并行为治疗效果更好。

《中国 ADHD 防治指南》中推荐中枢兴奋剂哌甲酯和中枢去甲肾上腺素再摄取抑制剂托莫西汀为主要治疗药物。但是，单纯的 ADHD 只占临床患儿的 1/3，而大部分共患其他精神障碍。主要有对立违抗障碍、品行障碍、焦虑障碍、心境障碍和抽动障碍。共患病的治疗原则是以治疗首发或称为原发病为主，同时兼顾共患病的治疗。无论哪个原则，无疑需要多种精神科药物治疗。

五、药物治疗

（一）兴奋剂

治疗中枢神经系统兴奋剂通常称为兴奋剂，是目前用于治疗 ADHD 的主要药物。主要有哌甲酯、苯丙胺等，匹莫林因为有增加急性肝衰竭的风险，已不再推荐使用。苯丙胺我国目前没有引进。

1. 哌甲醋（利他林）

哌甲醋用于治疗 ADHD 和发作性睡病。一般用于 6 ～ 17 岁的儿童和青少年，从每次 5mg，1 ～ 2 次／天开始（通常 7：00 上午左右和中午），每周逐渐增加 5 ～ 10mg。最大推荐剂量 60mg/d。最后一次给药不要晚于入睡前 4 小时。18 岁以上的青少年和成人，从每次 5mg，2 ～ 3 次／天开始，通常在饭前服，根据临床反应调整剂量。平均量是 20 ～ 30mg/d，范围为 10 ～ 60mg/d。但 6 岁以下的儿童禁用。

2. 哌甲酯控释剂（专注达）

可以从 18mg/d，1 次／天开始，对儿童直接一周一次调整剂量，最大推荐量 54mg/d。一般不用预先使用哌甲酯标准制剂，或在标准制剂上调整剂量。

3. 常见的不良反应

最常见的不良反应是食欲下降、胃痛或头痛、入睡延迟、神经过敏或社交退缩。这些症状大多数都能通过调整给药方案成功控制。15% ～ 30% 的儿童使用兴奋剂后会有运动性抽动，多数呈一过性。

接受过高剂量或高度敏感的儿童可能出现迟钝，此不良反应一般可通过降低剂量解决。偶尔，在高剂量时，患儿会出现幻觉、行为为紊乱等精神病样反应。该药慎用于癫痫病史或有痫样放电异常脑电图的儿童。然而，关于哌甲酯使用的研究并未显示其和适当的抗惊厥药物合用时会增加癫痫发作的频率或影响其严重程度。

（二）中枢去甲肾上腺素调节药物治疗

1. 选择性去甲肾上腺素再摄取抑制剂（托莫西汀）

托莫西汀是一种选择性中枢去甲肾上腺素重摄取抑制剂（SNRI）。该药是第一个被批准用于治疗 ADHD 的非兴奋型药物。研究显示该药治疗 ADHD 的疗效与哌甲酯相当。

对于体重 < 70kg 的儿童及青少年患者，初始剂量约为 0.5mg/（kg·d），服用至少 3 天后增加至目标剂量 1.2mg/（kg·d），早晨单次服用或早晨和傍晚两次服用，每天最大剂量不可超过 1.4mg/kg 或 100mg。对于体重 > 70kg 的儿童、青少年及成人患者，初始剂量为 40mg/d，服用至少 3 天后增加至目标剂量，每天总量 80mg，早晨单次服用或早晨和傍晚平均分为两次服用。继续服用 2 ～ 4 周，如仍未达到最佳疗效，可增加到最大剂量 100mg/d。停药时不必逐渐减量。

最常见的不良反应包括消化不良、恶心、呕吐、疲劳、食欲下降、眩晕和心境不稳。成人患者还可出现口干、勃起功能障碍、阳痿、异常性高潮等。

闭角型青光眼患者禁用，因为会增加患者出现散瞳症的风险。另外，该药不可与单胺氧化酶抑制剂（MAOI）合用，若必须给予 MAOI，则应在停用该药至少两周后才可使用。对该药过敏者禁用。

2. 中枢受体激动剂

可乐定和胍法辛是受体激动剂，在美国可用于治疗 ADHD。这两个复合物都通过突触前自身受体的激动起作用，但是可能会造成低血压、镇静，并反弹高血压。与可乐定相比，胍法辛有较多的选择性，且不良反应较少。

（三）其他药物

如患儿经上述治疗无效，或不适合选用上述药，或伴有明显情绪问题，可选用抗抑郁药。抗抑郁药可选用舍曲林、米帕明等。安非他酮是多巴胺和去甲肾上腺素再摄取抑制剂，是一种抗抑郁药。在美国，该药被用于治疗 ADHD，它比兴奋剂的作用弱，用它治疗 ADHD 还没有得到认可大多数欧洲国家。

总之，由于 ADHD 的症状较复杂，核心症状和共病症状混杂在一起，所以尽管 ADHD 的治疗药物不多，但是应用起来却相当复杂。因此，要综合评估，合理使用药物，并积极配合心理和行为治疗。

六、非药物治疗

（一）认知行为治疗

认知行为治疗可改善多动、冲动和攻击行为，并使患儿学会适当的社交技能。

（二）家庭治疗

家庭治疗的目的在于：①协调和改善家庭成员间关系，尤其是亲子关系。②给父母必要的指导，使他们了解该障碍，正确地看待患儿的症状，有效地避免与孩子之间的矛盾和冲突，和谐地与孩子相处和交流，掌握行为矫正的方法，并用适当的方法对患儿进行行为方面的矫正。

（三）学校教育

应向老师提供咨询和帮助，使老师了解该障碍，运用适合于患儿的方法对患儿进行教育，采取适当的行为矫正方法改善患儿症状，针对患儿的学习困难给予特殊的辅导和帮助。

（四）其他

感觉统合治疗、脑电生物反馈治疗对该障碍也均有一定的治疗作用。

第九节　抽动障碍

抽动障碍是指身体任何部位肌群出现固定或游走性的不自主、无目的、重复、快速地收缩动作。多见于头面部小肌群，可表现为运动性发作和发声性发作，发病机制尚未明确，其发病与遗传因素、神经递质失衡、激素水平及生化改变、心理因素、环境因素相关，也与围生期异常、免疫病理损伤有关。发作具有波动性，睡眠后发作消失。

抽动障碍多在儿童和青少年时期起病，大多数在 10 岁前发病，约 1/3 的患儿症状持续至成人。发病率为（0.5～1）/10万，患病率为 1%～7%，男女之比为（3～5）：1。

一、分类

抽动障碍的临床分类方法可根据临床特征、病程、病因进行分类。

（1）根据病程可分为短暂性抽动障碍、慢性抽动障碍和 Tourette 综合征。

（2）按照病因分为原发性（散发性、遗传性）和继发性（感染、药物、中毒、代谢性疾病等）。

（3）根据临床表现分为单纯性（运动性、发声性）、全面发作（运动性或发声性发作同时伴有秽语、模仿、重复现象等）、抽动障碍附加征（抽动障碍伴有 ADHD、强迫冲动、性格改变等）。

二、临床表现

（一）抽动

多从头面部开始，表现为眨眼、噘嘴、口角抽动、皱眉、舔舌、吸鼻、斜眼、摇头、扭颈、耸肩，也可表现为清嗓子、干咳、嗅鼻、犬吠声、尖叫、秽语等；继续发展可出现上下肢、肩、腹肌、躯体等大肌群的抽动，严重时表现为剧烈的肢体抽动伴发声，影响正常生活。

（二）神经心理障碍

表现为孤僻、沉默不语、敏感多疑、性情暴躁、冲动、攻击行为等，部分可伴有学习困难、记忆减退、注意力缺陷、感觉统合障碍等。

三、诊断

（一）病史和体格检查

儿童和青少年起病，临床发作时有重复、不自主、快速、无目的、单一或多部位运动或发声性抽动等表现，具有复发性，持续数周至数月，入睡后消失；神经系统检查无明显阳性体征；五官科检查排除器质性疾病。

（二）辅助检查

主要用于明确病因、鉴别诊断。可做脑电图检查排除肌阵挛性癫痫或简单部分性发作；进行红细胞沉降率、抗链球菌溶血素 O 检测，除外链球菌感染相关性儿童自身免疫性神经精神障碍；进行铜蓝蛋白检测除外肝豆状核病变；影像学检查、药物毒理学检测、代谢性疾病筛查主要作为病因的鉴别诊断。

四、治疗与预后

（一）心理 - 行为治疗

心理－行为治疗包括生活起居调整、心理咨询干预、行为干预训练。通过治疗减少患儿焦虑、抑郁情绪，消除发作诱因（疲劳、紧张、过度兴奋等）。

（二）药物治疗

药物治疗的目的主要是控制症状。对于发作频繁、出现全面性抽动障碍、影响日常生活者可进行药物治疗。

1. 多巴胺受体阻滞剂

国内常首选硫必利，因其不良反应小。硫必利 5～10mg/（kg·d），每天分 2 次或 3 次口服，最大量不超过 600mg/d。国外首选氟哌啶醇，因其最有效，氟哌啶醇开始 0.05mg/（kg·d），以后渐增至 0.075mg/（kg·d），每天分 2 次或 3 次口服，需加服等量苯海索以防止氟哌啶醇的锥体外系不良反应。

2. 中枢性 α 受体激动剂

可乐定 0.15～0.25mg/d，口服或贴剂治疗。

3. 选择性单胺能拮抗剂

如利培酮、奥氮平。

4. 选择性 5- 羟色胺再摄取抑制剂

如氟西汀、帕罗西汀、舍曲林等。

5. 其他药物

对于难治性抽动障碍也可选用氯硝西泮、丙戊酸、托吡酯等药物治疗。

第十节　情绪障碍

儿童情绪障碍是指发生于儿童青少年时期的与儿童发育和境遇有关的一组心理问题，如焦虑、恐怖、抑郁、强迫。儿童情绪障碍不一定与成人期神经症存在连续性，因为儿童情绪障碍一般不存在器质性病变。儿童情绪障碍的发生率仅次于儿童期行为问题，在儿童精神障碍中占第二位。

一、焦虑障碍

焦虑障碍是指儿童无明显客观原因下出现发作性紧张和莫名的恐惧感，伴有明显的自主神经功能异常表现。

（一）病因

1. 心理－社会因素

早期母子分离和情感需求未满足儿童易发展为分离性焦虑。焦虑和恐惧情绪可通过条件反射学习而获得。焦虑特质或神经质的母亲，易将不良情绪投射给儿童，使之出现焦虑倾向。刻板、严苛的教养及强制要求可使儿童产生持续性焦虑、矛盾与恐惧。焦虑儿童多来自父母过度关注和过度干涉的家庭。

2. 遗传因素

双生子同病率高。约 20% 焦虑儿童的一级亲属中有焦虑障碍，可能与父母焦虑情绪对儿童的长期投射有关。年长儿焦虑发生率较高，女童高于男童。

（二）临床表现

1. 焦虑

幼儿期表现烦躁、哭闹，难以安抚和照料。3 岁后表现害怕、恐惧。入学后出现发作性紧张恐惧，担心发生不祥事情，焦躁不安、唉声叹气、对家庭不满、抱怨或发脾气，不愿上学，少与同学老师交往。上课注意力不集中，小动作多，学习成绩偏差或下降明显。

2. 行为

胆小，纠缠母亲，与家长分离时惶恐不安、哭泣，甚至以死相胁；易与同学发生矛盾和冲突而遭排斥，时有旷课、逃学发生。常伴有恐怖、强迫症状，可演化为学校恐惧症。

3. 躯体症状

可伴有食欲下降、胃肠功能紊乱，时有呕吐、腹泻，致营养不良；入睡困难、睡眠不宁、易惊醒、多噩梦等。自主神经系统功能紊乱，如呼吸急促、胸闷、心悸、头晕、头昏、头痛、出汗、恶心、呕吐、腹痛、口干、四肢发冷、腹泻、便秘、尿急、尿频等。

（三）诊断

（1）过度焦虑或担忧，持续时间超过 6 个月。

（2）难以控制的焦虑。

（3）焦虑或担忧伴 3 种症状及以上，如①坐立不安或感觉紧张。②易疲劳。③注意力不易集中。④易兴奋。⑤躯体肌肉紧张。⑥可伴有睡眠问题。

（四）治疗

1. 行为治疗

有目的性咨询交谈，通过认知疗法将焦虑思维调整至正确结构，形成适应行为方式。

2. 家庭辅导治疗

为患儿父母提供咨询，提高其对疾病的认识，取得患儿父母配合，消除家庭环境或家庭教育中的不良因素，克服患儿父母自身弱点或神经质的倾向。

3. 生物反馈疗法（松弛疗法）

年幼儿配合游戏或音乐疗法进行练习，也可取得疗效。

4. 药物治疗

药物治疗以抗焦虑药治疗为主，如地西泮 1～2.5mg，分次服用；氯氮䓬 0.5mg/kg，分次服用。严重的焦虑症用小剂量地西泮或多塞平（多虑平）或阿普唑仑服用均可有效。

二、抑郁

抑郁属于情感性障碍，是心境障碍的极端表现形式，以持久而显著的情绪高涨或低落为基本症状的病症，多为年长儿童，无明显性别差异，青春期后女性较多。儿童重性抑郁症较少，估计青少年重性抑郁症的终身患病率为 15%～20%，提示儿童抑郁症可能与成年人抑郁症有关。

（一）临床表现

1. 情绪

常低沉不愉快、悲伤、哭泣、自我评估过低、不愿上学，对日常活动丧失兴趣，易激惹、想死或自杀。

2. 行为

动作迟缓、活动减少、退缩萎靡，严重者可呈类木僵状态。思维迟钝、低声少语、语速缓慢、自责自卑、好发脾气、违拗。年长儿可有罪恶妄想。部分抑郁儿童可有反社会表现，如不听管教、对抗、冲动、攻击行为、无故离家出走或其他违纪不良行为等。

3. 躯体症状

头痛、头昏、疲乏无力、胸闷气促、食欲下降、出现睡眠问题等。

（二）诊断

心境低落为主要特征且持续大于 2 周，伴下述症状中的四项：①对日常活动丧失兴趣，无愉快感。②精力明显减退，无原因的持续疲乏。③精神运动性迟滞或激越。④自我评价过低，或自责，或有内疚感，可达妄想程度。⑤联想困难，或自觉思考能力显著下降。⑥反复出现死的念头，或有自杀行为。⑦失眠或早醒，或睡眠过多。⑧食欲下降或体重明显减轻。

（三）治疗

1. 药物治疗

选用三环抗抑郁药，如丙米嗪、阿米替林、多塞平、氯米帕明等。这类药物不良反应大，用药应从小剂量开始。通常剂量为 $2 \sim 5mg/（kg \cdot d）$，分 $2 \sim 3$ 次口服。抗抑郁药无效者可改用 5-羟色胺再摄取抑制剂（SSRIs），如氟西汀，$20 \sim 80mg/d$，据病情用药 1 周至 3 个月。

2. 行为治疗

行为治疗主要以心理支持为主。给予关爱鼓励的同时，尽可能创造体验成功的机会，或指导儿童回想获得过成功的经历。儿童生活环境宜友好，增加儿童人际交往机会。

3. 其他治疗

季节性抑郁症儿童的治疗可采用光线疗法，以 $2500 \sim 10000$ 勒克司（Lx）的全光谱光线（10 岁以下 2500Lx）照射，患儿距光源 45cm 左右，每 30 秒看一下光源（不宜凝视），每次照光 45 分钟，早晚各 1 次。平时鼓励儿童户外活动，增加自然光线照射强度与时间。

（四）预后

儿童抑郁症易复发。因此，病情缓解后，药物维持和心理治疗宜同时进行，定期随访。

三、恐惧症

恐惧症是指儿童对某些事物和情景产生过分的、与年龄不符的、无原因的恐惧情绪，并出现回避与退缩的行为，可影响儿童日常生活和社会功能。发育中的儿童约 4% 出现对某一特定事物的特异性恐怖，如血液恐怖。女孩多见，随年龄增长而逐渐消退。

（一）病因

突发或意外事件的惊吓，如自然灾害或某次重大生活事件的发生，可造成心理应激，引起过度而持久的恐惧反应。儿童个性偏内向、胆小、依赖性强，遇事易焦虑不安。养育者（尤其是父母）的过度或不合时宜的惊恐反应，可形成投射，成为儿童恐惧症的重要诱因。儿童的恐惧常因母亲的焦虑而强化，母子的恐惧对象往往一致。

（二）分类

1. 特异性恐惧症

对某一特定物体或情景产生恐惧，通常为各种动物、昆虫、锐物、黑暗、雷电、注射、血液、高空、飞行、学校、幼儿园等。

2. 社交恐惧症

与他人交往时产生恐怖感，害怕去社交场合，怕遇见陌生人，不愿上学和参加娱乐活动，不愿接电话，不愿向老师提问，并伴有自主神经功能紊乱，严重时可引起惊恐发作。社交恐惧症多发生于青春期，脑子里总想着该怎么走路、怎么说话、穿什么衣服等。

3. 疾病恐惧

对各种疾病后果感到恐惧，持续的焦虑不安，进而对死亡产生恐惧。可伴有强迫思维和动作，如反复想着怕被什么东西沾染，想象空气中有细菌病毒传播，会不停地去洗手和洗澡。

（三）临床表现

1. 恐惧反应

对某种物体或情景产生强烈、持久的恐惧，往往恐惧对象并不具有真实的危险，如黑暗、昆虫、动物、火光、强声、雷电；社交、与亲人分离、上学、孤独；细菌、患病、出血、死人等。儿童常有预期性焦虑，提心吊胆、害怕自己恐惧的事情发生。

2. 回避行为

逃离恐惧现场或回避可能引起恐惧的事情。如对昆虫恐惧的儿童，看到或听到昆虫则即刻逃离，甚至怕别人提到昆虫。

3. 急性焦虑反应

表现呼吸急促、面色苍白或潮红、出汗、心悸、胸闷、血压上升、恶心、四肢震颤或软弱无力，重者恐惧时可瘫软、晕厥或痉挛，出现饮食或睡眠问题。

（四）诊断

（1）对某一特定物体或情境（如飞行、高空、动物、注射、流血等），或对想象有关物体或情境时出现持续的、过度的或不可控制的恐惧。

（2）恐惧时有心动过速或以恐惧发作等形式的焦虑表现，如哭闹、发脾气、身体僵硬、纠缠大人等。

（3）设法回避恐惧对象或情景，出现持续而强烈的焦虑与痛苦。

（4）症状明显影响儿童正常生活、工作（或学业）及社交活动。

（5）病程至少6个月。

（五）治疗

1. 心理治疗

消除诱发原因，支持、认知疗法加行为疗法效果较好。行为疗法可采用系统脱敏法、阳性强化法、冲击疗法等。还可采取放松或生物反馈治疗。音乐及游戏疗法可用于幼小儿童恐惧症的治疗。

2. 药物治疗

症状较严重者可用小剂量抗焦虑药物，如地西泮、阿普唑仑、丙米嗪、氯米帕明、多塞平等。氟西汀对社交恐惧症和伴发恐惧症出现的强迫行为疗效肯定。

四、学校恐惧症

学校恐惧症属于儿童情绪障碍，特别是焦虑、恐惧和抑郁出现有意回避上学的行为，为恐惧症的一个特殊类型。发病率近1%，儿童女性多见，青少年男性多见；5～7岁为发病第一高峰，与初入学出现的分离焦虑有关，部分幼儿也可出现幼儿园恐惧症；11～12岁为第二高峰，与初升中学，功课学习压力大有关，也与改换学校重新适应新环境和人际交往困难等因素有关；14岁以后出现第三高峰，主要与自身发育特征有关，如发育性情绪不稳定、形体变化、人际紧张、身心协调欠缺等有关。

（一）病因

1. 分离焦虑

多不愿与母亲分开有关，婴儿期依恋障碍儿童易发展为学校恐惧症。分离焦虑儿童的母亲可能具有焦虑或强迫人格倾向，对儿童表现过分忧虑、过分关注，强制要求或感情排斥。少部分儿童家庭环境不和谐，如虐待、父母不和、暴力、父母离异等。

2. 儿童性格

发生学校恐惧症的儿童多性格胆小、对别人评价过分敏感，过分在乎自我形象和自我感受以及行为退缩。有些儿童初学成绩优秀，但对学习过度自勉和投入，成绩挫败则出现焦虑或恐惧而拒绝上学。青春期自我形象敏感的青少年，如感觉自己丑、身材矮、不善学习、运动不佳等，导致自卑而恐惧上学。儿童也可因肢体残疾、长相不佳、肥胖或弱小、脸部多痤疮出现学校恐惧症。

3. 环境因素

儿童常因学习困难遭同学嘲笑或欺侮或与老师发生冲突、遭受体罚、失去友谊、教师期望过高、校规或教师严厉等诱发学校恐惧症。

（二）临床表现

儿童借故头痛、腹痛、食欲下降、无力等拒绝上学，在家表现正常。上学均出现哭泣、吵闹、焦虑不安，可伴头痛、腹痛、恶心、呕吐、发热、尿频、遗尿等症状。

症状多在周一加重、周末缓解。若强制上学，表现畏缩、低头、不与他人打招呼、不敢直视别人；上课时紧张、不敢正视老师、怕提问；若被提问，则面红耳赤、手心出汗、心悸意乱、不回答问题，或回答问题口吃重复。如到学校则儿童异常恐惧，不断给家人打电话，哀求哭诉，要求回家。

严重者为达到不去学校目的可采取暴力行为，如毁物、攻击父母、自伤等；情绪消极倦怠、低落消沉、嗜睡，甚至可出现幻听幻视、心境不良和抑郁等精神症状。

（三）诊断

①去学校产生严重困难。②严重的焦虑情绪。③父母知道儿童因恐怖不愿上学。④无明显的反社会行为。

学校恐惧症应与逃学儿童鉴别，前者大多学习成绩一般或偏好，有焦虑恐惧的情绪，但行为品德无问题；而逃学儿童无情绪问题，行为品德问题甚多，学习成绩较差。

（四）治疗

1. 药物治疗

氟西汀为选择性5-羟色胺再摄入抑制剂，剂量为10～40mg/d，也可服用阿普唑仑，剂量0.25～0.5mg/d。

2. 心理治疗

认知行为疗法作用较好，主要有系统脱敏法、阳性强化法、暴露疗法、心理剧等。如可用放松训练，逐级暴露或想象脱敏等方法帮助儿童返校。预演暴露和认知重组方法可提高儿童社交技巧，减少社交焦虑，改变歪曲认知，重新返校。若属学校应激事件引发，可与校方沟通协调，避免或减少学校发生儿童恐怖的诱因。

五、强迫性障碍

强迫性障碍（OCD）又称强迫症，是指以强迫观念和强迫动作为主要症状，伴有焦虑情绪和适应困难的心理障碍，包括强迫观念和强迫动作，可单独表现，也可合并出现，患病率为2%～3%，儿童时男性较多（男：女为3.2：1）。发病平均年龄在9～12岁，起病早的儿童多有家族史。2/3患强迫症儿童的症状可持续2～14年。青少年患强迫症无明显性别差异。共病多为焦虑障碍、抑郁障碍和破坏性行为障碍；其次为物质滥用、学习障碍和进食障碍等，少部分儿童可合并抽动障碍。

（一）临床表现

1. 强迫观念

强迫观念是指非理性的不自主重复出现的思想、观念、表象、意念、冲动等。如强迫性怀疑，怀疑污染物、怀疑得绝症、怀疑自己刚说过的话或做过的事、怀疑遭袭击、怀疑坏人破门而入、怀疑自己遗忘（学龄儿童常怀疑没有记住老师布置的作业，没有带齐学习用品，因而反复检查书包）等。强迫性怀疑与强迫性动作常同时出现。强迫性回忆则重复回忆一些经历，回忆考试题目或听过的音乐、故事等。若回忆被干扰，则重新开始回忆，否则焦躁不安。

强迫性对立观念是一种矛盾想法，如担心父母死亡，又因此想法而谴责自己，害怕自己伤人或被他人所伤。强迫性穷思竭虑可使患儿持续地对某些荒唐事件反复思考，如"到底有无鬼神""人死后有无灵魂""地球为何绕太阳转"等。强迫性意向可使患儿产生莫名的冲动或内驱，并且马上要行动起来，但并不能转变为行动。

2. 强迫性动作

强迫性动作是重复的、有目的、有意图的行为动作或心理活动。最常见的强迫动作是洗涤，如对细菌病毒有强迫观念者常伴有强迫洗手行为，每天可多达数十遍。因洁癖而影响进食，怕吃污染食品，常用微波炉烧烤食物或衣物。强迫性动作还包括反复触摸、计数、储藏、整理和排序行为。部分儿童要求父母重复某些动作或按某种方式回答他们的问题。

强迫行为导致耗时和过度注意自身症状，正常活动减少，社交、学习和家庭关系受影响。过度洗涤可致皮肤湿疹，长期刷牙而使牙龈受损，强迫思维又影响其注意力而妨碍听课和做作业，或强迫检查使其无法按时完成考卷题目；与睡眠有关的强迫行为可能会拒绝朋友借宿，或拒绝朋友的邀请；对污物的恐惧会影响儿童聚会、看电影、参加运动会等。

（二）诊断

一般根据强迫观念和（或）强迫行为动作可做判断。①符合神经症诊断标准。②以强迫症状为主要临床特征，表现强迫动作和强迫思维共存。③排除其他精神障碍继发的强迫症状。

（三）治疗

1. 药物治疗

氯米帕明为三环类抗抑郁剂，每天剂量140mg，连续服用3周。初期可有口干、多汗、震颤、眩晕等症状，停服或适应后自行消退。抗抑郁剂氟西汀（百忧解）有较佳疗效，口服量10～40mg/d。

2. 心理治疗

主要采用支持疗法、行为疗法。根据不同症状可选择系统脱敏疗法、代币疗法、满罐疗法或厌恶疗法等行为疗法。青春期儿童选择森田疗法、生物反馈及音乐疗法也能收到良好效果。

3. 家庭治疗

对父母进行咨询指导，纠正其不当养育方法，鼓励父母建立典范行为来影响儿童，配合医师进行心理治疗。

第十一节　学习障碍

一、定义

学习障碍是指在正常智力水平下，个体在听、说、读、写、计算或推理等学习技能方面存在显著的困难。学习障碍并非由智力低下、情绪障碍、环境或文化因素直接引起，而是与中枢神经系统的信息加工缺陷有关。学习障碍的表现多种多样，包括阅读障碍、书写障碍和数学障碍等，通常在儿童期出现并可能持续至成年。

二、病因

学习障碍的病因复杂，主要涉及遗传、神经生理及环境等多重因素的综合作用。临床观察及流行病学研究显示，学习障碍尤其是阅读困难具有遗传倾向，在家族中有较高的聚集性，提示遗传因素在该病中发挥重要作用。此外，学习障碍的发生与中枢神经系统的结构异常、功能失调及轻微损伤密切相关，特定脑区的发育异常可能导致信息加工、语言处理等方面的障碍，进而影响学习能力。

同时，环境因素也不可忽视，尤其对于具有易感素质的儿童而言，若生长在教育资源匮乏或不利的学习环境中，可能会加重学习困难的表现。综合来看，学习障碍的病因需要多层次评估，以制定个体化的干预方案。

三、临床表现

（一）阅读障碍

阅读障碍是学习障碍中最常见的亚型，主要表现为音位意识、语音处理、单词解码、流畅性、阅读速度、押韵、拼写、词汇、理解及书面表达方面的困难。有阅读障碍的个体在准确、流畅地阅读方面存在明显障碍，阅读过程缓慢而费力，通常难以将文字与语音联系，表现出拼写、句子理解及识别已知文字的困难。

此类患者还可能表现出一系列其他症状，包括难以理解他人语言、组织书面和口头表达、说话语速较慢、难以表达思想和情绪。此外，他们在阅读和听力方面对新词汇的学习存在困难，学习外语、歌曲或押韵也较为困难。无论是默读还是大声朗读，其阅读速度普遍较慢，且往往会放弃较长时间的阅读任务。其他症状还包括理解问题和遵循指令的困难、拼写不良、难以按顺序记忆数字，以及方向辨别困难等。

（二）书面表达障碍

书面表达障碍主要表现在拼写准确性、语法和标点准确性，以及书面表达的清晰度和条理性方面的缺陷。该障碍常见于阅读障碍和数学障碍患者。其临床表现包括书写时身体和握笔的紧张、姿势笨拙；书写时容易疲劳；逃避书写或绘画任务；在书写时难以形成规范的文字形状或保持一致的间距；难以在线上或空白处组织思想；难以记录想法和掌握语法、句法结构。表现上往往是段落不分明，语义表达模糊；书写内容较为简短、组织松散，词汇贫乏，且书面表达的内容与口头表达有显著差距。

（三）数学障碍

数学障碍表现为个体在掌握数感、数字法则、计算，以及数学推理方面存在困难，如对数字大小和关系的理解欠佳，数数能力不强；需要借助手指完成个位数的加法运算，无法利用记忆进行计算；在应用数学概念、法则或按步骤完成计算时存在障碍；对测量、时间顺序、计数、估算等基本技能的掌握不佳。患者可能在理解并描述数学过程方面有明显困难，这些困难影响他们在日常生活中运用数学知识的能力。

四、诊断

（一）学业技能困难

个体在阅读、书面表达或数学等学业技能的学习和使用上存在显著困难，并且在经过有效的干预后，该困难症状仍然持续至少6个月。

（二）学业表现显著低于预期

受影响的学业技能水平显著低于同龄预期，且对个体的学业、职业表现或日常活动产生了明显影响。此差距已通过标准化成就测验和综合临床评估得到确认。在 17 岁及以上的个体中，受损的学习困难可以通过病史而非标准化测评来确认。

（三）症状起始于学龄期

学习困难在学龄期即已出现，但往往在个体所需的学业技能超出其能力限制时，困难才显现并加重。

（四）排除其他原因

学习障碍的存在不能通过其他原因来更好地解释，如智力障碍、未校正的视觉或听觉缺陷、其他精神或神经系统障碍、心理－社会逆境、对学业指导语言的不熟练或教育指导不足等。

五、鉴别诊断

（一）儿童精神分裂症

儿童精神分裂症在婴幼儿期较为少见，通常在 6 岁以后发病。其主要表现为感情淡漠，儿童对周围的人和事物缺乏应有的情感反应。同时伴有人格改变，可能出现性格突变、行为异常等情况。此外，还存在思维障碍，表现为逻辑混乱、思维松散。

妄想和幻觉也是常见症状，儿童可能会产生不切实际的想法或看到、听到不存在的事物。病情具有缓解和复发的特点，在治疗过程中可能会出现症状减轻的缓解期，但也容易在某些因素的刺激下再次复发，给儿童的身心健康和家庭带来极大的困扰。

（二）儿童孤独症

儿童孤独症多在婴幼儿期发病。该病症主要特征为生活交往、沟通障碍，儿童在与他人互动时存在困难，难以理解他人的情感和意图，也不能恰当地表达自己的需求和感受。同时伴有局限的重复的刻板行为，如反复拍手、摇晃身体、排列物品等。虽然儿童孤独症患者可能存在语言和阅读障碍，但与其他语言障碍不同的是，孤独症儿童的语言往往缺乏社交性和功能性。他们可能会重复某些词语或句子，但难以进行有意义的对话交流。

（三）精神发育迟滞

精神发育迟滞主要通过标准化个体测验来确定，表现为所获得的智商低下。儿童在认知、学习、记忆等方面明显落后于同龄人。同时，社会适应不良，难以适应日常生活中的各种环境和要求，社会交往能力差，难以与他人建立良好的关系。常伴有生长发育迟缓，如身体矮小、体重较轻等，部分患者还可能伴有先天性畸形，进一步增加了治疗和康复的难度。

六、治疗方法

（一）特殊教育服务

为学习障碍儿童提供特殊教育服务，使其在适合的环境中接受教育。教学环境需符合儿童的需求，使他们在最不限制性环境下学习，即满足儿童的需求和技能发展的同时，尽量减少对其学习体验的限制。特殊教育干预的研究包括家庭和学校教育两方面。家庭教育对学习障碍儿童的发展尤为重要，应为家长提供支持，帮助他们形成科学的教养方式。专业人员可对这些家庭进行指导和训练，提供心理咨询，帮助家长建立适当的教养态度，以接纳并积极支持学习障碍儿童。

良好的家庭氛围能够缓解儿童的不安情绪，为其提供适应的生活空间。同时，家庭和学校教育的良性互动有助于促进儿童能力提高，并改善亲子关系。学习障碍的预防性干预包含干预流程和干预时间的模式。干预流程包括对象、内容、过程和结果；干预时间方面，课堂教学是中心，干预分为超前性和延迟性。学校教育鼓励教师对学习障碍儿童进行个别化教育计划，帮助儿童掌握学习内容、适应学校进度并提高学习兴趣。

（二）心理 - 行为干预

心理干预由心理治疗师运用心理咨询与治疗技术，帮助学习障碍儿童改善情绪、行为及人际关系，提高其心理健康水平。常见方法包括认知疗法、行为疗法、生物反馈疗法、漂浮疗法、家庭疗法、沙盘游戏疗法及音乐疗法。心理干预帮助儿童掌握并运用认知策略，有效提高心理健康水平，缓解其不良情绪。

（三）学习方法和行为训练

通过评估儿童的视知觉、语言和理解能力，对其进行有针对性的训练，配合奖励机制，激发学习动机，提高学习能力。如针对听觉能力开展听觉辨别、听觉记忆、听觉编程和听觉理解训练；视觉方面则通过视觉分辨、视觉记忆、视觉注意力和视觉想象训练增强视觉能力。此外，可对空间方位感、平衡感、粗大和精细动作能力欠佳的儿童进行相应的训练。

（四）学习障碍儿童特定学习障碍的干预措施

1. 阅读障碍

汉语表意文字的特点决定了字形—语音—语义的激活进程。阅读障碍的干预关注字形、语音意识、语义处理和阅读流畅性等方面。通过一对一或小组课程循序渐进地指导儿童阅读技巧，以提高口语和书面表达能力。在阅读任务中给予儿童更多时间，提供有声读物，或使用录音等替代阅读帮助问题解决。

2. 书写障碍

利用语音转换文本的软件帮助文字处理。学校条件允许时可提供口试，或使用提前准备的学习材料，减少书写需求。职业治疗对培养书写障碍儿童的运动技能也有帮助。

3. 计算障碍

使用视觉提示技术帮助绘制应用题，并用颜色标注不同问题。计算障碍儿童可以通过计算机进行练习，音乐也可作为辅助工具，帮助记忆数学概念。

（五）其他治疗

改善教养环境、建立良好亲子关系、制订学习计划并给予积极的关注与引导，对学习障碍儿童至关重要。对于伴随注意力缺陷／多动障碍、抑郁症或严重焦虑症的儿童，可能需要药物治疗。饮食调整、维生素补充及神经反馈等方法可作为辅助或替代治疗，但其有效性有待进一步研究。

第十二节　儿童行为矫正

一、行为矫正的定义

儿童行为矫正是指基于心理学原理，通过科学的干预和训练方法来调整和改善儿童的行为问题，以促进儿童的健康心理发展。行为矫正的目标是通过系统性的干预方式，帮助儿童逐步建立适应性行为模式，减少或消除不良行为。此过程的核心原理包括正强化、负强化、惩罚、行为塑造和消退等技术，通过强化或抑制特定行为来实现行为的调节。

常见的行为矫正方法包括：①奖励法：即对正面行为进行适当奖励，强化其发生。②行为契约：通过与儿童共同制定行为目标及其对应的奖励和惩罚机制，增加儿童对行为矫正的主动参与。③系统脱敏法：逐步暴露儿童于引发不良行为的刺激之下，帮助其适应并减少反应强度。④示范法：通过榜样或示范，让儿童观察到正面行为并模仿。

行为矫正方法适用于广泛的行为问题，包括多动症、攻击行为、社交退缩、情绪失控等。通过科学的评估、个性化的干预计划以及家庭和学校的共同参与，行为矫正能够有效改善儿童的问题行为，提高儿童的适应能力和社交技巧，同时帮助其发展自我调节能力和健康的心理状态。这一过程需要遵循循序渐进、因人制宜的原则，以确保干预效果的可持续性。

二、行为矫正的原理和方法

（一）行为矫正的原理

1. 强化

（1）正强化：是指当儿童表现出期望的行为时，给予奖励来增加该行为的发生频率。奖励可以是物质奖励，如零食、玩具等，也可以是社会性奖励，如表扬、拥抱、微笑等。正强化的作用机制是通过给予儿童积极的反馈，让他们感受到自己的行为是被认可和赞赏的，从而增强他们继续表现出这种行为的动力。例如，当儿童按时完成作业后，给予他们表扬和奖励，可以鼓励他们养成良好的学习习惯。

（2）负强化：是通过消除不愉快的刺激来增加某行为的发生。与正强化不同，负强化是通过减少负面的体验来增强行为。例如，儿童按时完成任务可以减少不喜欢的额外作业量，从而鼓励他们按时完成任务的行为。负强化的作用机制是让儿童意识到通过表现出特定的行为可以避免不愉快的后果，从而增加这种行为的发生频率。

2. 惩罚

（1）正惩罚：是通过施加不愉快的刺激来减少不良行为的发生。例如，对儿童的不适当行为进行适当批评。正惩罚的作用机制是让儿童感受到不良行为会带来负面的后果，从而减少这种行为的发生。然而，正惩罚需要谨慎使用，过度的正惩罚可能会导致儿童产生恐惧、焦虑等负面情绪，甚至可能引发反抗行为。

（2）负惩罚：是通过撤销愉快的事物来减少不良行为。例如，儿童打闹时暂停其最喜欢的活动，减少不良行为的出现。负惩罚的作用机制是让儿童意识到不良行为会导致失去他们喜欢的东西，从而减少这种行为的发生。与正惩罚一样，负惩罚也需要适度使用，避免对儿童的心理造成过大的伤害。

3. 消退

消退是通过忽略或减少强化来降低不良行为。例如，减少对不良行为的注意，逐渐使其消退。消退的作用机制是让儿童意识到不良行为不再能够获得关注或奖励，从而失去继续表现这种行为的动力。消退需要一定的时间和耐心，因为在开始阶段，儿童可能会因为得不到强化而增加不良行为的频率，但只要坚持下去，不良行为最终会逐渐减少。

4. 行为塑造

行为塑造是通过逐步强化接近期望行为的行为，逐步塑造出新的适应性行为。例如，帮助儿童逐步形成较复杂的任务完成能力。行为塑造的作用机制是通过小步前进的方式，让儿童逐渐接近目标行为，每一步的成功都给予强化，从而增强他们继续前进的动力。行为塑造需要明确的目标行为、合理的强化计划和耐心的实施过程。

（二）行为矫正的方法

1. 奖励法

（1）物质奖励与社会性奖励的作用：当儿童表现出期望行为时，给予奖励是一种常见的行为矫正方法。奖励可以分为物质奖励和社会性奖励。物质奖励如零食、玩具等，可以直接满足儿童的物质需求，对儿童具有一定的吸引力。然而，过度依赖物质奖励可能会导致儿童只关注物质利益，而忽视行为本身的价值。社会性奖励如表扬、拥抱、微笑等，可以满足儿童的情感需求，增强他们的自尊心和自信心。社会性奖励不仅可以强化期望行为，还可以促进儿童与他人的良好关系。

（2）奖励的时机和方式：对行为矫正的效果也有重要影响。奖励应该及时给予，即在儿童表现出期望行为后尽快给予奖励，这样可以让儿童明确知道自己的行为是被认可的。奖励的方式应该多样化，根据儿童的年龄、性格和喜好选择合适的奖励方式。例如，对于年龄较小的儿童，可以采用物质奖励和社会性奖励相结合的方式；对于年龄较大的儿童，可以更多地采用社会性奖励，如表扬、鼓励等。

2. 行为契约

（1）行为契约的制定：行为契约是与儿童共同设定行为目标和奖励／惩罚机制，形成书面或口头的行为契约。行为契约的制定需要考虑儿童的年龄、能力和需求，确保目标行为是具体、可衡量、可实现的。同时，奖励和惩罚机制也应该是合理、公正、明确的。例如，可以与儿童一起制定每天按时完成作业、整理书包、遵守纪律等行为目标，并约定如果完成目标可以获得奖励，如看喜欢的电视节目、玩游戏等；如果未完成目标则要接受惩罚，如减少看电视的时间、做家务等。

（2）行为契约的执行和监督：是确保行为矫正效果的关键。在执行行为契约的过程中，家长和教师应该严格按照契约的规定给予奖励和惩罚，不能随意改变。同时，要对儿童的行为进行及时的监督和反馈，让他们知道自己的行为是否符合契约的要求。如果儿童在执行行为契约的过程中遇到困难，家长和教师应该给予适当的帮助和支持，鼓励他们坚持下去。

3. 系统脱敏法

（1）系统脱敏法的原理和步骤：系统脱敏法是对儿童逐步暴露于引发不良行为的情境中，从而帮助其逐渐适应并减少不良反应。系统脱敏法的原理是基于经典条件反射和操作条件反射的理论，通过逐渐减少儿童对不良情境的恐惧和焦虑，从而改变他们的不良行为。系统脱敏法的步骤通常包括以下几个方面：首先，确定引发不良行为的情境，并按照恐惧程度进行排序；其次，让儿童从恐惧程度最低的情境开始逐步暴露，同时进行放松训练，帮助他们减轻焦虑和恐惧；最后，当儿童能够适应一个情境后，再逐渐增加恐惧程度，直到儿童能够完全适应所有的不良情境。

（2）系统脱敏法的应用举例：例如，对于害怕某种情境的儿童，可以先让他们在想象中接触这种情境，同时进行深呼吸、放松肌肉等放松训练。当儿童能够在想象中适应这种情境后，再让他们在实际生活中逐渐接触这种情境，从远距离观察开始，逐渐靠近，直到能够完全适应。系统脱敏法需要专业的心理治疗师或教育者进行指导和监督，确保儿童的安全和效果。

4. 示范法

（1）榜样的选择和示范的方式：示范法是通过榜样或示范，展示适应性行为，鼓励儿童模仿。榜样可以是家长、教师、同龄人或其他具有良好行为的人。榜样的选择应该根据儿童的年龄、性别、兴趣爱好等因素进行，确保榜样对儿童具有吸引力和影响力。示范的方式可以是直接示范，即榜样亲自展示适应性行为；也可以是间接示范，如通过故事、电影、图片等方式展示适应性行为。

（2）示范法的注意事项：在使用示范法时，需要注意以下几点：首先，榜样的行为应该是真实、自然、一致的，不能为了示范而刻意表现出某种行为；其次，要给儿童足够的时间观察和模仿榜样的行为，同时给予适当的指导和反馈；最后，要鼓励儿童在不同的情境中运用所学的适应性行为，巩固和强化他们的行为习惯。

5. 代币奖励法

（1）代币奖励法的实施过程：代币奖励法是通过发放代币形式的奖励，儿童可以累积代币并兑换成实物奖励。代币可以是贴纸、星星、积分等，实物奖励可以是儿童喜欢的玩具、书籍、文具等。代币奖励法的实施过程通常包括以下几个方面：首先，确定期望行为和代币的发放标准；然后，当儿童表现出期望行为时，及时给予代币奖励；最后，儿童可以用累积的代币兑换实物奖励。

（2）代币奖励法的优点和局限性：代币奖励法的优点是可以帮助儿童培养延迟满足感，让他们学会为了长期的目标而努力。同时，代币奖励法可以让儿童更加明确自己的行为目标和奖励机制，增强他们的自我控制和行为承诺。然而，代币奖励法也有一定的局限性，如需要花费一定的时间和精力进行管理和监督，可能会导致儿童过于关注代币而忽视行为本身的价值等。

三、行为矫正步骤

（一）识别和评估行为

1. 行为识别

在行为矫正的初始阶段，精准的行为识别是至关重要的。这要求明确需要矫正的行为，并且该目标行为应当具备具体性、可观察性和可测量性。具体性是指行为的描述要足够详细，避免模糊和笼统的表述。例如，简单地说"孩子很调皮"是不够的，而将其细化为"在课堂上讲话不举手"就明确了具体的行为场景和动作。可观察性意味着该行为是能够被直接看到或听到的，这使得我们在后续的观察过程中有清晰的判断标准。

例如，"在心里默默地反抗指令"这种内在的心理活动就较难观察，而"在听到指令后摇头表示拒绝"则是可观察的行为。可测量性是为了能够对行为进行量化评估，通过统计行为发生的次数、频率等数据来衡量行为的严重程度或变化情况。例如，记录"在课堂上讲话不举手"这一行为在一天内出现的次数，以此作为后续评估矫正效果的基础。

2. 行为评估

行为评估是深入了解目标行为的关键步骤，通过访谈、观察和问卷等多种方式来进行。访谈可以获取行为主体（如儿童）自己对于行为的认知和感受，以及他们对行为产生原因的看法。观察则是在自然环境或模拟情境下，直接记录行为的发生情况，包括频率、持续时间和发生情境。例如，观察孩子在课堂上讲话不举手的频率是每节课平均几次，每次持续多长时间，是在老师讲解新知识时还是在课堂讨论环节更容易出现这种行为。

问卷可以收集来自多个相关人员（如家长、教师、同学）的信息，综合评估行为的全貌。通过这些方式，我们能够确定行为的影响因素，像是环境因素（如教室的嘈杂程度）、心理因素（如寻求关注的心理）等。这一过程有助于深入分析行为的动机和诱因，就如同解开行为产生的密码，从而为选择最有效的矫正策略提供坚实的依据。

（二）制定矫正目标

1. 设定明确目标

根据评估结果，设定具体、可衡量、适合个体的行为矫正目标。例如，将"减少课堂上打断他人"作为目标，确保矫正过程中的方向性。

2. 分解目标

将长期目标分解为多个短期、可实现的小目标，帮助行为矫正循序渐进，逐步达到最终目标。

（三）选择干预方法

1. 选择适合的矫正方法

根据个体需求，选择合适的干预方法，如正强化、行为塑造、行为契约、示范法等。

选择方法时要考虑个体的年龄、认知水平和行为特征，确保方法适应个体特点。

2．制定具体方案

明确每个干预措施的具体操作步骤、奖励和惩罚的方式和标准，确保干预方法的规范性和可操作性。

（四）实施矫正计划

1．逐步执行计划

在实施行为矫正计划时，应按照既定方案逐步推进。开始阶段，可以从小幅度的干预或者较易达成的目标着手。这样做的目的在于提高个体的参与感和积极性。对于儿童来说，他们可能对新的矫正计划感到陌生或有一定的抵触情绪。从小的、容易实现的目标开始，能够让他们快速体验到成功的喜悦，增强自信心，从而更愿意积极参与到后续的矫正过程中。

例如，如果目标是改善儿童的注意力不集中问题，可以先从要求他们在短时间内专注于一项简单的任务开始，如阅读一篇短文或完成一幅简单的拼图。随着儿童逐渐适应，再逐步增加任务的难度和时间要求。

2．行为记录和反馈

通过日记、观察记录等方式详细记录每次矫正中的行为表现是非常重要的环节。这种记录可以为评估矫正效果提供客观依据，同时也有助于及时发现问题并调整策略。在记录行为表现时，应尽可能详细地描述儿童的具体行为、发生的情境，以及持续的时间等信息。例如，记录儿童在课堂上专注听讲的时间、参与小组活动的积极性等。

此外，及时给予反馈也是强化正确行为的关键。当儿童表现出期望的行为时，奖励和激励措施应立即实施。这种即时的反馈能够让儿童明确知道自己的行为是正确的，从而进一步增强他们重复这种行为的动力。例如，当儿童在完成任务后主动整理桌面，可以马上给予表扬和小奖励，如一个贴纸或一颗小星星。

（五）监测和调整

1．评估干预效果

通过观察行为变化情况来判断干预措施的有效性是行为矫正过程中的重要环节。可以定期对儿童的行为进行评估，比较矫正前后的变化。如果目标行为得到显著改善，说明当前的矫正计划是有效的，可以继续按计划执行。例如，原本经常打闹的儿童在经过一段时间的矫正后，打闹行为明显减少，能够更加安静地参与活动，这表明干预措施起到了积极的作用。然而，如果效果不理想，则需要深入分析原因。可能是矫正目标设定过高、方法不适合儿童的特点、奖励机制不够吸引力等。针对这些问题，需要及时调整策略，以提高矫正的效果。

2．适时调整计划

根据个体的进步情况，对矫正目标、奖励方式或方法进行调整是保持持续改善动力的关键。随着儿童的行为逐渐改善，原有的矫正目标可能已经不再具有挑战性，此时可以适当提高目标要求，推动儿童继续进步。例如，当儿童已经能够按时完成作业时，可以进一步要求他们提高作业的质量。

同时，奖励方式也可以根据儿童的兴趣和需求进行调整，以保持其吸引力。例如，如果儿童对某种玩具的兴趣降低，可以换成其他的奖励，如一次户外活动或一本喜欢的书籍。此外，如果发现某种方法效果不佳，可以尝试其他的矫正方法，以找到最适合儿童的方式。

（六）巩固和跟踪

1. 加强行为巩固

当目标行为得到改善后，逐步减少强化频率是确保新习惯能够自然维持的重要步骤。如果一直保持高强度的强化，儿童可能会过度依赖外部奖励，而一旦奖励减少或消失，他们可能会恢复到原来的不良行为。因此，在儿童的行为稳定后，应逐渐减少奖励的频率，让他们学会依靠内在的动力来维持良好的行为习惯。例如，可以从每次表现好都给予奖励，逐渐过渡到隔数次给奖励，最后到只有在特别出色的表现时才给予奖励。

2. 长期跟踪观察

定期跟踪观察是防止不良行为复发、确保行为矫正长效性和稳定性的必要措施。即使儿童的行为在短期内得到了明显改善，也不能掉以轻心。不良行为可能会在某些特定的情境下再次出现。因此，需要定期对儿童进行跟踪观察，了解他们的行为表现和心理状态。如果发现不良行为有复发的迹象，应及时进行额外的干预。

例如，可以通过与儿童进行谈话、调整环境因素等方式，帮助他们重新回到正确的行为轨道上。同时，家长、教师和专业人员之间的沟通与合作也是非常重要的，共同为儿童的行为矫正提供持续的支持和引导。

参考文献

[1] 屈晓. 儿科疾病诊疗最新进展 [M]. 西安：西安交通大学出版社，2015.

[2] 陈凤海. 临床儿科常见病诊断与治疗 [M]. 长春：吉林科学技术出版社，2016.

[3] 支立娟，陈圣洁，巩文艺. 儿科用药指导手册 [M]. 北京：中国医药科技出版社，2017.

[4] 兰才安. 儿科实训指导 [M]. 重庆：重庆大学出版社，2016.

[5] 甘卫华，于宝生，焦泽霖. 儿科临床处方手册 [M]. 南京：凤凰科学技术出版社，2017.

[6] 孙志群. 现代儿科疾病学 [M]. 长春：吉林科学技术出版社，2016.

[7] 孙娟. 孟宪兰儿科经验集 [M]. 济南：山东科学技术出版社，2016.

[8] 徐开寿. 儿科物理治疗学 [M]. 广州：中山大学出版社，2016.

[9] 徐海霞，黄严，崔菲. 中医儿科诊疗及护理 [M]. 北京：原子能出版社，2016.

[10] 柳英丽. 儿科临床指南 [M]. 长春：吉林科学技术出版社，2016.

[11] 张靖，单鸿，欧阳强. 儿科介入放射学 [M]. 北京：中华医学电子音像出版社，2016.

[12] 李云. 儿科门诊速查手册 [M]. 长沙：湖南科学技术出版社，2016.

[13] 张贤锋. 实用儿科疾病诊断与治疗 [M]. 延吉：延边大学出版社，2017.

[14] 陈忠英. 儿科疾病防治 [M]. 西安：第四军医大学出版社，2015.

[15] 崔振泽，范丽君. 儿科常用药物解析 [M]. 沈阳：辽宁科学技术出版社，2015.

[16] 文飞球，王天有. 儿科临床诊疗误区 [M]. 长沙：湖南科学技术出版社，2015.

[17] 程力平，张群威，杨亚东. 实用儿科疾病诊疗手册 [M]. 西安：西安交通大学出版社，2014.

[18] 王晓昆，蔡晶娟，侯国华. 儿科疾病的诊断与治疗 [M]. 北京：华龄出版社，2015.

[19] 暴瑞丽，陈敏，薛贝. 儿科疾病临床诊疗技术 [M]. 北京：中国医药科技出版社，2016.

[20] 马翠玲. 儿科诊疗临床指南 [M]. 西安：西安交通大学出版社，2014.

[21] 何国玲. 现代儿科基础与临床 [M]. 西安：西安交通大学出版社，2014.

[22] 高宝勤，史学. 儿科疾病学 [M]. 北京：高等教育出版社，2014.

[23] 刘美华. 儿科重症监护室的管理 [M]. 广州：世界图书出版广东有限公司，2015.

[24] 叶进. 儿科常见病外治疗法 [M]. 北京：中国中医药出版社，2017.

[25] 郭力，李廷俊. 小儿常见病预防与调养 [M]. 北京：中国中医药出版社，2016.

[26] 王华. 儿科神经综合征 [M]. 沈阳：辽宁科学技术出版社，2014.

[27] 韩力争. 儿童行为治疗 [M]. 南京：江苏教育出版社，2010.

[28] 杨勤，陈光虎，周德 . 儿童营养保健实用技术 [M]. 武汉：湖北人民出版社，2013.

[29] 陶艳玲 . 儿科常见病诊治与康复 [M]. 长春：吉林科学技术出版社，2016.

[30] 陈玲 . 现代儿科规范化诊疗学 [M]. 长春：吉林科学技术出版社，2016.

[31] 任明星 . 临床儿科诊断及治疗进展 [M]. 北京：科学技术文献出版社，2014.

[32] 王付 . 儿科选方用药技巧 [M]. 郑州：河南科学技术出版社，2014.

[33] 王静，温海燕，魏桂花 . 小儿哮喘研究进展 [J]. 内蒙古医科大学学报，2014，36（4）：382-387.

[34] 刘砚韬，张伶俐，黄亮，等 . 新型抗癫痫药物治疗儿童癫痫的研究进展 [J]. 中华妇幼临床医学杂志（电子版），2014，10（1）：99-104.

[35] 刘峥，董会卿 . 急性播散性脑脊髓炎的研究进展 [J]. 中国现代神经疾病杂志，2013，13（9）：816-820.

[36] 蔡佳音，王芳，刘晓曦，等 . 儿童营养改善措施的国际经验及启示 [J]. 中国健康教育，2013，29（3）：255-258.

[37] 王政力，余加林 . 新生儿败血症诊断新进展 [J]. 中国当代儿科杂志，2013，15（3）：236-241.

[38] 武宇辉，李秋，崔晶晶，等 . 小儿溶血尿毒综合征 21 例临床分析 [J]. 儿科药学杂志，2012，18（10）：1-4.

[39] 乔晓红，佟梦琪，杨帆，等 . 病毒性脑炎伴发癫痫的研究现状 [J]. 中华临床医师杂志（电子版），2012，6（11）：3025-3028.

[40] 毛萌，杨慧明 . 儿童保健临床研究进展 [J]. 中国实用儿科杂志，2012，27（5）：349-352.

[41] 张秀平，张文英，刘海鹏 . 新生儿呼吸机相关性肺炎研究进展 [J]. 中华医院感染学杂志，2019，29（1）：157-160.

[42] 管昭锐，张巍，刘学东，等 . 复发型吉兰 - 巴雷综合征患者临床特点 [J]. 中国神经精神疾病杂志，2018，44（11）：657-661.

[43] 李盼盼，尹丹，张平，等 .FeNO 在儿童咳嗽变异性哮喘中的临床应用进展 [J]. 医学综述，2018，24（22）：4497-4501.

[44] 刘海玲，郑春妮，梁波 . 病毒性脑炎临床症状与视频脑电图及功能磁共振检测分析 [J]. 中国医学创新，2018，15（30）：41-45.

[45] 李海波，秦晓莉，张小飞 . 人免疫球蛋白联合甲泼尼龙治疗小儿急性播散性脑脊髓炎的临床研究 [J]. 中西医结合心脑血管病杂志，2018，16（13）：1808-1812.

[46] 毛萌 . 我国儿童营养与生长发育面临的挑战 [J]. 中国儿童保健杂志，2018，26（9）：929-931+976.

[47] 姜茗宸，汪受传，徐珊，等 . 小儿哮喘患者呼出气冷凝液代谢组学研究 [J]. 分析化学，2018，46（6）：969-974.

[48] 葛敏，唐军 . 新生儿重症高胆红素血症治疗进展 [J]. 中华妇幼临床医学杂志（电子版），2018，14（3）：360-367.

[49] 张成珍.免疫抑制剂治疗原发性肾病综合征研究进展[J].中外医疗，2018，37（11）：190-192.

[50] 郭冰冰，卫雅蓉，裴晶晶，等.中国0～6岁儿童营养性贫血影响因素Meta分析[J].中国公共卫生，2018，34（4）：589-592.

[51] 刘娟.维生素A缺乏、炎症因子与小儿呼吸道感染的相关性研究[J].临床肺科杂志，2018，23（2）：333-335.

[52] 张雨，曾慧慧，胡必杰.新生儿脓毒血症诊疗最新研究进展[J].中华医院感染学杂志，2017，27（24）：5745-5750.

[53] 陈珊.儿童发育行为障碍的早期识别与干预[J].中国儿童保健杂志，2017，25（10）：1019-1022.

[54] 袁嘉嵘，王伟，李卫芹.益生菌预防儿童腹泻的效果研究—基于随机对照试验研究的Meta分析[J].中国妇幼卫生杂志，2017，8（4）：19-27.

[55] 刘鹏.鼠神经生长因子联合丙种球蛋白治疗小儿脱髓鞘型吉兰-巴雷综合征临床研究[J].中国实用神经疾病杂志，2017，20（9）：114-117.

[56] 李立，廖星，赵静，等.中国小儿急性上呼吸道感染相关临床指南的解读[J].中国中药杂志，2017，42（8）：1510-1513.

[57] 王华.儿童癫痫共患头痛[J].中国实用儿科杂志，2017，32（4）：256-262.

[58] 曹云.新生儿感染性休克的诊治进展[J].中国当代儿科杂志，2017，19（2）：129-136.

[59] 朱香丽，刘峥，李栋.儿童幽门螺杆菌感染现况及相关性疾病的研究[J].社区医学杂志，2017，15（3）：83-86.

[60] 林茂增，郑志宏.小儿消化性溃疡的临床特点及与胃镜特征关系研究[J].中国实验诊断学，2017，21（1）：42-45.

[61] 邵洁.儿童发育监测和筛查在儿童保健中的应用[J].中国实用儿科杂志，2016，31（10）：735-739.

[62] 杨玉凤.儿童常用的发育评估方法[J].中国实用儿科杂志，2016，31（10）：739-743.

[63] 邹小兵,李咏梅.儿童发育迟缓及发育障碍的早期干预和管理[J].中国实用儿科杂志，2016，31（10）：756-760.

[64] 安媛，王娟，楚建平.小儿重型溶血尿毒综合征的血液净化治疗[J].中国临床医师杂志，2016，44（6）：100-103.

[65] 洪建国.重视儿童咳嗽病因识别与用药选择[J].中国实用儿科杂志，2016，31（3）：161-164.

[66] 刘晓燕.儿童癫痫中心——多学科协做的综合诊疗模式[J].中国实用儿科杂志，2016，31（1）：2-5.

[67] 王缉干，韦爱玲，许鲲本，等.头痛儿童130例病因分析[J].广东医学，2015，36（22）：3514-3516.

[68] 武静，于瑞杰.儿童脑膜炎患者血清降钙素原水平与血 C 反应蛋白的关系研究 [J].中国实验诊断学，2015，19（11）：1872-1874.

[69] 刘春枝，马超.儿童热性惊厥诊治进展 [J].内蒙古医科大学学报，2015，37（5）：479-484.

[70] 衡庆鑫,冯燕华,孙武权,等.小儿脑瘫的临床应用和研究进展概况[J].中国医药导报，2015，12（24）：65-69.

[71] 张良，李志辉，银燕，等.儿童初发 IgA 肾病肾病综合征型的临床特点 [J].中国当代儿科杂志，2015，17（8）：786-791.

[72] 刘沛.血清降钙素原在儿童脑膜炎鉴别诊断中的临床价值分析 [J].中国医药指南，2015，13（21）：136-137.

[73] 刘备,马国.新生儿黄疸的治疗药物研究进展[J].中国医院药学杂志,2015,35（16）：1515-1519.

[74] 马思敏，杨琳，周文浩.新生儿惊厥诊断和治疗进展 [J].中国循证儿科杂志，2015，10（2）：126-135.